弁証法的行動療法の上手な使い方
―状況に合わせた効果的な臨床適用―

編
リンダ・A・ディメフ
ケリー・コーナー

訳
遊佐 安一郎

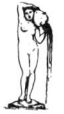

星 和 書 店

Seiwa Shoten Publishers

2-5 Kamitakaido 1-Chome
Suginamiku Tokyo 168-0074, Japan

Dialectical Behavior Therapy
in Clinical Practice
APPLICATIONS ACROSS DISORDERS AND SETTINGS

Edited
by
Linda A. Dimeff, Ph.D.
Kelly Koerner, Ph.D.

Translated from English
by
Yasuichiro Yusa, Ed.D.

English Edition Copyright © 2007 by The Guilford Press
A Division of Guilford Publications, Inc. New York
Japanese Edition Copyright © 2014 by Seiwa Shoten Publishers, Tokyo

序　文

　20世紀は，革新的で効果の高い心理社会的治療法が爆発的な勢いをもって開発された時代である。どの治療法も，メンタルヘルスの問題に苦しむ何百万もの人々の苦痛が緩和されるだろうと希望を与えている。効果的な治療法が次々に開発され，大うつ病（20回未満のセッションで治療できるとされた），パニック障害（15回未満のセッションで治療できるとされた），外傷後ストレス障害（PTSD），強迫性障害，物質使用関連障害，摂食障害，その他多くの精神障害が治療の対象となった。弁証法的行動療法（DBT）は，私が自分のセラピスト人生を賭して開発・実証研究を行ってきた治療法であるが，この治療法はこれまで「治療不可能」だと考えられていた境界性パーソナリティ障害（BPD）を持つ自殺傾向の高い人々に，人生とは生きる価値があるものだと保証するものとなった。彼らの多くは，治療が難しい人々だと見なされており，実際，予後も非常に悪いことが多かったのである。

　21世紀に入り，私たちは深刻な問題に直面している。効果的な治療法は数多くあるが，それらを普及させて実施するためのツールと戦略が不足しているのである。多くの臨床家は（ほとんどとは言わないまでも）エビデンスに基づいた治療法（EBM）の多くについて適切な研修を受けることなく大学院を卒業し，十分に学ばないままに臨床現場でソーシャルワーカー，心理士，精神科医などとして働くこととなる。彼らはEBMについて治療マニュアルを読んだことはあっても，いざその治療法を実施するとなると，途方に暮れてしまうことが多かった。私たちは，EBMを，その実証研究が実施された環境と異なった条件を持つ，個々の臨床現場で実施するのは容易なことではないと実感している。

1984年に，当時はまだ出版されていなかったが，DBTの治療マニュアルのオリジナル版を広めようとしていた私は，DBTがどのように効果を発揮するか，DBTをどのように適用すればよいかについて十分に説明したつもりでいた。それが間違いだと気づいたのは，様々な地域のセラピストを対象にDBTのワークショップを開き，研修を始めたときである。DBTの治療マニュアル（1993a, 1993b）を出版した時点には，この治療法をすぐに実施できるよう，十分な情報を加筆したと考えていた。ところが，治療環境の異なる様々なセラピストを対象とした研修において，多くの参加者から「自分のところではどうしてもDBTはできない」と言われた。そこで，1999年に発表した論文では，包括的な臨床介入とはどのような機能を持つかについて概説した（Linehan, 1999）。私はこれらの機能を，かつての私の教え子であり，現在は様々な地域の臨床現場で活動しているセラピストたちとのやりとりの中で思いついた（Linehan, Cochran, & Kehrer, 2001）。当時，私が意図していたのは，DBTのチームが各々の治療環境において包括的DBTを実施するのを援助することであった。DBTが開発された環境とは状況の異なる治療環境で，DBTを原法に忠実な形で取り入れることができない場合，この治療法に対する「忠実に守ること（フィデリティ）」を失うことなく実施するにはどうしたらよいだろうか。またDBTの治療形態をすべて実施しているからといって，それが真にDBTであると言えるかどうかはどうしたらわかるのか。実際にDBTを実施しているかどうかを評価するためには，機能と治療形態とを区別することが重要なツールとなる。例えば，チームが週1回1時間集まってケースについて話し合ったとしても，患者にDBTを提供するスキルとモチベーションを高めるには何が必要かをオープンに話し合わなければ，それはDBTのチームミーティングとはならないのである。

　私は本書にとてもわくわくしている。それにはいくつかの理由があ

る。まずは，本書が，個々の読者の治療環境にDBTをどのようにして応用するかについて書かれているからである。本書ではDBTプログラムを構築し，維持するための非常に具体的なツールや戦略，提案が満載されており，20年間にわたって蓄積された，様々な治療環境や患者集団においてDBTを普及させて実施する方法，原法を最大限に守りながら改変・応用する方法について述べられている。本書全体にわたり取り入れられている原則は，治療そのものから生じてきたものである。本書がこの分野に影響を及ぼすことは疑いようがない。DBTプログラムを構築あるいは維持しようとするセラピストたちには確実に影響を及ぼすであろう。また，私たちは研究室で開発したものを治療の最前線で最大限に生かすべく努力してきているので，本書で紹介する一連のツールが，この分野全体にとっても有益であることを願っている。

　第2の理由は，本書が私のワシントン大学での教え子，Linda A. DimeffとKelly Koernerが着想し，構想をまとめ，編集した本だということである。2人は，DBTが注目され，引っ張りだこになるずっと前から，Behavioral Research and Therapy Clinics（BRTC）でも，ワシントン大学の私のクリニックでも，私と一緒にやってきた。KellyはBRTCでDBTチームの第1号メンバーとして他の学生たちと共に，最終的にはDBTの開発に影響を与えることになる，重大な意見を提供してくれた。Lindaが私の研究室に入ったのは，私が初めてのDBTの応用法（BPDと各種薬物の依存症を持つ人のためのDBT）を開発しようとしていたときで，彼女を含めた薬物治療チームのメンバーたちは，薬物乱用者のためのDBT（第5章）の開発に大いに貢献してくれた。そしてLindaは，この治療法に関する私の記事や論文で主任共著者を務めてくれた。LindaとKellyはBehavioral Tech, LLCの創設にも協力してくれた。Kellyは私と共に創設者の1人となり，初代社長兼CEOを務めた。Lindaは，現在はBehavioral Tech Research, Inc.となった組織の初代の研究開発ディレクターであった。2人ともDBTのエキス

パートであり，DBTプログラムの構築段階にあるチームの訓練とコンサルテーションに幅広い知識を持っている。また，本書の著者たちの多くは私の教え子で，主任研究協力者でもある。教官であり，友人であり，また同僚である私にとって，彼らが私の研究をこのような形で広げてくれる，これ以上の喜びはない。

最後に，2点アドバイスして本稿を締めくくりたい。1点目は本書への接し方について，そして2点目は読者自身がDBTを適用する方法についてである。

まず1点目は，自分や自分が用いるプログラムに直接関係のある章だけでなく，幅広く本書を読むことをお勧めする。自分に直接関係があるとは思えなかった章を注意深く読んでいたときに，最もハッとするような発見があった，ということもあるだろう。DBTの理念を新しい目で見ることができるようになったり，プログラムの行き詰まりを打開する斬新なアイデアが浮かんだりするかもしれない。また，とりわけ困難な生き方をし，苦悩している患者たちの人生を，より健康的なものにするよう援助するという仕事の中で，創造的な発想を持ち，思いやりの心と科学的な工夫をもって複雑な問題を解決するDBTというコミュニティの一部を感じることができるだろう。

2点目は，認知行動療法（CBT）とDBTの両方のデータを熟知しておくことと，DBTのみを過信するのではなく，今後も発表されていくであろう様々な実証研究論文に基づいて，最も効果の高い治療法に常に目を光らせておくことである。DBTが有効であるというエビデンスは，9本のランダム化比較試験の結果によって証明されている。現在は，DBTの持つどの部分が治療に有効に働くのかを特定するという，重要でエキサイティングなものになると期待される研究が始まっている。現在，確実に判明していることは，BPDと他の複雑な行動問題を持つ，重篤な障害を抱える人々にとって，包括的DBT（つまりDBT

の全機能と治療形態）が有効だということである。今後，DBTの何が有効で，何がそうでないのかが実証研究によってさらに明らかになれば，治療そのものも変化してゆくかもしれない。

読者の皆さんがDBTをさらに開発し，そしてマスターされることを願って。

Marsha M. Linehan, Ph.D.
ワシントン州シアトルにて

■文　献

Linehan, M. M. (1993a). *Cognitive-behavioral treatment of borderline personality disorder.* New York: Guilford Press.

Linehan, M. M. (1993b). *Skills training manual for treating borderline personality disorder.* New York: Guilford Press.

Linehan, M. M. (1999). Development, evaluation, and dissemination of effective psychosocial treatments: Levels of disorder, stages of care, and stages of treatment research. In M. G. Glantz & C. R. Hartel (Eds.), *Drug abuse: Origins and interventions* (pp. 367–394). Washington, DC: American Psychological Association.

Linehan, M. M., Cochran, B., & Kehrer, C. A. (2001). Borderline personality disorder. In D. H. Barlow (Ed.), *Clinical handbook of psychological disorders* (3rd ed., pp. 470–522). New York: Guilford Press.

はじめに

　本書は，読者が弁証法的行動療法（DBT）を実施するにあたり，各々の置かれた状況下で適切にこの治療法を行うことができるよう助言することを目的としている。
　私たちは長年，DBT を実施する臨床家たちのために，トレーナーおよびコンサルタントを務めてきた。そこで私たちが学んだのは，臨床的な治療環境や対象となる患者集団が異なっても，DBT を実施するにあたって生じる疑問や困難が驚くほど似ていることであった。
　これは2つのことを意味している。まず1つ目は，私たちが本書で紹介している情報を共有することで，読者が DBT を実施する際に陥る可能性のある落とし穴を避けることができる，ということである。そこで，まず最初に第1章，第2章を読むことを勧めたい。第1章は DBT について概説したうえで難解と思われる点をわかりやすく説明しており，あなたの同僚を DBT へ招待して共有するには最適である。第2章は，DBT の標準モデルを遵守すべきか，状況に合わせて改変・応用すべきかを決める際に読むとよい。これら2つの章は，どのような治療環境や患者集団にも共通する疑問や困難について述べている。
　2つ目は，自分の置かれた状況がどれだけ特異に思えたとしても，DBT を実施している人々の中には同じ問題に直面した人がきっといるはずだ，ということである。私たちは，DBT を実施するチームを対象とした研修やコンサルテーションで，「○○さんをご存じですか。連絡を取れるように紹介しましょう。あの方も同じ問題に遭遇して，こんな解決策を講じていましたよ」と言ったことが何度もあった。本書は，多数の有能なセラピストやプログラム・ディレクターが，大変な努力の末に DBT の原法または改変法を成功させた実体験を紹介している。自ら

が実施するだけでなく他のチームの研修やコンサルテーションを担当している人も多い本書の著者たちに，私たちが質問したことは，「DBTを実施し始めたときに誰かが教えてくれていたら，と思ったことは何か」「あなたの経験が読者の役に立つために，どんな困難に直面したか，またどんなアドバイスをするか」ということであった。第1章，第2章で紹介されているクリエイティブな問題解決方法は，きっと読者の役に立つことだろう。その次は第3章と第4章を読み，その後で関心のある患者集団または治療環境に関する章を読むことをお勧めする。具体的に解決したいと思っている問題がある場合には，索引から，様々な治療環境や患者集団における解決策を見つけることができるだろう（例えば，「電話コーチング」や「危機電話」で探すと，この重要な治療形態を成功させる参考となるクリエイティブな方法を調べることができる）。

　各章とも，草稿の早い段階で様々な方々に批評していただき，具体的に実践上の疑問には余すことなく答えるようにした。その後，DBTの原法遵守に関するエキスパート，つまりDBTが研究されたモデルとその理念に忠実かどうかを確認することを仕事としている人々に批評していただいた。すべての意見を取り入れることは関係者全員にとって根気の要る作業であったが，それにより，どの章も最高のDBT臨床家・研究者が，読者がDBTを実施するうえで抱くであろう疑問を予想し，それに答えるという形を通じて，彼らの知恵と革新と苦労とを結集した最先端の知見を提供している。

　この努力が読者の役に立つことを祈って。

2007年6月27日
Kelly Koerner
Linda A. Dimeff

謝　辞

　難しいとは思わずに始めたプロジェクトが予想を大きく裏切り，しかし終わってみると，感謝と，年を取ったような気持ちになることがある。本書の元々の主任編集者だった Cindy Sanderson の早すぎる死は，大きな損失だった。Cindy は文才と的確な思考力に恵まれた人であった。彼女の予想できない，ユーモアに富んだ，強力な好奇心にあふれた知力と，カリスマ性のある教え方は，何百という DBT チームを励ましてきた。彼女の大きなやさしさと思いやりは，本書の著者たちの多くが今日も忘れていない。本書に対する彼女の影響は計りしれない。彼女と Charles Swenson との長年にわたる協働は周囲に認知されていないが，彼らの協働こそが DBT が普及した基であり，触媒だった。2 人の作業こそが基盤となったのだ。Cindy の死は，彼女の生が彼女を知る人々の心に深く触れたように，DBT のコミュニティを大きく揺さぶった。本書を，大きな敬意をもって，彼女の生と思い出に献呈する。

　本書の著者たちは皆，変革の推進者であった。彼らが書いた内容・アドバイスは，公私にわたる長年の苦労とリーダーとしての経験から生まれたものである。新しい治療法，特に DBT のような最も重篤で，リスクが高く，コントロールが極めて難しい患者を対象とした治療法を初めて取り入れて実施するというのは，大変な勇気が要る。本書で 1 つの章を担当すること自体にも，独特の難しさがあった。多くの場合，著者は草稿を書き終えると，数人の意見を聞いていくらかの訂正を入れるものであるが，本書の著者たちは広範囲にわたる複雑な批評や要請を受けて，大幅な手直しをした。要請は様々な関係者から出された――何をすべきなのかをもっと詳しく知りたいという最前線のセラピスト，研究論文の論評をもっと載せてほしいという上級研究者，そして内容が完全に

遵守された DBT をしっかりと伝える文章になるように，と訂正と明確な表現を求めた DBT のエキスパート。私たちは本書の著者全員に，辛抱強くつき合ってくれたこと，基準を高く保っていてくれたこと，そして私たちが要請した訂正について長い話し合いに積極的に参加してくれたこと等々に，言葉では言い表せないほど感謝している。

また，ロースクールに入るまで編集主幹を務めてくれた Meredith Byars に感謝する。十分な治療を受けられない人々への社会正義に対する彼女の取りくみ，粘り強さ，工夫して問題を解決する能力，人や物を取りまとめる上手さは，彼女のキャリアの中で様々な形で表れている。彼女が本書の立ち上げ早期に貢献してくれたことに深謝する。

多くの同僚たちが，早い段階で本書の草稿に目を通し，各章について，多様な治療環境で，また各々の患者集団の治療を行うセラピストのニーズに応えているかどうかを確認してくれた。彼らの思慮深い批評が，DBT を臨床現場で実行する際に最も重要な問題は何かを教えてくれたことに感謝する。各章を DBT の原法遵守の見地からチェックし，貴重な意見を膨大に提供してくれた，ワシントン大学 Behavioral Reserach and Therapy Clinic のアソシエイト・ディレクターである Kathryn E. Korslund には非常に感謝している。彼女には自らの専門知識を簡潔，的確，寛大に提供する能力，そして時間的なプレッシャーがあっても優雅さを失わないという驚くべき能力がある。Behavioral Tech, LLC および Behavioral Tech Research, Inc. の社長兼 CEO である Sharon Y. Manning も，各章が DBT を遵守しているかをチェックしてくれた。Manning 博士は DBT を早期に取り入れた人物であり，様々な治療環境で様々な患者を対象に DBT を実施した幅広い経験があり，それが貴重な批評につながった。しっかり者で非常に優秀な能力を持つ研究助手の Andrew Paves は，表の再フォーマットと引用文献の探索から複数の原稿・協力者・スケジュールの管理まで，編集者と著者たちの事務をサポートしてくれた。

Guilford 出版の編集責任者 Kitty Moore は，本書が成長し進化するのを導いてくれた。そして進行が滞らないよう，ときに刺激を与えてくれたことに感謝したい。Guilford 出版の制作編集担当者である Jennifer DePrima には，私たちが数年間注いできた努力が完成した本に反映されるよう目を配ってくれたことに大いに感謝している。

　最後に，私たちの師であり DBT の開発者である Marsha M. Linehan に心からの感謝を述べたい。この分野は彼女の功績を繰り返し讃えてきたが，生徒である私たちは，言葉にしがたい深い感謝の念を抱いている。彼女の仕事はプライベートを犠牲にし，プロとしての姿勢を貫き，勇気を持つことが必要だったことを，私たちは目撃してきた――早期の彼女は，自殺行動に苦しむ境界性パーソナリティ障害（BPD）を持つ人々を支援するために思いやりのある科学的アプローチを導入することを主張し，その当時主流であった臨床的意見および彼女個人への攻撃と闘った。そして，最も支援を必要としている人々を治療するのに必要な能力を持たないセラピストが 1 人も出ないよう，臨床現場に出る前の学生と臨床現場で働くスタッフに適切な訓練を受けさせようと長く格闘してきた。科学と臨床業務，マインドフルネスを一体化させた，「行動しながら熟考する」精神。彼女の献身の姿勢が私たちを触発した。喜びとともに，本書を彼女に献呈する。

Linda A. Dimeff
Kelly Koerner

目　次

序　文 …………………………………………………………………… iii
はじめに ………………………………………………………………… viii
謝　辞 …………………………………………………………………… x

第1章　弁証法的行動療法の概観 …………………………………… 1
　DBT の概要　1
　治療構造における理論的枠組みとしての DBT　4
　　生物社会的理論　4
　　障害のレベルと治療の段階，目標，ターゲット　7
　問題解決法としての DBT　13
　スキル訓練　16
　承認（validation）　18
　弁証法としての DBT　20
　　弁証法的戦略　26
　DBT の研究　29
　結　論　30
　　文　献　31

第2章　標準モデルか改変法か？
　　　　「忠実に守ること（フィデリティ）」の重要性 35
　ヒントその1：弁証法的な対立を徹底的に受け容れ，合意案
　　（ジンテーゼ）を探す　40
　ヒントその2：標準モデルを実施したいのか，改変法を実施
　　したいのかを明確にする　41
　　部分的実施というグレーゾーンのDBTを定義する　43
　ヒントその3：まずは焦点を絞った小規模な試験プログラムから
　　始める　45
　ヒントその4：よくある疑問・問題について機能，原則，遵守を
　　基準に考える　46
　　どのようなクライエント集団をターゲットとするのか──
　　　境界性パーソナリティ障害（BPD）と自殺行動　46
　　包括的DBT・標準モデルの治療形態にするのか？　49
　　標準モデルはそのままで現場のニーズに合うか？　55
　　　a. 自殺行動と入院のプロトコル　59
　　　b. 参加についての恣意的ルール（arbitrary rules）　60
　　　c. 治療形態特有の難しい点：スキル訓練　60
　　　d. コンサルテーション治療チーム　62
　ヒントその5：新しい治療法に関する文献を利用して成功率を
　　高める　63
　まとめと結論　66

本書の活用　67
　　　文　献　68

第3章　外来における標準的な弁証法的行動療法の実施 …… 71
　流れに逆らって進む：避けられないパラダイムの転換　72
　最初の準備：DBT プログラムの設計と最初のステップ　76
　　DBT を受ける人：治療の対象者・非対象者の定義　76
　　DBT プログラムにふさわしい場所を選ぶ　78
　　チームリーダーを選ぶ　83
　　プログラムのスタッフ編制　84
　　ケースロードを決める　88
　　治療期間を決める　89
　　変法するなら，きちんとした変法に　92
　　DBT プログラムのマーケティングと紹介元の確立　94
　　DBT サービスに保険適用を受ける　98
　　紹介の引き受け，インテークとアセスメント時の移行　102
　長期的に高い基準を維持する　104
　　プログラムの治療結果を測定する　105
　　DBT からの逸脱に気を付け，対処する　105
　　DBT の理念と戦略を運営者や同僚に対して用いる　107
　　人脈を広げ，善意に満ちた関係を築く　108
　流れを止めないために　109

変化し続けるチーム　109
　　　コンサルテーションチームでセラピストの能力を高める　110
　　　DBT の研修を継続する　112
　　　セラピストのモチベーションを高め，バーンアウトを防ぐ　116
　法律・倫理上の問題　120
　　　DBT の自殺危機プラン　120
　　　ピア・コンサルテーション　121
　クライエントが治療システムから抜け出すのを支援する　123
　　　DBT-ACES（Accepting the Challenges of Exiting the System）　124
　　　　a. DBT-ACES に用いられる構造　124
　　　　b. DBT-ACES と分析の結果　126
　　　パーソナリティ障害を持つ，非常に重篤な精神障害を抱えた
　　　　クライエントの職業リハビリテーションのための DBT 変法　127
　　　DBT のマインドフルな生活プロセスのグループ　128
　　　　a. グループの構造　128
　　　　b. グループのプロセス　129
　　　　c. グループのメンバー対象基準とグループの期間　130
　結　論　130
　　　文　献　132

第 4 章　入院病棟における弁証法的行動療法　……………………　133
　DBT 入院治療の概説と論理的根拠　133

DBT 入院治療に関する研究　136
DBT 入院治療の基礎　139
DBT 入院治療の目標，ターゲット，段階　142
  第1段階：入院　143
  第2段階：コントロールの訓練　148
  第3段階：退院　150
DBT 入院治療における機能，治療形態，戦略　151
  機能1：環境の構築　151
    a. 病棟の規則・方針　152
    b. 病棟のスケジュール　153
    c. 物理的空間の利用　154
    d. 対人関係とスタッフの役割　156
    e. クライエントと治療に関する仮説　158
    f. 入院治療に関する合意：クライエント，スタッフ，チームの合意事項　158
    g. 入院治療と外来治療との関係　159
  機能2：クライエントの能力を高める　162
  機能3：スキルを入院病棟および外来治療の環境に般化させる　167
  機能4：クライエントのモチベーションを高める　176
    a. クライエントのモチベーションを高めるための治療形態　176
    b. クライエントのモチベーションを高める戦略　180
  機能5：スタッフの能力とモチベーションを高める　194

結　論　197
　　文　献　198
　　付録4.1　入院治療日記カード　200
　　付録4.2　入院治療汎用日記カード　202
　　付録4.3　日記カード記入例　206
　　付録4.4　重篤な行動に対する治療環境の修正／過修正　214

第5章　境界性パーソナリティ障害と物質依存障害を持つ人のためのDBT　217
　境界性パーソナリティ障害についての概説　217
　BPDとSUDを持つ人にDBTを行う根拠　220
　実証研究の結果　222
　DBTの治療対象　225
　SUDとBPDの併発にとってDBTとは何か？　226
　弁証法的断薬　227
　BPD・SUD併発治療におけるターゲットの階層組織化　231
　　治療前　231
　　第1段階　236
　　クリアな心（Clear Mind）への道　238
　特別な治療戦略　245
　　アタッチメント戦略　246
　　スキルを使った衝動・強い欲求の対処と再発リスクの軽減　250

        a. クリーンな心　250

        b. スキルをクライエントごとに調整する　251

        c. マインドフルネス・スキル　251

        d. 苦悩耐性スキル　253

        e. 感情調節スキル　255

        f. 対人関係スキル　256

    自己管理の戦略　257

DBT と他の標準的な物質依存症治療との比較　259

    まとめ　265

        文　献　266

訳者あとがき ……………………………………………………………… 271
索　引 ……………………………………………………………………… 278
編者略歴 …………………………………………………………………… 287
訳者略歴 …………………………………………………………………… 288

第1章
弁証法的行動療法の概観

Overview of Dialectical Behavior Therapy

　本章で私たちは，外来患者のための標準的な弁証法的行動療法（DBT）とその科学的エビデンスを概説する。私たちの目的は，DBTを採用することが読者の臨床現場やクライエントのニーズに応えることになるかどうかの判断材料として活用できる程度の詳しさでDBTを説明することである。また本章には，後の各章で説明するDBTの様々なバリエーションと容易に比較対照できるような，外来患者用のDBTの標準モデルの基準としての役割もある。また本章は，DBTについての知識を持たない人に読んでもらう入門書としても利用できるようになっている。

DBTの概要

　元来，DBTは慢性的に自殺傾向のある人の治療法としてMarsha M. Linehan博士が開発し，最初は境界性パーソナリティ障害（BPD）の診断基準を満たす自殺傾向のある女性たちを対象として実証された認知行動療法（CBT）の1つである。BPDを持つクライエントは精神科の入院患者の14〜20％（Widiger & Frances, 1989; Widiger & Weissman, 1991），外来患者の8〜11％（Widiger & Frances, 1989; Kroll, Sines, & Martin, 1981; Modestin, Abrecht, Tschaggelar, & Hoffman, 1997）を占

めており，精神医療資源という点では 40％ という不釣り合いなほど高い割合が費やされている。BPD を持つクライエントのニーズに適切に対応するには，超えなければならないハードルがいくつかある。一般的に BPD を持つクライエントは複雑かつ重篤な複数の I 軸障害に対する治療が必要である。危機的状況が繰り返し発生し，ハイリスクな自殺行動の管理を同時に行わなくてはならない場合も多い。このようなクライエントの多くでは治療場面で対処しなければならない深刻な（そして，ときには生死に関わる）問題の数が多いことから，治療の焦点を 1 点に絞り，それを維持することは難しい。そのクライエントにとって最も切迫した問題に取り組むことは，危機管理の焦点が短期間で次々に変わることにもなりかねない。そうなれば，治療はコントロール不能の状態で走る車のように，前方向に進んではいるものの意義のある進展ではなく，単に大事故を回避しているにすぎない状態になってしまう恐れがある。

　慢性的に自殺傾向があり，極端に感情的に敏感なクライエントはセラピストを悩ませるような行動を取ることが多く，治療方針の決定がさらに複雑になる。自殺企図，自殺するという脅し，怒りが向けられることはセラピストにとって非常に強いストレスとなる。たとえどのような訓練を受け，どれほど臨床経験を積んでいたとしても，クライエントが繰り返し自殺を図ったり，セラピストが提供する援助を拒否し，代わりに提供不可能な援助を要求してくるならば，セラピストは自分自身の感情と格闘しなければならないであろう。治療の方向性は正しくとも，進み方が遅かったり散発的になることはある。こうした要因のすべてが，治療計画を早期に変更しすぎるなどといった治療ミスの発生確率を高め，「ことに BPD を持つクライエントでは治療失敗の割合が高い」という事実の一因を担っている可能性がある（Perry & Cooper, 1985; Tucker, Bauer, Wagner Harlam, & Sher, 1987）。精神的な苦痛，治療の失敗，繰り返される自殺行動は，この患者集団による精神科医療サー

ビス利用率が高い一因でもある。BPD診断基準に合致する人の多くは，繰り返し，そして複数の機関で治療を受けている。ある研究では，受診者の97％が以前に平均6.1人のセラピストによる外来治療を受けていて，72％に精神科入院の経験が1回以上あった（Skodol, Buckley, & Charles, 1983; Perry, Herman, Van der Kolk, & Hoke, 1990; Bender et al., 2001）。たとえ強制的な入院でもって医療機関を「回転ドア」的に利用することが，本来の治療的意図に反して（すなわち医原性の）害を及ぼす可能性があるとしても，自殺に対しての法的・倫理的配慮のために，病院の利用を制限することは難しい。BPD診断基準を満たすクライエントとその治療スタッフはこれまで，共に最大の努力をしても治療の失敗が繰り返されるという残念な結果を経験してきたのである。

　DBTは上記のような背景の中で進化した。Linehanは標準的臨床行動療法（Goldfried & Davison, 1976）を使い始めた当時，彼女のクライエントが抱える問題の性質に合わせて行動療法を変化させ，その方向を他の治療戦略でバランスを取り，補完した。成功例と失敗例を注意深く観察したLinehanは，戦略を整理してプロトコルを作り，治療と臨床における意志決定を系統化させる治療マニュアル（1993a, 1993b）を生み出して，変化し続ける臨床像にセラピストが柔軟に対応できるようにした。DBTには，精神力動的，クライエント中心的，ゲシュタルト的，逆説的，戦略的な治療アプローチと共通する要素がある（cf. Heard & Linehan, 1994）が，この治療法の決定的な特徴は，行動科学，マインドフルネス，弁証法哲学を応用しているところにある。

　DBTは精緻な治療法へと進化したが，そのコンセプトのほとんどは極めて明快なものである。例えばDBTは，治療チームのメンバーが治療およびクライエントに関する基本的な仮説を共有するという，組織立った体系的なアプローチを重視する。DBTでは，自殺行動とは，不適応的な問題解決の一形態であると考え，よく研究された認知行動療法（CBT）の技法を用いて，クライエントがより適応的な方法で人生の

諸問題を解決できるよう援助する。DBTのセラピストはクライエントが妥当な行動を強化することのできる機会を逃さない——それ自体によって，またその機会をCBTによる介入と組み合わせることで，変化を促してゆく（e.g., Linehan et al., 2002）。臨床上の困難な問題については当然，治療スタッフの間でも意見が大きく分かれることがある。またBPDを持つクライエントの問題自体に固着した「黒か白か」といった極端な思考や極端な行動・感情が含まれる。弁証法的な考え方や戦略は，こうした意見の相違に折り合いをつける手段をもたらし，治療における対立を，行き詰まりではなく進展につなげることができる。それらについて以下に順次論議することで，DBTを簡潔に説明する。

治療構造における理論的枠組みとしてのDBT

DBTには，セラピストとクライエントに治療の構造的または概念的な枠組みを提供してくれる要素がいくつもある。DBTで扱われる症例の概念化は，生物社会的理論と障害のレベルに基づいて行われる。そしてこれを基にして，協働的な治療の基本姿勢や，重要度順に階層組織化された治療の目標とターゲット行動が決まる。これらのターゲット行動を治療形態（毎週のサイコセラピーとスキル訓練，必要に応じて行われるクライエントとの電話コーチング，毎週の治療チームメンバーによるミーティング）に反映させて，具体的にすべきことや役割が割り当てられる。そして各々の治療形態では治療的に関わる具体的なターゲットが決められている。次にこれらについて個々に概略を述べる。

生物社会的理論

Linehan（1993a）によればBPDの主な問題は，広汎性の感情制御システムの障害である。この考え方はあらゆる治療的介入の基準となるものであり，クライエントとセラピストが臨床上の問題および介入に対し

て共通した理解を持つための心理教育的枠組みとして用いられる。この観点によれば，BPD の診断基準とされる行動は，感情を調整するためのもの（自殺行動など）か，あるいは感情を調整できなかった結果（解離症状，一過性精神病症状など）である。

　この広汎性感情調節不全は，生物学的要因と環境的要因の両方によって発現・持続するという仮説が立てられている。生物学的には，中枢神経系の違い（遺伝的特徴，胎生期の出来事，幼少期に受けた心的外傷など）によって感情調整の障害を持ちやすくなると考えられている。新たな研究では，BPD を持つクライエントは実際に，嫌悪を感じる状態をより多く，より激しく，そしてより長期にわたって有していること (Stiglmayr et al., 2005)，また生物学的な脆弱性が感情調節不全に影響を与えているかもしれないこと (e.g., Juengling et al., 2003; Ebner-Priemer et al., 2005) が示唆されている。多くの能力は適切な感情調整に依存するため，感情調節不全を持つことは，長期的な自意識，対人関係での葛藤の解決，目的志向的行動などにおける不安定さにつながる。

　生物学的に脆弱な人が全面的に非承認[訳注]されるような環境に置かれた場合に問題が生じる。非承認的環境は，様々な出来事に対するその人特有の反応（特に感情反応）が間違っている，不適切である，病的である，真に受けるべきものではない，というメッセージをその人に伝える。非承認的環境では，周囲の人々は感情調整がうまくいかずに苦しむことがその人をどれほど衰弱させることかを理解せず，問題を解決することの容易さを簡単に考えすぎて，苦悩に耐えることや，現実的な目標や期待を持つことをその人に教えることができない。その人のネガティブな経験のコミュニケーションを罰する一方で，その人のネガティブな

訳注）承認 (validation) と非承認 (invalidation) は DBT の中核を成す概念の 1 つである。Linehan は DBT における承認の本質について「患者が置かれた人生の状況の中で患者の反応には意味があり，理解できることを治療者は患者に伝える」と述べている（『境界性パーソナリティ障害の弁証法的行動療法』誠信書房，2007，p.300）。

感情表現がエスカレートしたときにしか反応しない。このような環境にいると，その人は自分の感情を抑制するか，感情を（爆発的に）極端に表現するかの間を行ったり来たりすることを学習してしまう。

　BPD，自殺行動，児童性的虐待の報告の間に見られる相関関係（Wagner & Linehan, 1997）を考えると，幼児期の性的虐待はBPDに関連する典型的な非承認的環境である。しかし，BPDの診断基準を満たす人がすべて過去の性的虐待被害を報告しているわけではなく，また幼児期に性的虐待を受けた人がすべてBPDを発症するわけでもない。このような個人差の存在をどのように説明すればよいかは今も解明されていない。BPD症状の予測因子としては，幼児期の性的虐待よりもネガティブな感情の強さや反応のほうがより大きく，また思考抑制を強くすることがBPD症状と幼児期の性的虐待との関係に作用するかもしれないと示唆する興味深い研究結果がある（Rosenthal, Cheavens, Lejuez, & Lynch, 2005）。

　広汎性感情調節不全によって問題解決は妨げられ，新たな問題が発生する。例えば，ある人が同僚に対して癇癪を起こしたことから解雇された後にセッションに来たとき，セラピストが何があったのかと聞くと，その人は強烈な自分を恥じる気持ちに圧倒されてしまい口をきかなくなり，椅子の上で身体を丸めて頭を肘掛けに打ちつける。このような反応は，セラピストがその人に提供できたであろう職場での怒りの管理方法についての援助という軌道から逸らさせてしまい，さらにはその人自身が恥と感じる状況（セッション中に取った態度）を新たに形成してしまう。このような不適応的行動は，自殺行動のような極端なものも含めて，その人にとっては問題を解決するための対処法であり，特に非機能的行動は苦痛な感情状態を軽減させることでその問題を解決する。クライエントにとっては，自分を責めるべきか他人を責めるべきかがなかなかわからない。自分の行動はコントロールできる（と周囲の人々は考え，またそうするように自分に期待している）のに，そうしようとはし

ないということは,「操作的」であることになるか,あるいはこれまでの人生経験上,自分は自分の感情をコントロールできない,つまり人生はこれからもずっと終わることのないコントロール不全という悪夢なのだ,ということになる。自分の実際の能力には見合わない期待に応えようとしたとき,その人は期待に応えることができない自分を恥じ,自分は罰を受けるか死ぬのが当然であると思い込むかもしれない。クライエントが自分自身の基準を調整して弱さを受け容れているのに周囲がそうしない場合,このクライエントは,自分に必要な援助を誰も提供してくれないと怒りを感じるかもしれない。

　これは治療における重要なジレンマの1つである。セラピストが弱さや限界を受け容れることに焦点を当てると,問題は決して変わらないという絶望を誘発する。しかし変化に焦点を当てれば,広汎性感情調節不全に苦しんできたクライエントは常に期待に応えることは不可能であると知っているので,パニックを起こす可能性がある。DBTのセラピストは,「感情を守る盾」を持たずに生きるクライエントの耐えがたい苦悩を理解してこれに対処し,辛い思いを軽減させることと,辛い思いを助長するような問題を解決することを直接的なターゲットとしなければならない。例えば,治療の課題(それまでの1週間に起こった出来事について話す,など)の最中に強い感情反応があれば,セラピストは,クライエントがそのように感情が高まり,そうした感情に飲み込まれてしまうことをコントロールできない,無力な状態であることを承認し,「今,このときの」自分自身を温かく受け容れることと,直面化によって変化する戦略とのバランスを取りながら感情を調節することを教える。

障害のレベルと治療の段階,目標,ターゲット

　DBTでは,適切で実行可能な治療課題を決めるのは,その時点でのクライエントの行動障害の程度である。例えば,ヘロイン摂取をどうし

ても抑えられないホームレスで，複数の薬物依存治療プログラムを怒って止めてしまい，最近自殺企図をしたというクライエントにとって何が適切で実行可能なのかということと，アヘン依存症の看護師で，職場から薬物を盗んだことによってもう少しで免許停止になるところだったが，家族の支援があり，依存症が完治したら職場に戻って来てもよいと言ってくれる上司がいるというクライエントにとって適切で実行可能なものとは異なる。この2つの依存症のケースでは多くの同じ介入が行われるが，最初に挙げたヘロイン依存者のほうが包括的な援助を必要としている。このクライエントの行動のいくつか（自殺企図など）は，他の行動よりも治療が優先される。複数の問題（薬物乱用，ホームレスであること，怒りをコントロールできないことなど）を同時に解決することが必要かもしれない。DBTの治療段階モデル（Linehan, 1993a, 1996）は，治療過程で対処しなければならない問題の優先順位を，各々の問題がそのクライエントの生活の質（QOL）をどの程度脅かすかによって，常識的に決める。

　DBT治療の最初の段階はどのクライエントの場合も治療準備の段階であり，これに1～4段階が続く。後続の段階の数は，治療開始時点でのクライエントの行動障害の度合いによって決定される。治療準備段階では，CBTの他のアプローチがそうであるように，クライエントとセラピストが治療の最も重要な目標と方法について，はっきりと，協働的な態度で同意する。文書による契約を作成することは重要ではないが，合意した治療内容に対するコミットメントを互いに口頭で伝え合うことは重要である。具体的な合意内容は状況やクライエントの抱える問題によって異なるが，クライエント側は，決められた治療期間中は第1段階のターゲットについて努力する，予定された治療に毎回来る，治療費用を支払う，などに同意することが考えられる。セラピスト側は，可能な限り最高の治療を提供する（必要に応じてセラピスト自身のスキルを高めることも含める），倫理的な原則を守る，治療チームのミーティン

グに参加する，などに同意することが考えられる。このような合意は正式な治療を開始する前に行うべきである。DBT には強制ではなく自発的な同意が必要であるため，クライエントとセラピストの両者が，他の治療法ではなく，DBT にコミットすることを自ら選ばなければならない。したがって，例えば司法精神医療の提供施設や，法律上強制的に治療を義務づけられたクライエントの場合，熟考したうえでコミットする決意を口頭で伝えるまでは，DBT を開始したとは見なされない。この治療準備段階でセラピストがクライエントにコミットし始めた後，第1の優先事項はクライエントを治療に参加させることである。

　DBT の第1段階は最も深刻な障害のためにある。治療の第1段階がターゲットとするのは，ある程度（とりあえず）生命活動を維持すること，身体動作をコントロールすること，またこれらの目的を達成するための治療・行動能力に十分結びつけるのに必要な行動である。これらの目的を達成するため，ターゲットの優先順位を，(1) 自殺，殺人，その他の今すぐにも（自他を問わず）生命を脅かすような行動，(2) セラピストまたはクライエントによる治療妨害行為，(3) クライエントのQOL を大きく損なわせる行動（I 軸障害に加えて，対人関係や法律，雇用・学業，疾患，住居に関する問題），(4) 生活を変えるのに必要な行動能力の不足，の順にしたうえで治療時間の割り当てを行う。DBTでは，特定の能力が不足していることが BPD と特に関係すると見なしており，クライエントが，(1) 感情を調節する，(2) 苦悩に耐える，(3) 対人関係にうまく対応する，(4) 善悪など価値判断的に決めつけることなく，また効果を意識し気持ちを集中しながら対象のありのままを観察し，描写し，治療に参加する，(5) 自分を罰する以外の戦略で自分の行動を管理する，ことができるようになるのを目標としたスキル訓練を提供する。このようなスキルは DBT の診断基準である特定の行動と結びついている。まず，マインドフルネス・スキルはアイデンティティの混乱，空虚感，認知調節不全を軽減させることを目的としてい

る。対人関係スキルは混沌とした対人関係や見捨てられることに対する恐怖に対処し，感情調節スキルは極度に不安定な感情や過剰な怒りを抑える。苦悩耐性スキルは衝動的な行動や自殺企図，意図的な自傷を抑えるためのものである。ここで注意すべきことは，DBT はクライエントとセラピストの双方による治療妨害行為を，生命を脅かす行動に次いで重大なものと見なし，積極的にターゲットとしているということである。つまり，クライエントが治療に来ない，協力しない，ルールに従わない，またはセラピストを限界まで追い込んだり治療に対するモチベーションをなくさせようとするような行為と，セラピストがクライエントを極端に受け入れる，極端に変化を求める，柔軟すぎる，厳格すぎる，クライエントの生活に踏み込みすぎる，あるいは逆に距離を置きすぎる，などといった治療のバランスを崩す行為とは，どちらも治療妨害行為として同等に見なされる。具体的なターゲットをセラピストとクライエントが一緒に明確にしてそれをモニタリングし，1回1回の治療セッションで主要なアジェンダを決め，クライエントが個々の目標を達成する援助を行う。DBT では，治療の目的は単にクライエントの重篤な不全行動を抑えることではなく，誰もが「生きる価値がある」と思えるような人生を築き上げることである，というメッセージを伝えることが重要である。

コントロール不能というほどの状態ではなくても，外傷後ストレス障害（PTSD）やその他の辛い感情経験によって他人との意味のあるつながりや職業から疎遠になったり孤立してしまい，大変な苦しみを経験する人は多い。彼らは静かなる絶望の人生に苦しみ，感情が（行動調節は維持されるものの）あまりにも激しいか，あるいは麻痺するかのいずれかになる。したがって，このようなクライエントの第 2 段階での治療目標は，心的外傷とならないような感情経験をすること，そして周囲とのつながりを持つことである。第 3 段階では，クライエントはそれまでに学習したことを結集させて，自尊心や人とつながっているという継続的

な思いを高め，生活の中で起こる問題の解決に向けて努力する。ここでターゲットとするのは自尊心，スキルをマスターすること，自己効力感，道徳観，そして許容範囲内のQOLを維持することである。第4段階（Linehan, 1996）は，生活における問題が基本的に解決された後でも多くの人が経験する不完全感に焦点を当てる。第4段階の目標は多くの人にとって従来の治療の領域を超えたもので，自由，喜び，心の充実感を持つ能力を高めるような精神的実践の領域に属する。

　治療の各段階は直線的に表示されるが，その進展は直線的でないことが多く，段階はしばしば重複したり，行ったり来たりする。治療の目標や方法に対するコミットメントを再確認するために，治療準備段階で行うようなディスカッションに戻るのは珍しいことではない。第1段階から第2段階への移行も，エクスポージャーの作業によって激しく苦痛な感情が起きることがあり，その結果，行動コントロール不全が起こる可能性があり，多くの人にとって困難なものである。他の心的外傷アプローチ（cf. Follette & Ruzek, 2006）と同様に，DBTでは過去の心的外傷と関係のある事柄に体系的にエクスポージャーさせる前に，ある程度のQOLまたは行動コントロールの安定を持てるだけのレベルのスキルを習得することを促す。段階の違いは，第1段階の行動が低頻度であることと，その行動が起きてもその行動を再調節する速さによって決まる（その行動が起きるかどうかではない）。第2段階の準備性は人によって異なる。一般的には，クライエントが重篤な不全行動を取らなくなっていて，確固とした治療関係を維持することができ，以前であれば問題行動を誘発したような事柄に対して，クライエント自身とセラピストが満足できるようなレベルで対処できる能力を示したとき，そのクライエントは移行の準備ができていると見なされる。第3段階は多くの場合，第2段階と同じ問題を違った視点から見直す段階である。

　障害のレベルと治療の段階はサービスの提供のあり方と大いに関係する。多くの治療機関が，クライエントの行動コントロール不全の重篤度

によって，様々なレベルのケアを提供している。重要なのは，不適応的な行動ではなく進歩に基づいた強化因子（より充実したサービスなど）を用意しておくことである。例えば，クライエントが完全にコントロール不能な状態になって初めて個人セラピーが受けられるとか，危機状態を脱するや否や個人セラピストにアクセスできなくなる，というのであれば，治療は進むどころか，かえって延々と危機が続くように仕向けるようなことになってしまう。

　既に述べたように，具体的なターゲットに対する治療を行う責任は治療形態ごとに割り当てられる。例えば，個人セラピストに与えられる役割は，治療計画を立てる，DBTの全ターゲットに関しての進歩を確認する，他の治療形態を統合するのを助ける，他の治療スタッフに対する適応的な行動についてクライエントと相談する，危機的状況と生命を脅かす行動を管理することである。これによりプライマリセラピスト（クライエントの能力を最も良く知る人物である場合が多い）は，クライエントの不適応的な行動を助長することなく，危機に対する新しい対応の仕方を教え，それを強化し，般化させることができる。またこれによって複数の異なる，そして矛盾するリスクもあるような治療計画が同時に進められるのを防止することもできる。

　スキル・トレーナーの役割は，クライエントが確実に新しいスキルを習得するようにすることである。スキル・トレーナーは学習を効果的に進め，グループセラピーでしばしば起こる役割の対立を避けるため，スキル訓練の妨げとなるような行動（グループセッションの最中に解離する，遅刻する，など）をターゲットとするのは最小限とし，そのような治療妨害行為の大部分はプライマリセラピストと取り組むように促す。同様に，自殺傾向やその他の危機については必要な自殺リスク評価を行い，クライエントがプライマリセラピストに連絡を取るのに必要な介入を行う。

問題解決法としてのDBT

　既に述べたように，DBTはⅠ軸障害の治療に実証研究に基づいた行動療法のプロトコルを用いる。他のCBTのアプローチもそうであるように，DBTは問題行動の制御変数を見極めるのに行動原則と行動評価を使用することを重視する。また標準的なCBT介入を用いる（セルフモニタリング，行動分析とソリューション分析，教示的な戦略とオリエンテーション指向的な戦略，随伴性マネジメント，認知の再構成，スキル訓練，エクスポージャー手順など）。私たちは読者が既にこうしたCBT介入について知っているものと見なし，詳しくは説明しない。ここではDBTに独特なもの，DBTで重視されるものに注目する。例えば，CBTのアプローチにはすべて心理教育が含まれており，クライエントに治療の根拠・方法を理解させ，方向づけすることを特に重要視する。しかし，BPDを持つクライエントは感情が刺激されると情報処理や協働するのが難しくなることが多いため，DBTセラピストはクライエントにその時々に行う治療課題で何をするのかを具体的に指導するという，細かな方向づけを頻繁にしなければならない。

　プライマリセラピストとクライエントが最初の数回のセッションにおける治療目標を決め，それにコミットする中で，プライマリセラピストは自殺のリスクを正確に評価するために必要な過去のデータを収集し，そのクライエントが自殺念慮や意図的な自傷行為を誘発するような状況を把握して，自殺の危機管理をする。特に，致死に近かった自殺企図や，死ぬ意志を強く持った自殺行動，その他医学的に重大な意図的な自傷行為に関わる状況を把握する。

　クライエントとセラピストが目標を決めて合意をした後は，クライエントがターゲットとすることに同意した行動をモニターし始める。ターゲットとしている問題行動のいずれかが発生したら，セラピストとク

ライエントは，そのターゲット行動が（1回あるいはそれ以上）起きる前，最中，起きた後の事象や状況的な要因を詳しく分析する。この連鎖分析の目標は，その問題行動と関わりのある行動事象・環境事象を正確にかつ妥当な完全性をもって説明することである。セラピストとクライエントが一連の事象について話し合う中で，セラピストは感情に焦点を当てながら，クライエントが取った不適応的な行動を指摘し，今回の問題行動と他の問題行動に共通するパターンにクライエントが気づくことで洞察を得られるように援助する。彼らは共に，どこで違った対応を取っていたらポジティブな変化が起こったか，そのような代替行動がなぜ起きなかったのか，を明らかにする。このように問題を明らかにし，ある一定期間中に起きた一連の事象を瞬間ごとに細かく分析して，どの変数がその行動を支配または影響するのかを見極める。このプロセスは，ターゲットとした問題行動が起きるたびに行われる。

　CBTの他のアプローチと同様に，適応的な行動を取れないことの原因は，スキル訓練，エクスポージャー手順，随伴性マネジメント，認知の再構成，という行動療法の変化手続きに関係する4つの要素のいずれかと見なされる。連鎖分析によって能力不足である（つまり，必要とされるスキルがクライエントの行動レパートリーの中にないか，あっても不十分である）ことがわかった場合には，スキル訓練が重視される。スキルはあるのに，そのスキルをもって行動する能力を感情，随伴性，認知が妨げているという場合には，セラピストはエクスポージャー手順，随伴性マネジメント，認知の再構成についての基本的な原理・戦略を用いて，クライエントがその能力を使うことを妨げているものを乗り越えるのを援助する。

　同様に，認知行動セラピストが解決策を考え出すときには，その解決策を使えなくする可能性のあるものは何かを先回りして考え，トラブルシューティングをすることが一般的である。DBTでは，クライエントは極度に気分依存的な行動を取ることが多く，それほど気分依存的でな

い人の場合と同じような般化はできないため，このトラブルシューティングは一層重視される。

　重篤で慢性的な複数の障害を持つクライエントの治療では，セラピストが特定の障害に対する治療プロトコルを知っておくことが必要なだけでなく，セラピストがこれらのプロトコルを何らかの方法で統合させ，変化し続ける臨床像に対処することも必要である。この複雑な課題は，協働的で生産的な治療関係を築き維持するのに必要とされる作業によってさらに複雑化する。まず，明白あるいは重大な問題を治療し，何が解決するのか様子を見て，それから他の複数の障害を順に治療することもできるが，そうするだけの時間があったとしても（さらに，そうするために保険が十分に適用されたとしても），感情調節不全を持つクライエントには次のセッションまでに重大な危機が訪れることも多々ある。例えば，あるクライエントがパニック障害の治療について知識を得るために資料を家に持ち帰ったとする。セラピストは翌週，その治療の根拠について話し合う準備をしてセッションに臨んだが，クライエントの持参した日記カードに目を通し，この1週間はどうだったかと質問すると，治療計画が急激にシフトする。というのも，この1週間，クライエントはボーイフレンドと喧嘩をしてアパートから追い出され，路上生活をした後，この2日間をホームレス収容施設で過ごしていたからである。その施設で性的嫌がらせを受けたことから，悪夢と解離症状が出現した。生活が非常に混沌としていたクライエントはスキル訓練グループに行っておらず，今週も参加できそうにないと感じている。また，路上生活中に昔のドラッグ仲間に偶然会い，ヘロインを摂取した。クライエントはこの1週間のことを淡々とした声で話すが，日記カードにはみじめな気分と自殺観念の項目に高い点数がついている。自殺傾向を評価しようとしたセラピストは，クライエントが自殺の道具を車の中に持っていることを知る。セッションが進行してゆくと，クライエントは口をきかなくなるほど解離してしまう。

既に述べた通り，DBT は複数の障害を持ち，頻繁に危機状態に陥る人々のために開発された。DBT の介入は行動を階層順にターゲットとするため，このような状態でまず焦点を当てるのは，最も優先順位の高いターゲット行動である自殺のリスクを評価し，これに対処することである。しかしセラピストは，まず自殺の手段となるものを取り除いて自殺行動につながる問題に対処することに加えて，住居の確保，スキル訓練グループに参加すること，再びヘロインなどの薬物を摂取しないこと，解離行動を管理すること，パートナーとの別れを（そしておそらくパニックの治療を始めなかったことに対する自分を恥じる気持ちや絶望も）処理する必要があるかもしれない。このため，セラピストは問題が生じるたびに，有効な行動プロトコルから引き出したミニ介入を行わなければならない。ここでセラピストに必要とされるのはジャズの即興のようなものである。自分の楽器を十分にマスターし音楽を理解したうえで，その瞬間および他の演奏者たちと密接につながっていなければならない。このように戦略を柔軟に適用するには，行動療法のプロトコルの学習を深めること，また治療が行き詰まったときに役立つ弁証法的哲学・戦略によって可能になる。

スキル訓練

包括的な DBT には，BPD を持つ多くのクライエントが持つ行動のレパートリーが欠けている領域でのスキル能力を高めるための治療形態としてのスキル訓練がある。DBT のスキル訓練は DBT のスキルを教え，強化することに重点を置いたもので（Linehan, 1993b, 近刊），週1回，2時間半程度行われる。『Skills Training Manual for Borderline Personality Disorder』（Linehan, 1993b）およびその第2版（Linehan, 近刊）は，セラピストがどのように DBT のスキルを教えるかについて広範囲に指導し，そのスキルをグループで練習する方法を明確に示し，

そしてクライエントに渡す多数のプリントや宿題がコピーできるようになっている。DBTの標準的な外来クライエントのグループでは，およそ6カ月の期間中に4種類のスキル訓練のモジュールを教え，すべてのスキルを2度繰り返して学べるようになっている。DBTのスキル訓練のモジュールは，感情を調節するスキル（感情調節スキル），変化が遅い，あるいは起こりそうもないときの苦悩に耐えるスキル（苦悩耐性スキル），対人関係の対立により効果的に対処するスキル（対人関係スキル），その時々の状況にうまくやり繰りできるよう注意力をコントロールするスキル（マインドフルネス・スキル）である。感情調節スキルの訓練では，受け入れがたい感情反応や極めて強烈な感情に飲みこまれたときに起こる非機能的な衝動的行動を減少させるための様々な行動戦略・認知戦略を教えるが，そのためにクライエントに感情を認識して描写する方法，ネガティブな感情を回避するのを止める方法，ポジティブな感情を増やす方法，ネガティブで受け入れがたい感情を変える方法を教える。苦悩耐性スキルの訓練では，薬物を摂取したり，自殺企図をしたり，その他の非機能的行動を取ったりすることなく危機を乗り越えることを目的として，衝動をコントロールして自分を落ち着かせる数々のテクニックを教える。対人関係スキルの訓練では，対人関係と自尊心を維持しながら自分の目標を達成するための様々な自己主張のスキルを教える。そしてマインドフルネス・スキルとは，「今，このときに」注意を払って自分自身や身近な周囲の状況をありのままに観察する，観察したことを描写する，（あるがままに）物事に関与する，善悪などの価値判断的な視点から決めつけるような態度を取らない，意識を集中させる，有効なことに意識の焦点を当てることである。

　どのCBTでも般化に注意が払われるが，DBTではこの目標が特に重視される。新しく習得したスキルを日常生活の様々な状況に般化させるため，セラピストは電話コーチングや実生活におけるスキルの実践（必要に応じた診察室外での治療）を取り入れる。スキル訓練グループ

という設定でスキルの習得と強化を行うのはスキル・トレーナーの仕事だが，これらのスキルをあらゆる状況に般化するのを援助するのは個人セラピストの仕事である。

承認（validation）

　DBT には他の支持的治療アプローチと共通する要素がある（Heard & Linehan, 1994）。感情が激しく過敏で，感情調節不全に陥りやすい傾向にあり，そのような感情の激しさやそれを原因とする問題行動を変えることにクライエントが長年にわたり失敗を繰り返してきた場合に，支持的治療要素が重要になる。承認からはどのようなクライエントも恩恵を受けるが，特に感情が過敏で感情調節不全に陥りやすいクライエントに対して変化を目標とした戦略を成功させるには，承認は不可欠となる（Linehan, 1993a）。DBT の承認戦略は相手の立場に立って理解していることを伝えるだけでなく，クライエントの感情，思考，行動が間違ったものではないことを伝えるためのものでもある。DBT ではこのような戦略それ自体が重要であり，またこれを変化戦略と組み合わせることも重要である。また承認は，クライエントとセラピストの両者が陥りやすい「病理化」とのバランスを取るためにも用いられる。クライエントは多くの場合，これまでの人生経験から，自分の持つ妥当な反応を不当にネガティブなもの（「ばかばかしい」「弱い」「欠陥がある」「悪い」）として扱うことを学習してしまっている。同様にセラピストも，当たり前の反応を病理的なものと見なすことを学習してきている。承認戦略ではこのような見方に対して，セラピストにはクライエントの反応の中に元々存在する強さ，正常さ，有効性をできる限り見つけるよう要求し，クライエントには自分を承認することを教え，バランスを取る。明らかに妥当ではない行動であっても，その場では有効であるという意味では妥当な場合もある。クライエントが「自分のことが嫌いだ」と言った場

合，重要な価値観を踏みにじるような行動に出た（怒りから故意に他人を傷つけるなど）のであれば，その自分に対する嫌悪は納得できる反応であり，妥当なものと言えるかもしれない。強烈に不快な感情のために自分の腕に傷をつけることは，耐えがたい感情から逃れられるという効果があり妥当である（理解できる）もので，これは効果的な感情調節戦略の1つなのである。同時に，腕に傷をつけることは，妥当ではない。それは社会通念からかけ離れており，感情を調節する他の手段が身につかず，傷痕が残り，周りの人を遠ざけてしまう。このように，ある同じ行動が妥当でもあり同時に妥当でもないということがある，という視点で考えれば，あらゆる行動には何らかの妥当性がある。DBTセラピストはクライエントにとって何が妥当なのかを見極めて，それを伝える努力をする。

　DBTセラピストは，ほぼすべての状況において，クライエントの問題が重要なものである，課題が難しいものである，心の痛みやコントロールできないという思いが理解できるものである，クライエントが最終的な目標としているものの中に賢明さがある，ということ（そのためにクライエントが選ぶ手段はより賢明に，より健康的になる必要があるかもしれないが）を承認することができる。同様に，クライエントの人生の問題に対する見方や，どのように変化を起こせるか，起こすべきかという考え方を承認することも有用であることが多い。クライエントはセラピストが自分のジレンマ（変化することがどれほど辛く難しいか，自分の問題がどれほど重要なものか，など）を本当に理解してくれていると確信しない限り，セラピストの解決策が適切なものだと信じることはなく，協働することも，そしてそれによってセラピストがクライエントが変化するのを助ける能力も，限定的なものになってしまう。このように，承認は変化に不可欠なものである。セラピストはクライエントの視点を深く理解すると同時に，どのように変化を起こすかについて希望と明確さを保ち続けなければならない。

弁証法としてのDBT

　弁証法哲学は科学のあらゆる分野に影響を与えてきた（Basseches, 1984; Levins & Lewontin, 1985）。DBTではこの哲学が，セラピストとクライエントが柔軟性とバランスとを保持するための実践的な手段を与えてくれる。弁証法は考えを伝える1つの方法でもあり，また現実のあり方に対する世界観あるいは一連の仮説でもある。いずれにせよ弁証法において重要なのは，ある立場の理論や意見の1つ1つには，それ自体の中に相反する理論または立場が含まれているという考え方である。例えば，自殺傾向のあるクライエントは生きる願望と死ぬ願望を同時に持ち合わせていることが多い。不言実行するのではなく，セラピストに向かって「死にたい」と声に出して言うということは，「生きたい」という相反する立場の表れである。しかし，生きる願望が死ぬ願望よりも本心であるというわけではない。その人はその時点での自分の人生を「生きたくない」と心から思っている。私たちの中でBPDを持つクライエントと入れ替わってもよいという人はあまりいないだろう。成功しそうにない自殺企図だったからといって，本気で死にたいと思っていなかったわけではない。またクライエントは相反する2つの立場を行ったり来たりしているのでなく，同時に2つの立場に立っているのである。弁証法的な変化や進展は，このような相反する立場を調整して1つに統合することから生まれる。治療における対話全体によって，「死にたい」という願望を強めないような新しい立場を築き上げる。自殺は，耐えがたい苦痛な人生から抜け出すための1つの道である。しかし真に生きる価値のある人生を築き上げることも同様に1つの道なのである。DBTでは繰り返し，「もっと良い解決策を見つけることは可能である」と主張する。自殺に代わる最善の策は，生きる価値のある人生を築き上げることなのである。

DBTの認知変容戦略は，弁証法的な考え方に基づいたものである。DBTのセラピストは，他の認知行動的な治療法と同様に，問題のある考え方に対して理屈や仮説検証の実験によって反論することもあるかもしれないが，その人の中に存在する矛盾を経験させるような会話を通して認知変容を起こすことが特に重視される。例えば，タバコで自分の腕に火傷を負わせるとその場で激しい心の痛みから逃れることができるというクライエントが，なかなかその常習的行為をやめようとしないとする。最近その行為が起きたのはどのような要因があったのかとセラピストが査定していると，クライエントは投げやりな態度で「今回の火傷はそんなに大したことはなかった」と言う。

　セラピスト：つまり，心に耐えがたい痛みを持った人，例えばあなたの姪が，腕に火傷した夜のあなたと同じくらい感情的に辛い状態だったとしたら，あの夜のあなたと同じくらい失望で打ちのめされていたとしたら，あなたは気分が楽になるようにと腕に火傷を負わせてあげるの？
　クライエント：いいえ。そんなことしないわ。
　セラピスト：なぜ？
　クライエント：とにかくしない。
　セラピスト：しないというのは信じるけど，でもなぜ？
　クライエント：慰めてあげるか，気分がよくなるような何か他のことをしてあげると思う。
　セラピスト：もし慰めても効果がなくて，何をしても気分がよくならなかったら？　それに，そんなにひどい火傷を負わせるわけではないだろうし。
　クライエント：とにかくしないの。それは正しいことではないから。何かはするけど，それはしない。
　セラピスト：それは興味深いわね。そう思わない？

このクライエントは，どのような状況であっても人に火傷をさせるべきではないと考えるのと同時に，安堵感を得るために自分に火傷を負わせるのは大したことではないと考えている。弁証法的アプローチでは，セラピストは，クライエントの行為，考え方，価値観の中にある矛盾を浮き彫りにする。対話の中で焦点を当てるのは，クライエントがより十分に，余すことなく，クライエント自身の価値観と一致するような1つの見解に達するのを手伝うことである。

DBTには弁証法的世界観が浸透している。弁証法的視点とは，全体を考慮せずに部分を理解することはできず，現実とは，その一要素や一部分について意味のあることを語ることが可能に思えたとしても，全体がつながっているのだ，というものである。これはいくつもの事柄を示唆している。セラピストがあるクライエントについて全体像を見ることは決してない。セラピストは象の一部分に触れて，象の全体は自分が触れている部分と全く同じであると確信している盲目の賢者のようなものである。すなわち，「象とは大きくブヨブヨしたものだ」「いや，いや，象とは長く，丸く，細いものだ」「いや，いや，象とは壁のように堅いものだ」といった具合に。クライエントの支えになる，1対1の関係の中でやりとりをするセラピストには段階的な進展が見える。クライエントと接触するのはベンゾジアゼピンの処方を求められて断り，言い争いになるときだけだという看護師や，クライエントが最悪の状態のときにばかり会う危機介入担当のワーカー，クライエントがグループで他のメンバーに皮肉な発言を繰り返すたびに，そのためにダメージを受けたメンバーのフォローに追われるグループリーダーとではそれぞれ違う視点がある。どの視点も真実ではあるが，どれもまた部分的である。

弁証法的観点を適用することは，これらの異なった，部分的な視点が全く相反するということは自然であり，予想され得ることだということも意味する。「はい」という言葉の存在によって「いいえ」が強調され，「すべて」によって「無」が強調される。それが現実というものの

性質であろうと，あるいは単に人間の視点または言語の性質であろうと，この相反する要素が互いに対立するというプロセスは日常的に起こる。入院病棟のあるスタッフがこのクライエントはもう退院できると考える一方で，同じ治療チームの別のスタッフがそれに異議を唱え，その理由を述べる。1人がプログラムの規則を厳格に守る姿勢を取ると，それに対してこのケースは例外にすべきだという理由を説明する人が現れる。これらの相反する姿勢の両方が正当である，あるいは正当な要素を含んでいるかもしれない（例えば，退院させることにも退院を遅らせることにも妥当な理由がある，など）。こうした観点から，クライエントが複雑な問題を抱えていて，治療チームのメンバーにも強い感情反応が起きるような場合には，相反する意見が出ることを予測すべきである。

　これに関連した考え方の1つは，全体を考えることなくその要素を理解することはできない，つまりアイデンティティは相関係的なものであるということである。その男性が年を取って見えるのは隣にいる女性が彼よりも若く見えるから，私が頑固者に見えるのはあなたがあまりにも柔軟な人間だから，という具合に。またある一部分について判断したり定義したことも，全体の中の他の部分に変化があれば変わってくる。例えばスキル訓練グループでスキルやスキル・トレーナーが役に立たないと批判ばかりして，皆から「批評家」と思われるようになったクライエントが，グループに新しいメンバーが入った途端に楽しい人物になったりする。この2人はユーモアと懐疑主義のバランスが似ているが，1人は痛烈な批判を，もう1人はユーモアを交えた批判をする。この相性の良い2人が一緒にいると批判から毒が抜けて，主任スキル・トレーナーにとっては軽快ながらもストレートな批判が寄せられることになる。グループリーダーは常に攻撃されているという意識から解放されて，この「批評家」とされたクライエントのユーモアが理解できるようになり，自身もよりクリエイティブに，人に好かれる人物になってゆく。弁証法的な見方によると，「良い」「悪い」「機能不全」のような言葉は単にそ

の人の状況の断片でしかなく，その人の本質を定義しているのではない。またそれは，直線的な因果関係ではなく，クモの巣のように絡み合った因果関係に目を向けることでもある。つながりは時に明白で，マンツーマン・ディフェンスで相手がシュートできないようピッタリとついてディフェンスするように，Aで変化が起きるとBも変化する。しかし，つながりがそれほど明白ではないこともある。それはゾーン・ディフェンスのように，1人が動くと多少の変化は起きるが，マンツーマン・ディフェンスの場合ほどではない。そして，ペルーで1匹の蝶が羽ばたきをしたことがシアトルに吹雪をもたらすという「バタフライ効果」のように，つながりが全く明白でない場合もある。例えば，それまで従順だったメアリーおばさんがとうとう我慢の限界に達し，20年の結婚生活で初めてモーリスおじさんに向かって「夕食は1人で勝手に食べて」と言ったのと同じ週に，年の若い従妹のメイリンが大学に願書を出すことを決めた。このような考えは，その時点では思いあたる原因が見つからないとしても，あらゆることには原因があり，それ以外の結果にはなり得なかった，という臨床的な理解に影響を与える。弁証法的な見方では，注意をクライエントだけに向けるのではなく，クライエント，クライエントの周囲，セラピスト，そしてセラピストの周囲の関係に向ける。

　これらの見方をまとめると，「真実は進化する」という姿勢が導き出される。これは，治療チームにおいては，真実を確実に把握している人は1人もおらず，理解というものは部分的なものであり重要な何かが抜けている可能性が高い，ということを意味する。したがってDBTでは，絶対的な事実に基づいて1人の人だけが考えるのではなく，対話を通じて全体を1つに統合することに大きな重点を置く。

　この原理が働く様子が最もわかりやすいのは，治療チーム内が対立した場合である。例えば，ある個人セラピストが担当しているクライエントが，支援付住居プログラムから出ていくように言われていることと，

それまで一番近い存在だったその住居プログラムのカウンセラーとの関係にヒビを入れてしまったことから自殺危機にある状態でセッションに来る。クライエントは自分の行動を恥じるあまりセッションでは詳細を話そうとはせず，自殺するとか，絶望的だと言うばかりである。すぐに新しい滞在先が用意されなければこのクライエントはホームレスになってしまうが，過去にはこのような問題を扱ってくれていた住居プログラムのカウンセラーは援助を提供する気分になれない。コンサルテーションチームではグループ・スキル・トレーナーたちが，このクライエントは既にグループ訓練を2回欠席しているので，セラピストに参加を促して欲しいと話している。個人セラピストはこれに賛成はするが，セッション中にそこまでする時間はないと言う。とにかく「今週の危機」を管理してクライエントを自殺させないようにするのに精一杯で，グループ訓練に参加しないという治療妨害行動にまでは取り組んでいられない。しかしスキル・トレーナーは，クライエントが新しいスキルをいくつか習得してグループと協力しなければ，このまま治療プログラムから脱落してしまう可能性が高いということを知っている。どちらももっともな言い分である。グループ訓練に行かないという治療妨害行動に対処するのは個人セラピストの役目だが，今はもっと重篤な仕事（自殺危機行動）に対処しなければならない。とはいえ，クライエントは新しいスキルを習得しなければならないし，グループ訓練に出席しなければ治療プログラム全体を受けられなくなってしまう。どのような解決策にしても，それが効果的であるためには，この対話の中にある妥当な見方をすべて考慮に入れなければならない。この場合の解決策は，個人セラピストがセッションの時間をグループ訓練の直前に変更して，クライエントがグループに移行しやすくなるようにすることかもしれない。クライエントが自殺するかもしれないという個人セラピストの恐怖心を調節するために，さらにサポートが必要なのかもしれない（恐怖心から自殺のリスクを過大評価している可能性もある）。同様にスキル・トレーナー

は，グループをクライエントにとってもっと魅力的なものにするとか，スキル・グループの日には早めに電話をかけて忘れずに来るように言う支援を提供できるかもしれない。どちらかがあきらめてしまうとすれば，例えばスキル・トレーナーがクライエントに参加を迫らなくなるとか，個人セラピストが自殺の危機に対処せずに治療妨害行為をターゲットにするとすれば，それは弁証法的な解決策とはならない。弁証法的な原理を取り入れると，治療チームの他のメンバーが両極端な立場に——当然予測される現象として——気づいてそれにコメントすることができ，さらに対話の方向をそれぞれの立場で欠落している点，あるいは妥当な点に向けることができる。

弁証法的戦略

　DBT には，両極端な2つの立場が両極端な状態のままにはならないようにする機能を果たす戦略が数多くある。まず1つ目は，中核的ないくつかの戦略が，受容と変化のバランスを取るのに使われることである。例えば DBT では，セラピストはバランスの取れたコミュニケーション・スタイルを用いることが求められる。受容では，セラピストはクライエントの話すことを真剣に受け止めて，その隠された意味を解釈してではなく，その話すことに直接的に応えるというスタイルを取る。例えばクライエントがセラピストに個人的な質問をした場合，セラピストはその質問に答えるにしても，自分の限界に従って感情を交えずに回答を拒否するにしても，自己開示，思いやりのある取り組み，誠実さをもって対応する。

　しかしこのようなスタイルだけでは，あるいはこのようなスタイルに偏りすぎては，行き詰まりになりかねない。不満に思っていることを何度も繰り返し話してふさぎこんでいるクライエントに対して，セラピストがクライエントから聞いた話を同じ単調さで言い換えるだけであれば，おそらくクライエントの気分は変わらないままか，あるいは悪化す

るだろう。そこで同調的なコミュニケーションに関係のないことを投げかけてバランスを取ると，相手は気が逸れて，そのときの治療課題を再開できるようになる。例えば，セラピストはちょっと型破りな態度を取るかもしれない。クライエントとの緊迫した応酬が続いているときにセラピストが突然雰囲気を変えて笑いながら，「私，もう少し白黒はっきりすると思ってたのよね」と言ってみる。もっと思い切って踏み込んでもよいかもしれない。例えば，夫を失うかもしれないという恐怖から突然自殺の危機に陥った女性に対しては，「自分を切りつけてバスルームを血の海にするなんて，ご主人とまともな関係を持つ可能性を破壊してしまうことになりますね」と真顔で言うこともあるだろう。あるいはセラピストが新しいクライエントに向かって「あなたは最近関わった3人のセラピストのうち2人に暴行を加えているということなので，まず初めにその原因と，どうすれば私が同じ目に遭わないですむかを話し合いましょう。私があなたを怖がるようでは，あなたの役には立たないでしょうからね」と言うこともあるかもしれない。「非礼な (irreverent)」コミュニケーションには，直面化的な口調にする，ユーモアを交える，型破りな言葉遣いをする，態度の強さを変動させる，クライエントの問題に対して自分が万能だ，または無能だと時々口にする，などがある。

　DBTで受容と変化のバランスを取るもう1つの方法は，ケースマネジメントの戦略にある。BPDの診断基準を満たすクライエントには複数の治療スタッフが関わっていることが多いので，クライエントとセラピストが他のセラピストや家族との関係に対応するために数々の戦略が立てられる。DBTは変化を重視した，クライエントに対するコンサルタント戦略に重点を置く。DBTのセラピストはクライエントにどう対処するかを他の治療スタッフや家族と相談するのではなく，他の治療スタッフや家族との関係にどう対処するかをクライエントと相談する。つまりセラピストは，例えば他の専門家に会ってクライエントについて話をするのではなく，治療計画を立てる話し合いにはまずクライエントが

出席する（できればクライエント自身が話し合いの日程を調整する）。クライエントのいない席で他の治療スタッフに会うのではなく，クライエントとの個人セッションの最中に電話会議を行うこともある。何らかの現実的な問題があってセラピストがクライエント不在の席で他の治療スタッフに会わなければならないという場合には，会話の内容をクライエントに報告するか，事前に話し合っておく。この原則は，クライエントの家族との会話にも当てはまる。危機的状況の場合でも，まずはクライエントに相談するという姿勢を可能な限り守る。クライエントが救急治療室に自ら現れた場合に，緊急性を判断する救急治療室の看護師や当直の医師が，このクライエントは何を望んでいるのかとセラピストに連絡してきたら，おそらくDBTセラピストはまずクライエント本人と話をさせてもらい，病院に行くことが長期的な目標や合意した治療計画に沿ったことかどうかを話し合うだろう。その後，クライエントに救急治療室のスタッフとうまくやりとりする方法をコーチングしたり，クライエントからスタッフに治療計画のことを話させて，もしもクライエントがスタッフに信用してもらうのに必要であれば，セラピスト自身がそのスタッフと話をして確認してもよい。病院のスタッフが自殺のリスクを心配して入院させることを考えているのであれば，DBTセラピストが病院のスタッフにクライエントを帰宅させるように言うのではなく，病院のスタッフが危惧している（自殺のリスクという）正当な心配を軽減するためにはどうすればよいのかをクライエントにコーチングすることもある。

　DBTセラピストがクライエントの代わりとして環境に介入するのは，短期的な収穫が長期的な学習上の損失に値する場合で，例えば，クライエントが1人では行動できず，その結果が非常に重大である場合や，環境がなかなか変わらず，またその影響力が大きい場合，クライエントの生命を救う，または他人に重篤なリスクがかかるのを避ける必要がある場合，介入が人道的なことであり，それによる悪影響がない場

合，あるいはクライエントが未成年である場合などである。このような場合は，セラピストは情報を提供したり，クライエントの代弁者になったり，その環境に介入したりして援助する。しかし通常の役割は，クライエントが私生活や仕事の人間関係により巧みに対処できるようになるのを助けるためのコンサルタントである。

　その他の弁証法的な戦略としては，両極端になることを防止するために比喩を使ったり，わざと逆のことを言ったりするというものもある。クライエントのハッタリに対して強気に出たり，引き延ばしの戦略を取ったりするかもしれない。例えば入院中のクライエントが怒って，あるいはどうでもよさそうに自殺すると言った場合には，セラピストは「これは本当に重大な事態だよ。今すぐあなたを保護室に入れて拘束しないといけない」と言うかもしれない。弁証法的な考えを理解しているセラピストと治療チームは，自分たちのケース形成が部分的であることがわかっているため，行き詰まりになったときには何を見落としたのかを検証し始める（弁証法的検証）。セラピストは，がっかりさせるような出来事があれば，それを苦悩耐性スキルの練習の機会（レモンからレモネードを作るように），自然な変化（グループリーダーが辞めて新しい人と入れ替わるなど）を防ごうとするのではなく受容する練習をする機会，現実をそのまま受容する練習をする機会ととらえることができる。

DBT の研究

　公衆衛生の重要性にもかかわらず，自殺行動の心理社会的治療に関する研究は多くはなく，しかも BPD の診断基準を満たすクライエントの自殺行動や他の重篤な機能不全行動の治療に関する研究となるとさらに少ない（Linehan, 1997; Linehan, Rizvi, Shaw-Welch, & Page, 2000）。BPD の効果的な治療に関しては臨床的知識や文献はかなりの量

があるものの、実証的文献は少ない。BPDと複数の障害を持ち、慢性的に自殺傾向のあるクライエントの自殺行動を抑える効果が実証されている治療は、私たちの知る限り、有望な18カ月の部分入院プログラム (Bateman & Fonagy, 1999, 2001) がある他はDBTだけである。この2つの治療法では、DBTのほうが実証的な裏づけが多い。これまでにDBTの効果を裏づけるランダム化比較試験（RCT）が5つの研究機関から9本発表されているが、その対象となる数々の問題行動には自殺企図と自傷行為 (Linehan, Armstrong, Suarez, Allman, & Heard, 1991; Linehan, Heard, & Armstrong, 1993; Koons et al., 2001; Verheul et al., 2003; van den Bosch et al., 2005; Linehan et al., 2006)、薬物乱用 (Linehan et al., 1999; Linehan et al., 2002)、過食症 (Safer, Telch, & Agras, 2001)、無茶食い (Telch, Agras, & Linehan, 2001)、高齢者のうつ病 (Lynch, Morse, Mendelson, & Robins, 2003) が含まれる。またこれらの研究および他の研究では、通常の治療（TAU）と比較してDBTが入院、救急治療室の利用、自殺企図の医学的重篤性、危機時用・準危機時用ベッドの利用を減らす費用対効果も実証されている (American Psychiatric Association, 1998; Linehan & Heard, 1999; Linehan, Kanter, & Comtois, 1999)。

最近発表された研究では、LinehanらがDBT行動療法ではない専門家による治療とDBTとを比較している (Linehan, Comtois, Murray, Brown, Gallop, et al., 2006)。その結果は以前の研究結果と同じで、DBTの効果がその他の専門的心理療法でも見られる一般的な要因によるものである可能性は低く、DBTが自殺企図を減少させる効果は有意に高いことが示唆されている。

結論

本章では、読者にこの治療法を取り入れることがそれぞれの治療環境

や患者集団にとって意味のあることかどうかの評価を行う一助として，DBT の包括的な外来患者モデルについて説明した．標準的な DBT の効果に関する科学的エビデンスの蓄積を見れば，BPD の診断基準を満たす，慢性的に自殺傾向のあるクライエントにとっては，この治療法が当然の選択肢であろう．科学的エビデンスに基づいたケアを提供することが義務づけられていて，しかも不釣り合いなほどの高い割合で高額な救急精神医療治療サービスを利用している消費者に対する費用対効果の高いアプローチを必要としている機関では特に，標準的な DBT を採用することは当然である．それでも多くの読者には，自分たちの関わっている治療環境や患者集団のニーズと制約と，標準的な外来患者用 DBT との違いを比較検討すると，多くの疑問が生じることであろう．次章以降では，これらの一般的な疑問に答え，様々な患者集団や治療環境に DBT を取り入れた成功例について解説する．

(Kelly Koerner and Linda A. Dimeff)

■ 文 献

American Psychiatric Association. (1998). Gold Award: Integrating dialectical behavior therapy into a community mental health program. *Psychiatric Services*, 49, 1338–1340.

American Psychiatric Association. (2001). Practice guideline for the treatment of clients with borderline personality disorder: American Psychiatric Association Practice Guidelines. *American Journal of Psychiatry*, 158(Suppl.), 1–52.

Basseches, M. (1984). *Dialectical thinking and adult development*. Norwood, NJ: Ablex.

Bateman, A., & Fonagy, P. (1999). Effectiveness of partial hospitalization in the treatment of borderline personality disorder: A randomized controlled trial. *American Journal of Psychiatry*, 156, 1563–1569.

Bateman, A., & Fonagy, P. (2001). Treatment of borderline personality disorder with psychoanalytically oriented partial hospitalization: An 18-month follow-up. *American Journal of Psychiatry*, 158, 36–42.

Bender, D. S., Dolan, R. T., Skodol, A. E., Sanislow, C. A., Dyck, I. R., McGlashan, T. H., et al. (2001). Treatment utilization by clients with personality disorders. *American Journal of Psychiatry*, 158, 295–302.

Bohus, M., Haaf, B., Stiglmayr, C., Pohl, U., Bohme, R., & Linehan, M. M. (2000). Evaluation of inpatient dialectical behavioral therapy for borderline personality disorder: A prospective study. *Behaviour Research and Therapy, 38*(9), 875–887.

Comtois, K. A., Elwood, L. M., Holdcraft, L. C., & Simpson, T. L. (2002). *Effectiveness of DBT in a community mental health center.* Poster presented at the 36th annual meeting of the Association for Advancement of Behavior Therapy, Reno, NV.

Ebner-Priemer, U. W., Badeck, S., Beckmann, C., Wagner, A., Feige, B., Weiss, I., et al. (2005). Affective dysregulation and dissociative experience in female patients with borderline personality disorder: A startle response study. *Journal of Psychiatric Research, 39*, 85–92.

Follette, V. M., & Ruzek, J. I. (Eds.). (2006). *Cognitive-behavioral therapies for trauma* (2nd ed.). New York: Guilford Press.

Goldfried, M. R., & Davison, G. C. (1976). *Clinical behavior therapy.* New York: Holt, Rinehart & Winston.

Heard, H. L., & Linehan, M. M. (1994). Dialectical behavior therapy: An integrative approach to the treatment of borderline personality disorder. *Journal of Psychotherapy Integration, 4*, 55–82.

Juengling, F. D., Schmahl, C., Hesslinger, B., Ebert, D., Bremner, J. D., Bohus, M., et al. (2003). Positron emission tomography in female patients with borderline personality disorder. *Journal of Psychiatric Research, 37*, 109–115.

Koons, C. R., Betts, B. B., Chapman, A. L., O'Rourke, B., Morse, N., & Robins, C. J. (in press). Dialectical behavior therapy adapted for the vocational rehabilitation of significantly disabled mentally ill adults. *Cognitive and Behavioral Practice.*

Koons, C. R., Robins, C. J., Tweed, J. L., Lynch, T. R., Gonzalez, A. M., Morse, J. Q., et al. (2001). Efficacy of dialectical behavior therapy in women veterans with borderline personality disorder. *Behavior Therapy, 32*, 371–390.

Kroll, J. L., Sines, L. K., & Martin, K. (1981). Borderline personality disorder: Construct validity of the concept. *Archives of General Psychiatry, 39*, 60–63.

Levins, R., & Lewontin, R. (1985). *The dialectical biologist.* Cambridge, MA: Harvard University Press.

Linehan, M. M. (1993a). *Cognitive-behavioral treatment of borderline personality disorder.* New York: Guilford Press.

Linehan, M.M. (1993b). *Skills training manual for treating borderline personality disorder.* New York: Guilford Press.

Linehan, M. M. (1996). Dialectical behavior therapy for borderline personality disorder. In B. Schmitz (Ed.), *Treatment of personality disorders* (pp. 179–199). Munich, Germany: Psychologie Verlags Union.

Linehan, M. M. (1997). Behavioral treatments of suicidal behaviors: Definitional obfuscation and treatment outcomes. In D. M. Stoff & J. J. Mann (Eds.), *Neurobiology of suicide: From the bench to the clinic* (pp. 302–328). New York: Annals of the New York Academy of Sciences.

Linehan, M. M. (in press). *Skills training manual for treating borderline personality disorder* (2nd ed.). New York: Guilford Press.

Linehan, M. M., Armstrong, H. E., Suarez, A., Allmon, D., & Heard, H. (1991). Cognitive-behavioral treatment of chronically parasuicidal borderline clients. *Archives of General Psychiatry, 48*, 1060–1064.

Linehan, M. M., Comtois, K. A., Brown, M. Z., Heard, H. L., & Wagner, A. W. (2006). Suicide Attempt Self-Injury Interview (SASII): Development, reliabililty, and validity of a scale to assess suicide attempts and intentional self-injury. *Psychological Assessment, 18*, 303–312.

Linehan, M. M., Comtois, K. A., Murray, A. M., Brown, M. Z., Gallop, R. J., Heard, H. L., et al. (2006). Two-year randomized trial + follow-up of dialectical behavior therapy vs. therapy by experts for suicidal behaviors and borderline personality disorder. *Archives of General Psychiatry, 63*(7), 757–766.

Linehan, M. M., Dimeff, L. A., Reynolds, S. K., Comtois, K., Shaw-Welch, S., Heagerty, P., et al. (2002). Dialectical behavior therapy versus comprehensive validation plus 12-step for the treatment of opioid dependent women meeting criteria for borderline personality disorder. *Drug and Alcohol Dependence, 67*, 13–26.

Linehan, M. M., & Heard, H. L. (1999). Borderline personality disorder: Costs, course, and treatment outcomes. In N. Miller & K. Magruder (Eds.), *The cost effectiveness of psychotherapy: A guide for practitioners* (pp. 291–305). New York: Oxford University Press.

Linehan, M. M., Heard, H. L., & Armstrong, H. E. (1993). Naturalistic follow-up of a behavioral treatment for chronically parasuicidal borderline clients. *Archives of General Psychiatry, 50*, 971–974.

Linehan, M. M., Kanter, J. W., & Comtois, K. A. (1999). Dialectical behavior therapy for borderline personality disorder: Efficacy, specificity, and cost-effectiveness. In D. S. Janowsky (Ed.), *Psychotherapy: Indications and outcomes* (pp. 93–118). Washington, DC: American Psychiatric Press.

Linehan, M. M., Rizvi, S. L., Shaw-Welch, S., & Page, B. (2000). Psychiatric aspects of suicidal behaviour: Personality disorders. In K. Hawton & K. van Heeringen (Eds.), *International handbook of suicide and attempted suicide* (pp. 147–178). London, UK: Wiley.

Linehan, M. M., Schmidt, H., III, Dimeff, L. A., Craft, J. C., Kanter, J., & Comtois, K. A. (1999). Dialectical behavior therapy for clients with borderline personality disorder and drug-dependence. *American Journal of Addiction, 8*, 279–292.

Lynch, T. R., Morse, J. Q., Mendelson, T., & Robins, C. J. (2003). Dialectical behavior therapy for depressed older adults: A randomized pilot study. *American Journal of Geriatric Psychiatry, 11*(1), 33–45.

Modestin, J., Abrecht, I., Tschaggelar, W., & Hoffman, H. (1997). Diagnosing borderline: A contribution to the question of its conceptual validity. *Archives Psychiatrica Nervenkra, 233*, 359–370.

Perry, J. C., & Cooper, S. H. (1985). Psychodynamics, symptoms, and outcome in borderline and antisocial personality disorders and bipolar type II affective disorder. In T. H. McGlashan (Ed.), *The borderline: Current empirical research* (pp. 21–41). Washington, DC: American Psychiatric Press.

Perry, J. C., Herman, J. L., van der Kolk, B. A., & Hoke, L. A. (1990). Psychotherapy and psychological trauma in borderline personality disorder. *Psychiatric Annals, 20*, 33–43.

Rathus, J. H., & Miller, A. L. (2002). Dialectical behavior therapy adapted for suicidal adolescents. *Suicide and Life-Threatening Behavior, 32*(2), 146–157.

Rosenthal, M. Z., Cheavens, J. S., Lejuez, C. W., & Lynch, T. R. (2005). Thought suppression mediates the relationship between negative affect and borderline personality disorder symptoms. *Behaviour Research and Therapy, 43*, 1173–1185.

Safer, D. L., Telch, C. F., & Agras, W. S. (2001). Dialectical behavior therapy for bulimia nervosa. *American Journal of Psychiatry, 158*(4), 632–634.

Skodol, A. E., Buckley, P., & Charles, E. (1983). Is there a characteristic pattern to the treatment history of clinic outpatients with borderline personality? *Journal of Nervous and Mental Disease, 171*, 405–410.

Stiglmayr, C. E., Grathwol, T., Linehan, M. M., Ihorst, G., Fahrenberg, J., & Bohus, M. (2005). Aversive tension in patients with borderline personality disorder: A computer-based controlled field study. *Acta Psychiatrica Scandinavica, 111*, 372–379.

Telch, C. F., Agras, W. S., & Linehan, M. M. (2001). Dialectical behavior therapy for binge eating disorder. *Journal of Consulting and Clinical Psychology, 69*(6), 1061–1065.

Tucker, L., Bauer, S. F., Wagner, S., Harlam, D., & Sher, I. (1987). Long-term hospital treatment of borderline clients: A descriptive outcome study. *American Journal of Psychiatry, 144*, 1443–1448.

van den Bosch, L. M. C., Maarten, W. J., Koeter, M. W. J., Stijen, T., Verjeul, V., & van den Brink, K. (2005). Sustained efficacy of dialectical behaviour therapy for borderline personality disorder. *Behaviour Research and Therapy, 43*, 1231–1241.

Verheul, R., van den Bosch, L. M. C., Koeter, M. W. J., de Ridder, M. A. J., Stijnen, T., & van den Brink, W. (2003). Dialectical behaviour therapy for women with borderline personality disorder: 12-month, randomised clinical trial in the Netherlands. *British Journal of Psychiatry, 182*, 135–140.

Wagner, A. W., & Linehan, M. M. (1997). Biosocial perspective on the relationship of childhood sexual abuse, suicidal behavior, and borderline personality disorder. In M. Zanarini (Ed.), *The role of sexual abuse in the etiology of borderline personality disorder* (pp. 203–223). Washington, DC: American Psychiatric Association.

Widiger, T. A., & France, A. J. (1989). Epidemiology, diagnosis, and comorbidity of borderline personality disorder. In A. Tasman, R. E. Hales, & A. J. Frances (Eds.), *American Psychiatric Press review of psychiatry* (Vol. 8, pp. 8–24). Washington, DC: American Psychiatric Press.

Widiger, T. A., & Weissman, M. M. (1991). Epidemiology of borderline personality disorder. *Hospital Community Psychiatry, 42,* 1015–1021.

第2章

標準モデルか改変法か？
「忠実に守ること（フィデリティ）」の重要性

Adopt or Adapt? : Fidelity Matters

　読者が弁証法的行動療法（DBT）の採用を考慮するとき，そしてもちろんこれから実施し始めるというときにも，Linehan（1993a, 1993b）が定義したDBTの標準的・包括的なモデルをそのまま遵守して取り入れるのか，それとも治療現場のニーズや制約に合わせて標準モデルを改変し応用して取り入れるのか，という問題に直面するであろう。例えば「治療現場やクライエントの状況が実証研究で用いられた条件とは異なっている場合でもDBTの使用を考慮すべきか」「DBTの標準モデルで用いられている全治療形態を取り入れられそうもない場合はどうするのか」といった疑問が生じるのは当然のことである。週1回の個人セラピーを提供できるほどのマンパワーがないという場合も，保険診療の対象とならないセラピストのスーパーヴィジョンやコンサルテーション治療チームのミーティングは生産性とコストの観点からできないという場合も，あるいは個人セラピストが診療時間外に電話コーチングをするのを嫌がる場合もあるだろう。DBTの実証研究に裏づけられたモデルが現場のニーズや制約に完璧にはマッチしない場合に，「ここではDBTの標準モデルは使えない」と考えるのはほぼ必然的なことといえる。

　定義された標準モデルと現場の状況とに違いがあれば，新しく工夫

したり，標準モデルに改変を行う必要を感じるかもしれない。実際，「現場に合わせて改変が行われるということは単純化が行われる場合も多く，何かが普及する際のほぼ普遍的な特性である」（Berwick, 2003, p.1971）と主張している人もいる。DBTの場合も理論上は，そのような改変・応用によって独創的に合理化され，それぞれの臨床現場によりふさわしく，あるいはクライエントのニーズにより良く応えられるようになる可能性もある。それでも，DBTの標準モデルではなく改変法を用いることが何を意味するかについて，あらかじめ考慮すべき点が4つある。

1. 改変法には標準モデルと同じ効果があるかもしれないし，ないかもしれない（あるいは，より効果的かもしれない）。

まず第1に考慮すべきことは，DBTの優れた臨床結果を得るのに必要な有効成分が改変法に残っているかもしれないし，残っていないかもしれない，ということである。現時点ではDBTの（どのような心理社会的介入でも）どの部分が具体的な有効成分であるのかがよくわかっていない。そのため，DBTの改変法が標準モデルと同じ，あるいはより優れた臨床結果をもたらすと推定することはできない。例えば，DBTを全く行わないよりは少しでも行うほうが良いはず，などといった単純な理屈が必ずしも正しいわけではない。またDBTのスキル訓練の要素だけを取り入れて他の要素は取り入れないというやり方にも多少の有益性はあるはずだと考えるのは，妥当なことではあるが実証はされていない。第1章でも述べたように，DBTではない個人セラピーにDBTのスキル訓練を追加しても（つまりDBTの個人セラピー，電話コーチング，治療チームのコンサルテーションなしにスキル訓練を行っても），有益性は全く高まらなかった。それどころか，「故意の自傷行為についてグループで話し合うことを禁じる」というDBTの規則に従わない形態の短時間のグループにおいて，DBTのスキルの一部だけをクライ

エントに教えることは有害だという研究報告がある（Springer, Lohr, Buchtel, & Silk, 1996）。これらのデータは，DBT の部分的実施や改変を加えることに効果がある（もしくは効果がない）とは推定できないことを示している。まずは臨床結果を評価することが必要である。結果を評価せずに改変を加えることはハイリスクな戦略なのである。

　治療法に対する「忠実に守ること（フィデリティ）」について，私たちは様々な文献から，「効果的であることが知られている１つの治療方法を２つのプログラムが提供した場合，定義されたケアモデルに対するフィデリティが高いプログラムのほうが結果が優れている傾向がある」（Drake et al., 2001, p.180）という結論を得た。これらの研究（e.g., Jerel & Ridgely, 1999; McDonnell, Nofs, Hardman, & Chambless, 1989; McHugo, Drake, Teague, & Xie, 1999）を DBT の標準モデルへのフィデリティに関する少量の情報と合わせると，改変法でも標準モデルと同等の有効な結果が出るとは推定できないという説得力のある見解に達する。治療的介入はその有効成分によって有益なものとなるという範囲の意味で言えば，治療法から有効成分を（あるいは最低限の有効成分を）除けば意図した効果は出せなくなる。水で薄めたような心理社会的介入は，形ばかりで機能を持たないプラセボのようなものである。したがってDBT に改変を加えるに際しては，優れた臨床結果を得るためにまずDBT の標準モデル，形態，機能を遵守して実施し，それぞれの現場で最低限の効果的な要素が働くようにすることが必要かもしれないということを考慮すべきであろう。

2. テストされていない改変法を提供しようとすると，インフォームドコンセントの手続きが複雑になる。

　考慮すべき第２の点は，改変するのであれば，その治療に対する適切なインフォームドコンセントが必要になるということである。セラピスト側には，自分たちが提供するものがクライエントにとって有害ではな

く有益であるという確信を持つ倫理義務があるが，テストされていないDBTの改変法の有益性について確信を持つことはできない。標準モデルが持つ特徴のうちでさえ，どれがDBTの有効性を担う特徴なのかがまだ確実でない以上，「DBT」を名乗る改変法にDBTの有効性を支える不可欠な成分や理念が入っていると確信を持ってクライエントや資金提供者［訳註：政府や保険会社など］に伝えることはできない。クライエントが受けることに同意しようとしている治療，資金提供者が費用を支払うことに同意しようとしている治療が具体的にどのようなものなのか。その改変法の有効性について確実な臨床データがなければ，治療に伴うリスクと有益性に関する正確な情報を提供することは難しい。このような配慮からLinehanたちは，どのようなサービスが提供されているのかが利害関係者に正確に伝わるように，質管理のような役割を果たすDBTプログラム認定制度の制定に乗り出している（Witterholt, 2006）。

3. テストしていない改変法を実施すると，保険の適用に問題が生じる可能性がある。

考慮すべき第3の点は，DBTの実証研究によって支持されたモデルから逸脱した改変法に保険を適用させるには現実的な問題があり，そうした問題は今後も増えるだろうということである。治療サービスに対して保険を適用させるには，その治療法の遵守とプログラムのフィデリティが記録として残っていることが条件として求められる場合が多くなってきており，特にDBTプログラムの認定制度が実施されるようになれば，確認や認定のされていない部分的モデルや他との混合モデルは保険の対象外となる可能性がある。多くの資金提供者が意欲的にDBTを保険の適用対象としてきたことから，DBTの標準モデルに実際どの程度近いかに関係なく，「DBTを提供している」と主張しなければならない，というプレッシャーを様々なプログラムが感じている。改変法や

部分的な実施を DBT と呼び，それが有益な結果を出せなかったり，逆に有害となったりすればその地域での DBT に対する印象を汚し，忠実に実行されていれば有益性の高かった治療法に対してクライエントと資金提供者（保険会社）に DBT に対しての疎外感を持たせてしまう恐れがある。

4. 標準モデルではない改変法を採用すると，リスクと法的責任が高まる可能性がある。

考慮すべき第4の点は，DBT が用いられるのはハイリスクな，自殺傾向のある患者集団であるため，この治療法を用いる人は法的なリスクにさらされるということである。自殺行動の治療とクライエントの自殺後の責任管理に詳しい専門家たちは，セラピストや治療提供機関にとって最善の防護策は，適切な診療基準に従った良好な臨床的治療を提供することだと強調している（Silverman et al., 1998）。包括的な DBT を適用することで適切な診療基準を満たそうとしていた，ということを記録に残しておけば，まだテストされていない DBT の改変法を正当化しようとするよりも信頼される可能性が高いであろう。

臨床的な有効性，インフォームドコンセント，保険適用，法的責任のいずれを考えても，やはり改変法ではなく実証研究によって有効性が証明された包括的な DBT の標準モデルをそのまま取り入れる方向に大きく傾く。倫理的および現実的な問題という観点からも，やはり実証されたモデルを行うほうが支持される。しかしその一方で，定義された標準モデルそのままの形では，治療現場のニーズや制約に合わないということもあろうし，標準モデルをそのまま取り入れることこそが間違った選択だという場合も考えられる。例えば，入院期間が平均2週間という急性精神病院で DBT の全治療形態を実施することは現実的でなく，またハーフウェイハウスの専門的訓練を受けていないスタッフには DBT の個人セラピーの治療形態を提供するのに必要な臨床スキルや資格がな

い。同様に，DBT の適用や有効性についてまだ研究されていない患者集団〔例えば FAE（胎児性アルコール作用）クライエントなど〕に対して有効かどうかを確かめるには，標準モデルを改変して実施する以外に方法がない。

　この「標準モデルでなければならない」のか「改変法でなければならない」のかという対立は，DBT を実施しようとする多くの治療チームが当然直面するジレンマであり，また本書を執筆した理由の 1 つでもある。実は私たちは，どちらの考え方も同時に真実だと考えている。DBT を実施するにあたりマニュアル通りに従うことができなければ，治療効果が低くなるリスク，いや悪影響を及ぼすリスクさえある。それはテストしてみなければわからない。同時に，DBT を定義された通りに行うことを治療現場のニーズや制約が許さないという場合も確かにある。こうしたジレンマ，あるいは「弁証法的な」対立に取り組む際に役立つかもしれないヒントを以下にいくつか紹介する。

ヒントその 1：弁証法的な対立を徹底的に受け容れ，合意案（ジンテーゼ）を探す

　最初のアドバイスは，治療現場の状況や患者集団が何であれ，この標準モデルか改変法かという根本的かつ弁証法的な対立が，DBT について調べたり実施を開始する過程において，繰り返し生じるものと心得ておくことである。DBT を実施しようとする過程で問題を解決する際には，どちらの立場も正当なものであるということを重視する。つまり，優れた臨床結果が得られる可能性が最も高いのは定義された DBT の標準モデルを実施した場合だということも，同時にそのモデルは現場の状況やサービスを受ける患者集団のニーズ・制約に応えるものでなければならないということも正当な事実なのである。現場の状況に合わせるた

めにDBTの標準モデルへのフィデリティを断念するのではなく，また現場の状況や患者集団のニーズ・制約を無理に締めつけて定義された標準モデルに合わせるのでもなく，どのような解決策であっても必ずこれらの正当な立場の両方を取り入れるようにする。つまり，実施のプロセスそのものに弁証法的な思考を応用するのである。標準モデルと改変法という二極，標準モデルを遵守するか独創的に工夫するかという二極の間で進められる対話によって，実行可能かつフィデリティの高い実施方法という合意案（ジンテーゼ）を生み出すことができる。

とは言え，細かい点においては困難がつきものである。本章の残りと次章以降では，DBTの標準モデルに忠実であり続けると同時に，現場のニーズに合わせて改変法を実施する方法を紹介する。本章では，どのような治療状況や患者集団にも共通して問題解決に役立つ理念について述べる。そして次章以降では，公的な地域外来精神医療機関や民間の外来機関，外来以外の様々な治療機関・環境（第3, 4章）で，また新しい患者集団を対象として（第5章），DBTの標準モデルおよび改変法を取り入れた経験を持つ著者たちが，標準モデルの遵守と現場のニーズ・制約との対立をどのように工夫して処理したかについて詳しく解説する。本書で紹介する様々な改変法に共通するのは，それぞれの治療チームが定義された標準モデルの遵守を重視すると同時に，そのモデルを有意義に構築し直して現場の問題を解決している点である。それらは体系的でありながらも創造的な方法を用い，その時々に同僚や専門家の意見を受け入れ，そして様々なプログラム評価データ（その改変法が有効だったかどうかの最終判断材料）を使って行われたものであった。

ヒントその2：標準モデルを実施したいのか，改変法を実施したいのかを明確にする

もう1つ，どのような治療環境や患者集団にも共通するアドバイス

DBT ではない		DBT 的（DBT-informed）治療 （包括性・遵守性が低い）		DBT
DBT の要素が全くないか、または技法折衷主義	標準モデル	DBT の要素	DBT の全モデルではなく一部の治療形態のみを用いる	包括的 DBT
	改変法	DBT の要素	新治療法を系統立てて革新・評価	モデルを進化させるチーム／研究 DBT：新しい患者集団や現場の状況に合わせて包括的 DBT を体系的に革新・評価

図2.1 「忠実に守ること（フィデリティ）」に基づいたサービスの呼び方

は，DBT の包括的な標準モデルをそのまま取り入れるのか，それとも改変法にするのかについて，自分の意図するところを自分自身にそして関係者に対してもできる限り明確にしておくことである。読者の DBT プログラムにとっての「正解」は単純でも明白でもないかもしれないが，まず最初の時点で自分の意識が標準モデルと改変法のどちらに傾いているかを自覚しておくことと，最終的にどちらにするかの決断を意識的に行うことが役に立つ。図2.1 に，DBT あるいは DBT のバリエーションを提供する様々な方法と，これらのサービスをクライエントその他の関係者に正確に伝えるためには何と呼ぶべきかを示した。

　提供されているサービスをどのように描写するかには，カテゴリーによる方法（つまり提供する治療が DBT なのか DBT でないのか。図2.1 では黒の太線で区別している）と包括性の度合い（DBT の包括度・遵

守度がより高いまたは低いDBT）による方法とがある。DBTを提供しない，あるいは包括的DBTを定義された標準モデルの通りに提供すると決めたのであれば，そのサービスをどう形容すべきかは明白となる。一方，DBTの諸要素を使用する意図がないか，あるいは理念や仮説，理論は採用せずに技法だけを折衷的に取り入れる場合は，その治療法はDBTとは呼ばない。このスペクトルの反対側にあるDBTは包括的で，すべての治療形態でDBTの理念，仮説，理論が完全に遵守される。後者には，DBTの標準モデルをそのまま提供する治療チームと，治療モデルを体系的に改変・応用し進化させる治療チームとがある。これらの治療チームは標準モデルの遵守を基本としながらも，新しい患者集団や臨床現場の状況に対するDBTの適性を工夫して改変する。しかし，このような2点間のグレーゾーンにある治療法を何と呼ぶべきかはこれほど明確ではない。プログラムをDBTと呼ぶべき（あるいは呼ばないべき）なのはどのような場合なのか。DBTの要素が最低いくつあれば，優れた臨床結果を期待できるのだろうか。

部分的実施というグレーゾーンのDBTを定義する

この部分的実施というグレーゾーンには，包括的なDBTの採用を最終目標とするプログラムと，改変法の採用を最終目標とするプログラムとがある。前者の場合，グレーゾーンにいる理由は単に「現時点では資源不足」というだけかもしれない。そのようなプログラムでは，DBTの治療形態の一部を標準モデルにできるだけ忠実に実施しながら，とりあえず他の治療形態は省略するというやり方を取る場合もある（例えば，最初はスキル訓練グループとコンサルテーション治療チームのミーティングだけとし，個人セラピーと電話コーチングは省く，など）。包括的なDBTの実施に一歩一歩近づけてゆく，というのは珍しいアプローチではない。同様に，部分的実施のグレーゾーンにあるのが，部分的実施が最終目標という場合である。ここで私たちは「DBT的（DBT-informed）治療」と技法折衷主義（これはDBTではない）とを区別している。私たちは「DBT的治療」という言葉を，標準モデルであれ改変法であれ，DBTの治療理念，戦略，治療形態に強く根ざす意図がある場合にのみ用いる。例えばTurner（2000）が，DBTの治療形態と戦略すべて，そして理念・理論の大半を体系的に実施しながらケースフォーミュレーションでは精神力動を残した形でのDBT的治療について研究している。このようなDBT的治療は，1台の車から外したエンジンや車輪を別の車に取りつけてカスタマイズするように，DBTのいくつかの要素を選んで自分の治療ツールキットに加える「技法折衷主義」（DBTではない）とは対照的なものである。

　また，グレーゾーンには状況に流された無計画な姿勢で，治療環境や個人の好みに合わせて部分的実施にしてしまうという場合も存在する（例えば，「効率を上げるためにはコンサルテーション治療チームのミーティングを行う時間はないから，それはあきらめよう」「スキル訓練グループは良いアイデアだが，個人セラピーで使っている精神分析の枠組みを今後も続けたい」というような場合）。このような姿勢と対照を成すのが，治療現場の制約やニーズに応じて，完全に標準モデルを遵守した治療形態を1～2種類だけ提供するという，DBTの部分的な実施である。例えば，現実的な問題に配慮して，完全にDBTの標準モデルを遵守したスキル訓練グループだけを提供し，その他の治療形態は提供しないクリニックもあるだろう（このような場合でも，同地域内にスキル・コーチングをしたりコンサルテーション治療チームに参加しているDBTの個人セラピストがいれば，クライエントが包括的なDBTを受けられる可能性はある）。標準モデルにするか改変法にするかという意図にも，包括的なDBTを目指しているのかどうかにも関係なく，このような部分的実施によってDBTの有効成分が十分に保たれ，良好な臨床結果をもたらすかどうかはまだ明らかになっていない。

　関係者に向けてプログラムを正確に説明するために，私たちはそれが

包括的な DBT の標準モデルである場合にのみ「DBT プログラム」を名乗ることを提案する。DBT を部分的に実施する場合には，適切なインフォームドコンセントを可能にするために，提供するサービス内容について関係者に正確に説明することと，臨床結果の評価データを収集・提供することに特に注意を払うべきである。標準モデルまたは改変法であっても，DBT を支える理念・理論に十分に根ざしたプログラムを「DBT 的治療」と呼ぶことを勧める。ここで必要なのはやはり，その治療法と包括的な DBT との相違点を明白にすることと，プログラムの評価データを提供することである。前述した通り，部分的実施であるにもかかわらず「DBT プログラム」を名乗り，単に DBT の要素や戦略を取り入れただけの治療では，クライエントや資金提供者を何年も取り組ませた挙句，結果的に有益でなかった，あるいは何らかの害を及ぼしてしまうことにもなりかねない。DBT の理念とはあまり関係なく，単にその要素や戦略を取り入れた場合には，それが標準モデルであれ改変法であれ，そのプログラムを DBT と呼ぶべきではない。

ヒントその 3：まずは焦点を絞った小規模な試験プログラムから始める

　部分的実施の方法を無数に考え出して 1 つ 1 つ評価を行うような立場にある人はあまりいない。したがって最も倫理的かつ現実的なのは，まず DBT の定義された標準モデルについて学び，それを焦点を絞った小規模な試験プログラムの中で提供して，治療現場の状況と患者集団での臨床結果の評価を行うことである。プログラムの評価に関する手引きは本書第 12 章（原著収載）に記載されている。このようにプログラムのフィデリティと数値化した結果を継続的にモニタリングすることは，『エビデンスに基づく診療実施プロジェクト』（Torrey et al., 2001）で不可欠なこととして推奨されている。このアドバイスに従う方法として

は，例えば，まず3人以上でコンサルテーション治療チームを作り，治療マニュアルを使ってDBTについて学ぶ学習グループとして集まる，という形が考えられる。また10日間のDBT集中トレーニングセッション（www.behavioraltech.com）に参加して，この治療法について学んだり，プログラムの開発過程の枠組みを確立するのに役立ててもよい。次節では，DBTを実施する過程で直面することの多い疑問や問題について考える。

ヒントその4：よくある疑問・問題について機能，原則，遵守を基準に考える

　DBTを実施する中でよく浮上する疑問や問題がある。こうした典型的な問題を図2.2に挙げた。検討・実施の早い段階でよく持ち上がる2つの疑問は，「DBTを誰に提供するのか」ということと「包括的なDBTを標準モデルのまま提供するのか」ということである。

どのような患者集団をターゲットとするのか――
境界性パーソナリティ障害（BPD）と自殺行動

　DBTをどんな人に提供するのかを決める際に役立つ理念はいくつか存在する。まずは，エビデンスという根拠から離れないようにすることである。本書の第1章で述べたように，DBTの有効性について最も強力なエビデンスがあるのは，慢性的に自殺傾向があり，境界性パーソナリティ障害（BPD）の診断基準を満たす人である。これよりも範囲の広い，あるいはこれとは全く違った患者集団にサービスを提供したい，提供する必要があるという場合には，DBTの指針となる障害と変化の理論を注意深く考慮しなければならない。例えば研究や理論から判断すれば，感情調節不全から生じる問題を抱える患者集団に対してDBTの提供を考慮するのは論理的である。薬物乱用障害，摂食障害，反社会性

どのような患者集団を対象とするのか?	
研究で検証された患者集団とマッチする	患者集団の枠は研究内容よりも広い,あるいは診断基準が研究とは異なる
	対象患者および精神病理の理論を明確にする

包括的な DBT を提供するのか?	
はい。DBT の標準モデルの治療形態および機能のすべてを提供する	いいえ。DBT でない治療または DBT 的でない治療を提供する
現場は DBT の標準モデルに合わせて実行できる状態にあるか?	修正内容の決定と結果の評価を体系的に行う。包括的 DBT とのサービスの違いを正確に伝える

は い	いいえ
標準モデルを取り入れる	どの治療形態を提供するかを決定する。決定に際しては機能,理念,厳守を基準とする

あなた(あなたのチーム)には DBT に必要な一連の専門スキルがあるか?

は い	いいえ。必要なスキルの習得計画を立て,実行し始める

包括的 DBT を実施するうえで小規模なパイロット研究を行う。結果を評価する

定義された DBT を標準モデルのまま取り入れることは,現場のニーズ・制約に合っているか?

はい。標準モデルをそのまま使える	いいえ。改変・応用が必要と思われる
結果のモニタリングを続ける	体系的に改変を加え,結果を評価する

図 2.2 よくある疑問と問題

パーソナリティ障害，併存性のうつ，そして高齢者におけるパーソナリティ障害を対象としてDBTの改変法が実施されているのは，これらの障害において感情調節不全が重要な役割を果たしていると考えられているためである。機関によっては，精神医療サービスの利用が極端に多く，下された診断が何であれ従来の治療がことごとく失敗に終わっているクライエントに対してDBTを提供しているところもある。しかしDBTは万能の解決策ではないのだから，その問題や障害，患者集団に対するエビデンスに基づいた治療（EBM）が既に存在する場合には，DBTを第一選択の治療法として用いるべきではない。例えば，従来の治療には効果がなかったと思われる不安障害や双極性障害を持つクライエントに，これらの障害に対するEBMをそのプロトコルに忠実に提供したかどうかを確認する前にDBTを提供するのは間違いであろう。

　現段階では，エビデンスが十分に確立されていない対象者にDBTを提供しようとする場合，従うべき重要なステップが2つある。1つ目は，その障害または患者集団について既に存在する研究や理論を用いてその障害特有の治療ターゲットを明確にし，これらのターゲットを治療するDBTの治療形態も明確にしておくことである。よくある間違いの1つは，新しい患者集団には，まず標準モデルのDBTを試して評価する前にありとあらゆる改変法を行うことが必要と考えることである。もう1つの間違いは，ターゲットの優先順位を並べ替え，生死に関わる行動や治療妨害行為よりもその障害特有のターゲットを優先させてしまうことである。生死に関わる行動や治療妨害行為は常識的に優先させて，その障害特有のターゲットはクライエントの生活の質（QOL）におけるターゲットの中で優先事項とすべきなのである。これを成功させるためのプロトタイプについては，本書の第5章（薬物乱用について）および第7章（摂食障害について：原著収載）を参照してほしい。そして2つ目のステップとしてはやはり，DBTを新しい患者集団に用いる際は，その結果を注意深く評価することが欠かせない。

包括的 DBT・標準モデルの治療形態にするのか？

　包括的 DBT を提供するかどうか，そして DBT の標準モデルを提供する中で直面する障壁にどう対応すればよいのか，ということに関しては初期によく生じるジレンマがもう1つある。第1段階のクライエントを対象としてマニュアル化・研究されてきた DBT は包括的な外来治療法であり，その目的は，クライエントが行動をコントロールし，QOL を許容範囲内にするためのターゲット・目標に取り組むのに必要なすべての治療を提供することである。第1章でも述べたように，ここで重要なのは，治療目標の達成に必要な治療の包括度がクライエントの持つ障害のレベルによって決まる，ということにある。包括的な治療とは，(1) クライエントの能力を高める，(2) クライエントにこれらの能力を使うモチベーションを持たせる，(3) クライエントがこれらの能力をあらゆる重要な状況に般化できるようにする，(4) セラピストのスキルとモチベーションを高める，(5) 臨床の過程がやりやすくなるようにクライエントとセラピストの両者の環境を構造化する，ものであるべきだ。DBT では包括的治療の「機能」と呼ばれる，こうした主要課題（表2.1を参照）が，DBT の標準的なサービス提供治療形態（週1回の個人セラピー，週1回のスキル訓練，必要に応じて行われるスキル・コーチングのための電話コーチング，セラピストのためのコンサルテーション治療チーム）に割り振られている。Linehan (Linehan, 1995, 1997; Linehan, Kanter, & Comtois, 1999) はこの機能と治療形態の区別について詳しく述べており，治療法の開発者が第1段階におけるクライエントの特殊なニーズを考慮に入れる際や，DBT をいち早く取り入れようとするものの現場のニーズ・制約から標準モデルの遵守が難しいという状況の中で，治療スタッフが DBT を新しい環境で新しい患者集団に実施するという場合に参考になる。例えば，個人開業しているセラピストや刑務所では，DBT の標準的なスキルグループを実施することは難しいと感じることもあるだろう（適当な場所がない，6〜8人のクラ

表2.1 包括的治療の機能と治療形態

機　能	治療形態
クライエントの能力を高める：クライエントが効果的に機能するのに必要な様々な能力を習得するのを助ける	スキル訓練（個人またはグループ） 薬物療法 心理教育
モチベーションを高める：臨床的介入の進展を促進し，進展を止めたり妨害するような要因（感情，認知，観察できる行動，環境など）を減らすのを助ける	個人セラピー 治療的な環境
般化を確実にする：治療の場でうまくできるようになった対応のレパートリーを患者の普段の環境に移行させ，これらの対応を変化してゆく普段の環境の中に取り込むのを助ける	スキル・コーチング，治療的な環境，治療共同体，実生活での介入，セッションの音声・映像の確認，家族や友人の関与
セラピストのスキルとモチベーションを高める：治療を効果的に応用するのに必要な認知・感情・行動・言葉のレパートリーを習得，統合，般化する。またこの機能には治療対応の強化と，治療を効果的に応用するのを妨害するような対応を減らすことも含まれる	スーパーヴィジョン，セラピストのコンサルテーションミーティング，教育の継続，治療マニュアル，遵守度と能力のモニタリング，スタッフの高いモチベーション
環境を構造化する：治療プログラム全体の中での随伴性マネジメントを通じて，さらにクライエントの生活環境における随伴性マネジメントを通じて	クリニックの責任者，または運営者とのやりとりやケースマネジメント，家族・夫婦関係への介入を通じて

イエントが2時間半のセッションの間ずっと同じ部屋にい続けるのは難しい，など）。しかしDBTの治療形態にはそれぞれに割り当てられた具体的なターゲットと機能があるため，実施が困難という理由で1つの治療形態をあきらめてしまえば，その機能とターゲットが達成されないことになり，治療の効果を弱めてしまう可能性がある。

　スキル訓練の治療形態では，細かい点は，上述したような個人セラピストや刑務所という状況では実施が難しいかもしれないが，それでもク

ライエントの能力を高めるという目標とすべき機能は達成できる。クライエントの能力を高めるということは，クライエントが認知，感情，生理学的反応，観察できる行動[訳注1]のレパートリーを習得し，これらのレパートリーを統合して効果的に機能するのを支援することを意味する。外来患者用の標準的DBTで主にこの機能を果たす治療形態は，週1回，2時間半のスキル訓練グループである。しかし，治療形態に相応する機能を達成する他の方法を工夫して考えれば，必要不可欠なものをあきらめる必要はない。心理教育，読書療法としての読み物・資料類，薬物療法など他の治療的サービスを提供することでも，クライエントの能力を高めるという機能は達成できる。スキル訓練は1対1でもピア・グループでも実施できる（Swenson, 2007年3月15日の私信による）。スキル訓練のビデオを作ってクライエントが見られるようにしてもよいし，状況によってはスキル訓練の時間を分割して，新しい内容の講義に1時間割いてから個々の宿題の見直しを行うのも，この機能を達成する方法の1つとなるだろう。

同様に，外来患者用の標準DBTでは，包括的治療の2番目の機能，すなわちモチベーションを高めるという機能を達成するための主な治療的サービスは，個人セラピーによって提供される。これはつまり，個人セラピストが中心となって臨床的介入の進展を促進し，クライエントが自らの進展の妨害となるような要因を減らす（例えば感情・生理学的反応，認知・認知スタイル，観察できる行動のパターン，周囲に起こる事象など，妨害となる要因を減らす）のを支援するということを意味する。しかし例えば，個人セラピーを行わない臨床現場だとしたらどうなるであろうか。この場合もやはり，機能を治療形態とは独立したものと考えると，セラピストが機能を達成する別の方法を見つけるのに役立

訳注1）DBTでは認知も行動として扱う。そのため，実際に観察できる認知ではない行動を「overt behavior」と呼ぶことがある。

つ。例えば本書第3章では，滞在時間やスタッフの勤務パターンが原因で個人セラピーが実現できない場合に，こうした治療環境においてこの機能を達成するための独創的な方法を提案している。

　すべての重要な環境への般化を確実にするという3つ目の機能では，スキルを習得して対応できるようになったことのレパートリーを治療の場からクライエントの生活環境へと移行させること，そしてうまくできるようになった対応を，変化する生活環境の中に取り込んで効果的に実行できるようになるのを支援することが必要となる。自殺傾向が強く，感情調節不全を持つクライエントを対象とした標準的DBTでは，危機発生時の電話コーチングやスキル・コーチングは不可欠とされている。般化を実現させるには，時間外および危機時の電話コーチングを用いる他にも，治療的環境内でのスキル・コーチングと治療，治療共同体，実生活での介入（ケースマネジメントを含む），セッションの音声・映像の確認，システム介入といった方法がある。この般化の機能は思春期のクライエントにおいては特に重要であるため，般化を確実にする支援として，家族も関与させるという大きな修正が加えられている〔本書第8，9章（原著収載）参照〕。

　DBTが日常的な外来治療の現場に取り入れられる過程においては，DBTをいち早く取り入れたものの，個人セラピストによる時間外の電話コーチングの障壁となるような制約に直面したケースもあった。電話コーチングができなければ標準的DBTから大きく逸脱することになり，問題である。危機発生時の電話に偶然その日当番だっただけのスタッフが対応する場合，そのスタッフがDBTスキルのコーチング方法を知っている可能性は不明であり，また自殺危機の行動を助長させないようにしつつ，クライエントが必要とする支援を提供する訓練を受けている可能性も定かではない。つまり，特に慢性的に自殺傾向があり致死性の高いクライエントに対し，危機発生時に今までと違う行動を取るよう促すという高レベルの介入をするには，セラピストがDBTの訓練を

受けていることとクライエントのことを詳しく知っていることが必要と考えられている。DBT では，自殺危機の管理にはそのクライエントのことを最もよく知る人物があたるのが最善とされている。しかし，例えば組織上の制約から，個人セラピストが時間外に危機管理を行うことができないというような場合はどうすればよいのだろうか。このような困難な状況に陥った治療治療チームの中には，機能と原則に基づいて方針を決めたところもある。彼らがまず優先したのは，クライエントがスキルを危機的な状況に般化させるための援助を受けること，次にこれまでクライエントが自殺危機の際に取ってきた古い行動ではなく，スキルを使ってより受け入れやすい新しい行動を支援するような強化因子を揃えておくことであった。その後で，クライエントが自殺の危機に必要とする支援を自殺行動を意図せずに強化してしまうことがないように，あらゆる方法を考えた。例えば，クライエントがその時々の自殺危機を左右する要因を自分で分析した結果を話したり，自分にとって特に有益または意味のあるスキルは何かを相手に伝える方法を学ぶことなどである。危機介入担当のワーカーに DBT のスキルをコーチしたり，DBT の自殺危機手続きを使う訓練を受けさせてもよい。また，クライエントの自殺危機時にこのようなスキルを必要とする支援を提供できなければ DBT のプロトコルに反することになり，治療責任を問われる可能性もある，などといった考えを機関・施設の運営者側に継続的に伝えたり，資料を提出することもできる。ここで生じる問題はやはり，こうしたケアを提供する（あるいは提供できない）ことによる実証的な効果については，善し悪しいずれのエビデンスもないということである。しかし現時点では，個人セラピストがスキル・コーチングを提供できる態勢になっていること，また提供する意欲を持っていることが，DBT の標準的なケアであると見なされている。

　DBT 実施にあたっての障壁を乗り越えるために包括的治療の機能を利用するというこの考え方は，1 つの治療形態を立ち上げるときや取り

入れ始めるときに役立つだけでなく，実施の過程を通して有益である。例えば4つ目の機能はセラピストの能力とモチベーションを高めることだが，これはつまり包括的な治療には，セラピストが治療法を効果的に応用するのに必要な自分自身の認知，感情，観察できる行動，言葉のレパートリーを習得，統合，般化することが必要だということである。さらにこの機能には，治療効果のある対応を強化し，治療法を効果的に応用することの妨害となるような対応を減らすことも含まれる。これを達成するには通常，スーパーヴィジョン，セラピスト・コンサルテーション・ミーティング，継続的教育，治療マニュアル，遵守度と能力のモニタリング，スタッフのモチベーションを高める工夫が大きな役割を果たす。治療チームがうまく機能しているときには，治療中の自分の反応や問題行動を振り返りやすい状況が生まれる。「セラピストのためのセラピー」であるコンサルテーションチームの機能は，治療チームに新しいメンバーが加わり人数が多くなるにつれて難しくなる可能性もある。グループが大きすぎると，経験の浅いメンバーと経験を積んだメンバーとのバランスが取れない，治療方針に対するコミットメントの度合いが大きく異なる，ミーティングへの参加が不定期になる，といったことなどがこの機能の妨害となり得る。しかしセラピストが果たすべき機能を常に忘れずにいれば，ズレが生じたときにはすぐに気づき，問題解決の方向性を見出すことができる。

　5つ目の機能は，治療プログラム全体の中での随伴性マネジメントを通じて，そしてクライエントの生活するコミュニティの中での随伴性マネジメントによって，環境を構造化することである。この機能は通常，クリニックの責任者が果たすか，あるいは治療機関の運営者とのやりとりやケースマネジメント，家族・夫婦関係への介入を通して果たされる〔本書第8章（原著収載）を参照〕。例えば，入院患者について述べられた第4章では，そのような状況において環境を構造化することの意味が詳しく説明されているが，これは他の状況でも使える汎用のテンプ

レートになる。これらの章では，病棟の規則，プログラムのスケジュール，物理的空間の利用，基本的な仮説や合意内容をどのように状況に合わせるかに至るまで，あらゆる事柄にDBTの理念が活かされていることが紹介されている。思春期のクライエントの場合，環境を構造化することは特に重要な機能であり，クライエント本人，セラピスト，家族が共にハイリスク行動を管理する中で秘密を保持しやすくするためには注意深い配慮が必要とされる。

　以上の包括的治療の5つの機能は，DBTにおける1つの治療形態を実施するにあたって直面する障壁について考える際の基本理念である。対立が生じた場合には，「ここで達成しようとしている機能は何か。真の意味で包括的な治療を提供するために，この機能を犠牲にすることなく現場の制約を何とか回避する方法はあるか。マニュアル通りにはできないとしても，他にこの機能を達成する方法はあるのか」と自問してみるとよい。

標準モデルはそのままで現場のニーズに合うか？

　次の一連の疑問は，DBTを実際に実施する際の具体的な過程で浮上してくるものである。定義されたモデルの細かい点（戦略，プロトコル，仮説，合意内容，治療方針，変化の手続きなど）は現場のニーズや制約に合っているだろうか。DBTはその包括的な機能という点で定義されるだけでなく，その特定の形態，広い分類上の要素，またDBTと他の治療アプローチとの違いでもある特異な戦略・プロトコルによっても定義される。形態と機能の両方が存在しなければ，それはDBTではない。

　しかし，1つの治療形態の中の一部だけを遵守した場合，どのような結果になるのだろうか。例えば，弁証法やマインドフルネスを理解しているのが治療チームの一部のメンバーだけだったらどうなるのか。プログラムの責任者や精神保健当局が任意のルール（arbitrary rules）に従

うことに前向きな態度を見せなかったらどうなるのか。個人セラピストが日記カードを使わなかったり，セッションを体系化するためのターゲットの優先順位を無視したらどうなるのか。自発的にコミットする，クライエントに相談するという精神が欠けていたらどうなるのか。スキルグループがすべてのスキルをカバーしきれなかったらどうなるのか——。現時点では，DBTのどの要素が有効な結果につながっているのかを示すデータはまだない。したがって，どの要素に特に注意して遵守すべきなのかを考えるのは簡単なことではないかもしれないが，読者の頭の整理に役立つ方法の1つは，DBTの有効性をもたらしている可能性がある幅広いカテゴリーについて考えてみることである。例えばDBTを1本の木とすると，その変わることのない根は弁証法，マインドフルネス，行動主義であり，幹は治療している特定の障害に適した生物社会的理論と考えることができる。同様に不変なのが，障害のレベルまたは治療の段階，包括的治療の機能，中核的な戦略（承認，問題解決，弁証法）という大きな枝である。治療形態，合意内容，そしてDBTの複数の中核的戦略を組み合わせた特定のプロトコル，などといった小枝については，コンセプトとしてはDBTの中核的な理念・戦略と一体でありながらもプログラムや患者集団に合わせるためには，それぞれの治療現場の条件によって異なる場合もあるだろう。

　何がDBTの有効性をもたらすのかを広範囲の様々なカテゴリーで説明することで，読者がフィデリティについて混乱しないために役立ちそうな様々な仮説が見えてくる。

1. 治療を明確に構造化する。

　1つの仮説は，DBTが有効なのは治療を明確に構造化するからだ，というものである。治療チームは自分たちがどれだけ行動理論，行動科学，弁証法，マインドフルネス，生物社会的理論を理解していて，またこれらを用いてケース形成を系統立てているかを自ら積極的にモニタリ

ングすることができる。さらに，クライエントとの関わりを系統立てるのに障害のレベル，治療の段階，ターゲットの優先順位を用いているかどうかもモニタリングすることができる。また合意内容，仮説，セラピストの役割の明確さも自己評価できる。クライエントに相談するという治療プログラムの戦略や随伴性が，セラピストとクライエントがスキルを使った行動を取るのを促すようなものであるよう，治療チームは詳しく調べることができる（例えば，4回欠席ルールでセラピストが行動に出る，セラピストの共同体がクライエントの共同体を支援していて全員が協力しているような雰囲気がある，改善する人にはどんどん良いことが引き寄せられる，など）。

2. 行動療法を応用する。

2つ目の仮説は，DBTに効果があるのは自殺行動や故意の自傷行為などに行動療法を応用するからだ，というものである。この積極的な問題解決の姿勢が有効であることは研究結果が示唆している（Linehan, 2000）。したがって，自己評価を行い，認知行動のプロトコル・戦略を使って能力を高めるよう最大の努力をすることができる。

3. 承認を追加する。

3つ目の仮説は，承認を追加することがDBTの効果に貢献している，というものである。承認はそれ自体が変化という強力なメカニズムをもたらすものである（Linehan et al., 2002）。ここでもやはり自己評価を行い，すべての治療形態で承認の利用を強化することができる。

4. 弁証法を追加する。

4つ目の仮説は，DBTには弁証法的な姿勢・戦略が不可欠であり，変化と受容のバランスが常に取れていること，治療の行き詰まりから抜け出す道があることがDBTの効果に貢献している，というものである。

5. どの治療形態にもマインドフルネスを取り入れる。

5つ目の仮説は，セラピストが全治療形態を通してマインドフルネスを使うことを重視していることがDBTの効果に貢献している，というものである。

これら1つ1つがDBTがDBTたる所以であり，これらがなければ，その治療はDBTとは言えない。このように考えると，自分のプログラムおよび各治療形態においてこれらの要素を評価・強化し，変化を可能にするメカニズムを最適化するための方向性が見えてくる。

私たちはここでも，定義されたモデルにできる限り近い形で戦略とプロトコルを取り入れることを奨励する。各治療形態の遵守性を客観的に計測するための尺度としては，広く利用できるものはまだ存在しないので，そのような基準ができるまでは，『Cognitive Behavioral Treatment for Borderline Personality Disorder』（Linehan, 1993a）にあるチェックリストの使用を勧める。自分のプログラムが時間と共に前進しているかどうかをチェックする場合には，過去の状況と比較したり（例えば，6カ月前と比べて定義されたモデルに近づいているかどうか），あるいは具体的な目標と比較してもよい（例えば，各治療形態ごとに用意したマニュアルに記載されている全要素の90％を持つことを目標にする）。

DBTの戦略・プロトコルの大半をそのまま取り入れることについては論議は巻き起こらないであろうが，改変・応用を行いたくなる，または定義された標準モデルから離れたくなるような分野もいくつかあるので，それらについて以下に詳述する。まずはプログラムのレベルに目を向け，それから特定の治療形態に一般的にみられる懸念材料について述べる。

a. 自殺行動と入院のプロトコル

　自殺行動と入院に対する DBT のプロトコルは，より広範囲に行われている方法とは多少違っている。例えば慢性的に自殺傾向があり，病院を利用することで QOL が低下しているクライエントの場合，危機時の行動や脆弱性が意図されずに強化されてしまっている，つまり過激な行動をエスカレートさせたほうが早く助けてもらえると学習してしまうことが多い。DBT では非随伴性の通常支援と時間外のコーチングを提供し，危機発生前に助けを求めるよう強く勧めることで，危機行動がセラピストとの接触の機会につながらないようにするという治療目標と合意する。この点では DBT には 24 時間ルールというものがあり，クライエントが意図的に自傷行為を行ってから 24 時間は，プライマリセラピストは既に予定されている接触は予定通りに行うが，新たな接触の機会は増やさない。このシステムは，クライエントのネットワークの中にいる家族や他の専門家が期待することと相容れない場合もある。そのため DBT のセラピストは，クライエントのネットワークに治療原理を理解してもらう最善の方法，どうすることが最も役に立つのかをこのネットワークに教える方法についてクライエントに相談する。これを実現させる方法としては，クライエントに治療スタッフ全員に理解してもらうための手紙を下書きしてもらう，クライエントとセラピストが家族に理解してもらうための合同会議を開く，などが考えられる。このようにクライエントが自分の治療計画において積極的で能力を要する態度を取るよう強く主張することも過去の経験と相容れず，クライエントの治療ネットワークの中にいる人々に説明が必要となるかもしれない。

　同様に危機行動・自殺行動のプロトコルも，DBT ではこれらを管理する中心的な役割をプライマリセラピストに与えるために，通常の治療の仕方では問題が起きることが考えられる。機関によっては，個人セラピストの役割を与えられたスタッフには自殺行動や入院管理について決断を下すのに必要な訓練や権限がないというところもあるかもしれな

い。あるいは，こうした責任は必ず精神科医に与えるという場合もあり，しかもその人物がプライマリセラピストではない場合や，DBT治療チームの一員でない場合さえある。ときには権限の分配方法によって，リスクを管理するその機関の運営者も影響力を行使してしまい，危機状態がエスカレートしたときにクライエントに意図せずに自殺行動を強化してしまうような場合もある。このような状況でも第1に用いるべき戦略はやはり，ネットワーク内の人々に理解してもらうことと，クライエントに相談することである。

b. 参加についての恣意的ルール（arbitrary rules）[訳注2]

もう1つ対立の原因となり得るのが，DBTへの参加に関する恣意的ルールである。標準的DBTでは，クライエントが個人またはグループでのスキル訓練に4回連続で欠席したら，残りの契約した治療期間中はそのプログラムから外すというルールがある（期間後はプログラムへの復帰を交渉できる）。しかし中には，クライエントが参加するか，改善するかに関係なく，サービスを提供し続けることが法律あるいは別の手段で義務づけられる場合もある。このような状況下でこのルールを貫くには，プログラムでなくても一種のDBTプログラムとすることもできる。この件に関するさらに詳しい論考については本書第3章と第4章を参照されたい。

c. 治療形態特有の難しい点：スキル訓練

DBTのスキル訓練をLinehan（1993b）に定義されている形態のまま取り入れようとする際に，しばしばいくつかの困難が生じる。まず1つ目は，週1回，2時間半のグループを1年間続けるのを標準的な形態としている点である。これは状況によっては無理かもしれない。大切なの

訳注2）十分な根拠がなくても臨床的に治療者が決めたルール。

は新しいスキルを習得，強化，般化することである。だからこそ標準的DBTではスキルを2回繰り返して教え，宿題の見直しをして新しいスキルを教え，そしてスキルを教えることから焦点が外れないようにスキル訓練のターゲットの優先順位を指針として使っている。したがって私たちが提案したいのは，クライエントがそれほど長く治療の場にいられないとしてもスキルの習得・強化に重点を置く点は変えずに，広く浅くではなく，教えるスキルの数は減らしながらも個々のスキルを2回ずつ教えて練習する回数を多くすることである。

2つ目の障壁は，標準的な形態ではスキル・トレーナーを2人必要とすることである。ここでも目的はやはりクライエントがスキルを習得・強化するのを支援することであり，1人のトレーナーが主となって確実にすべての内容をカバーし，もう1人がプロセスの流れを確認しながらクライエントと主トレーナーが感情調節してスキルを学ぶのを補佐する。このようにリーダーが2人いると，非常に困難な状況に陥ってもスキル訓練を続けることができる。グループメンバーの1人に生命に関わるような自殺危機が生じるなどの臨床的な緊急事態が発生した場合には，トレーナーの1人がこれに対処し，もう1人が訓練を続けることができる。何らかの理由で，1人だけでスキル・トレーナーをやるという場合には，これらの課題を実行するには他にどのような方法があるか考えるべきである。

3つ目の障壁は，DBTの個人セラピストがついていないクライエント，あるいはどのようなセラピストもついていないクライエントにスキル訓練を提供する場合である。ここでは，包括的な治療を必要とする第1段階のクライエントの理念に戻る。初期の研究では，スキル訓練のみという単独要素では効果がない可能性が指摘された。それでも障害レベルの低いクライエントの場合には，スキルグループの形態でも十分なのかもしれない〔本書第7章（原著収載）を参照〕。

d. コンサルテーション治療チーム

　コンサルテーション治療チームに関しても多くの困難が生じる。まず1つ目は，多くの場合，治療チームにいずれは新しいメンバーを加えることが必要になる点である。新しく加わったメンバーは正式なDBTの訓練をあまり受けていないという可能性が考えられるうえ，結成時からいるメンバーが経験してきた重要な経過についての知識がなく，またクライエントや治療に関する基本的な仮説について異なった考え方を持っているかもしれない（例えば認知行動的な介入を学ぶことを重要と見なさない，など）。このような場合，どうすればよいのか。多くの治療チームが，新しいクライエントを受け入れるのと同じような方法でメンバーを集めることに成功している。治療チームへの受け入れのプロセスでは，新メンバーが期待することと合意すること，そしてそれらがその人の職業上の目標と合致するか否かを明確にしたうえで，明確なコミットメントを表明してもらうことが重要となる。

　2つ目に，治療チームのメンバーがそれぞれの個人的な限界や仕事上の限界を超えないように支援することはチーム自体の機能の一部だが，この機能は必要に応じて拡大させ，プログラムの限界をモニタリングするのにも利用できる。例えば，治療チームのメンバーが複数の対立する役割を持っている（DBTがパートタイムの仕事の1つである場合など），プログラムのリーダーの関わりが拡散しすぎて重要な職務でつまずいてしまう，強化する効果よりもマイナス要素のほうが大きくなってしまう，などの場合である。また必要性や内外の圧力に迫られてプログラムを急激に拡大し，治療チームが対応しきれないほどクライエントが紹介されてきてしまうということもある。治療妨害行為が優先されるのと同じく，治療チームの妨げになるような行動も優先されるべきである。ここで勧めたいのは，弁証法的問題解決のアプローチを取り入れ，DBT戦略を自分たちに適用することに加えて，治療チームの強化的側面を最大限にすべく注意深く積極的に努力することである。言い換える

と，セラピストのスキルとモチベーションを高める機能，そしてその妨害となるような問題があれば，これを解決する機能を治療チームがどう果たすかについて，定期的によく考えてみるべきである。これは治療チームやメンバーによって様々だろうが，例えば，十分な時間をケースの検討に割き，尽きることない組織運営上の問題や逸れた話題に時間をかけて討論しないようにすること，治療チームの規模を大きくしすぎてメンバーが難しいケースについて援助を受ける時間がなくならないようにすること，新メンバー加入の際には彼らが基本を学ぶニーズによって，より高度な話し合いをしたいという古くからのメンバーのニーズが犠牲にならないようにすること，などが考えられる。

ヒントその5：新しい治療法に関する文献を利用して成功率を高める

　最後のアドバイスは，新しい治療法に関する文献を調べ，DBT実施の成功率を高めるための環境を構造化するのに役立つアイデアを探すことである。ポイントを簡単にまとめると以下のようになる：

1. 努力の大きさが臨床実践の変化に影響を与える。

　まず，DBTを実施するにはセラピストの行動に大きな変化が必要になる場合が多い。研究結果によると，教育だけではセラピストの行動はあまり変わらない（Davis, Thomson, Oxman, & Haynes, 1995; Oxman, Thomson, Davis, & Haynes, 1995）。それよりも実践行動に強く影響する要素は，医療サービスに対するクライエントの要求，金銭的に利点があるか不利益なことがあるかどうか，組織内のルール・規則，実践のパターンに対するフィードバックなどである（Greco & Eisenberg, 1993; Handley, Stuart, & Kirz, 1994）。変化を促すためにこれらの要素を多く用いれば，実践行動が改善する可能性も高くなる。言い換えれば，実践

行動の変化に最も直接的な影響があると思われるのは努力の大きさなのである（Davis, Thomson, Oxman, & Haynes, 1995; Schulberg, Katon, Simon, & Rush, 1998）。セラピストの実践行動の変化には努力の大きさが影響するため，勤務時間中の研修や職場外での研修だけでDBTプログラムを実施できると考えるべきではない。実践行動の変化を促すには複数の戦略を取るべきで，できる限り多くの方法でDBT実施をサポートするような環境を構造化することに注力すべきなのである。これは次のポイントにも関係してくる。

2. ソーシャル・マーケティングや相手別のメッセージを通して関係者の支持を得る。

DBTのような新しいEBMを実施するには，組織内の様々な関係者からかなりのサポートを得る必要がある。Lomas（1993）が，新しい治療法へのサポートを得る方法の1つとしてソーシャル・マーケティングの効果的な利用について述べている。ソーシャル・マーケティングでは，影響力のある人物を新しい治療法のスポークスパーソンに選び，個人レベルの対話や身近な逸話・経験をメッセージとして活用し，関係者の中のオピニオンリーダーを探し，形式張らない環境でその治療法について伝えてゆく。

したがって私たちが勧めたいのは，プログラム開発の早い段階に最も有能なスポークスパーソン（1人でも複数でも）を決めて，セラピスト，クライエント，組織や機関の運営者，資金提供者にDBTやプログラムについて説明するプレゼンテーションや資料を作成することである。同僚に対するメッセージは，新しいプログラムに関心を持つ可能性の高さを見極めたうえで微調整してもよいだろう。DBTのような新しい治療法をいち早く受け入れた人が魅力に感じても，同じ現場で後になってから受け入れる人にとって同じように魅力的とは限らない。例えばBerwick（2003）は，新しい治療法をいち早く取り入れる人々につい

て，次のような考えを述べている。

　……視点がかなり局所的である。主に自分がよく知っている人々から学び，変化を試してみようと決断する前には科学や理論よりも個人的に馴染みがあるかどうかに依存する。最も関心があるのは（一般的な問題や一般的な背景情報ではなく）身近な問題を解決する方法についての情報である。(p.1972)

動きの遅い多数派の人たちは，その新しい方法が新しい定説だという現場での証拠を見て初めて取り入れるため，信頼できるプログラムリーダーから，DBTは確かに有効で新しい治療標準になりつつあるという証拠を聞きたいと考えるかもしれない。

3. 関係者の評価能力を最大限に高める——利益，適合性，明快性，試行可能性，観察性。

　Berwick (2003) は，「変化に利益，適合性，明快性，試行可能性，観察性という5つの属性が感じられるとき，それはより早く広まる」(p.1971) と述べている。プレゼンテーションでは，変化によって得られると思われる効果を強調するために，新しい治療法がどのような結果をもたらすのかわからないという疑念を弱めるような情報を伝えることができる。例えば，研究結果の概要，実施および訓練の内容・コストの予想，その組織における従来治療や治療失敗例のコストに関するデータも含めることができる。次に，関係者が持つ「価値観，信条，過去の経験，現在のニーズ」(Berwick, 2003, p.1971) とDBTとの間に適合性を感じてもらうことである。Swenson (2000; Swenson, Torrey, & Koerner, 2002) が述べているように，プレゼンテーションでは，よく知られた治療失敗例について話し合うことで新しいアプローチの必要性を強調するとよい。また，関係者たちが既に実施していることとDBTが

調和すること，DBTにはリカバリーと消費者運動のいずれとも適合性があることを強調することができる。プレゼンテーションの聞き手によっては，DBTがマネージド・ケアにとって魅力的であること，実用的で無駄がないだけでなく包括的で長期的でもあること，そして他の患者集団にも応用できることにも触れるとよいだろう。試行可能性とは，このプログラムの採用を考えている人々が，一度に全体的に実施するのではなく小規模に試すことができるということを指す。試行可能性の例としては，コンサルテーションミーティングを開いてDBT治療チームのメンバーが実際に治療中の困難なケースについて相談し，新メンバー候補者がDBTの考え方を試せるようにする，公開スキルグループを実施してセラピストやクライエントにスキルを試してもらう，スキル・シートやポスターを共用の部屋に置いておく，などがある。最後に挙げた観察性も新しい治療法を早く広めるのに役立つもので，提案したい変化を簡単に観察できるようにしておき，その変化を試しているところを，プログラムの取り入れを考えている人々に観察してもらう。例えば院内勉強会などのミーティングで，よく知られたケースでどのような介入を試しているかを報告することができる。また，新しいクライエントや組織・機関の運営者を対象に見学会を開催するのも一案である。

まとめと結論

　私たちが勧めたいのは，DBTの標準モデルか改変法かという避けられない葛藤に対して弁証法的なスタンスを取ることである。定義されたモデルを標準モデルのまま取り入れて実施すると同時に，そのモデルを実際の治療現場や患者集団のニーズ・制約に合わせる方法を探すことによって，優れた臨床結果を得る可能性は最も高くなる。どのような解決策であれ，必ずこの2つの立場を統合させて，現実的でなおかつ基本に忠実な方法を実行することが重要である。最新の研究結果もやはり，標

準モデルをそのまま取り入れるほうが良いことを裏づけている（改変法をエビデンスに基づき実証されてから取り入れる場合は別として）。目標は，DBT の標準モデルを実施することとするべきである（DBT の持つどの要素が有効な結果をもたらすのかが今よりもはっきりして，研究に基づいた修正を行えるようになるまでは）。ここで提案したいのは，まず最初はマニュアル通りの，小規模で焦点を絞った試験プログラムを作ることである。標準的 DBT を実施する過程で問題が生じたら，治療のいくつかの機能を使って工夫しながら色々な解決策を模索する。特定の戦略やプロトコルに関して問題が生じた場合には，原法を遵守することに意識を集中し，問題解決に治療原則そのものを応用する。得られた結果は，発表されている研究結果や自分の組織で行われている従来治療の基準と比較してモニタリングする。実施期間中は，自分の努力が維持できるように環境を構造化して，関係者のサポートを得ることに重点を置くことを忘れてはならない。

本書の活用

　第 1 章と本章を読んだ後で本書を最大に有効活用するには，まず第 3，4 章を読んだ後に，読者自身が関心のある患者集団や自分の置かれた状況に関連のある章を読むことである。第 3 章では，外来患者用の DBT の実践的な実施戦略を個人開業と公的治療機関の両方の場合について述べており，様々な状況や患者集団に共通する障壁や誤解の解決策が織り込まれている他，BPD を持つクライエントが公的扶助の庇護下から卒業して生産的な仕事を始めるのを支援するための新しいアイデア（Comtois, Elwood, Holdcraft, & Simpson, 2006）についても概説している。また第 4 章では，DBT の改変法としては最も古く，そして DBT を初めて入院治療環境に応用した例について詳述する他，DBT の標準モデルに対して様々な障壁がある中でも情勢が変化するごとに DBT の

原則を貫き続けるという素晴らしい例を紹介している。第12章（原著収載）ではプログラムを評価するためのあらゆるヒントを紹介している。プログラム評価は，プログラムを開始した後に追加として行うのではなく，プログラムの開発と並行して実施することを薦めたい。これらの5つの章では，読者がプログラムの実施において直面するであろう困難な状況の大半について参考になる基本的知識が紹介されている。読者が同じ困難への対処にエネルギーを費やさずに済むことを，そして私たちが提供する資料が少しでも読者の役に立つことを願っている。

(Kelly Koerner, Linda A. Dimeff, and Charles R. Swenson)

■ 文　献

Berwick, D. M. (2003). Disseminating innovation in healthcare. *Journal of the American Medical Association, 289,* 1969–1975

Comtois, K. A., Elwood, L. M., Holdcraft, L. C., & Simpson, T. L. (2006). Effectiveness of dialectical behavior therapy in a community mental health center. *Cognitive Behavioral Practice.*

Davis, D. A., Thomson, M. A., Oxman, A. D., & Haynes, G. (1992). Evidence for the effectiveness of CME: A review of 50 randomized controlled trials. *Journal of the American Medical Association, 268,* 1111–1117.

Davis, D. A., Thomson, M. A., Oxman, A. D., & Haynes, G. (1995). Changing physician performance: A systematic review of the effect of continuing medical education strategies. *Journal of the American Medical Association, 274,* 700–705.

Drake, R. E., Goldman, H. H., Leff, H. S., Lehman, A. F., Dixon, L., Mueser, K. T., et al. (2001). Implementing evidence-based practices in routine mental health service settings. *Psychiatric Services, 52,* 179–182.

Greco, P. J., & Eisenberg, J. M. (1993). Changing physician practices. *New England Journal of Medicine, 329,* 1271–1274.

Handley, M. R., Stuart, M. E., & Kirz, H. L. (1994). An evidence-based approach to evaluating and improving clinical practice: Implementing practice guidelines. *HMO Practice, 8,* 75–83.

Jerrel, J. M., & Ridgely, M. S. (1999). Impact of robustness of program implementation on outcomes of clients in dual diagnosis programs. *Psychiatric Services, 50,* 109–112.

Linehan, M. M. (1993a). *Cognitive-behavioral treatment for borderline personality disorder.* New York: Guilford Press.

Linehan, M. M. (1993b). *Skills training manual for treating borderline personality disorder.* New York: Guilford Press.

Linehan, M. M. (1995). Combining pharmacotherapy with psychotherapy for substance abusers

第 2 章　標準モデルか改変法か？「忠実に守ること（フィデリティ）」の重要性　　69

　　with borderline personality disorder: Strategies for enhancing compliance. In *NIDA Research Monograph Series: Integrating behavioral therapies with medications in the treatment of drug dependence* (pp. 129–142). Rockville, MD: National Institute of Mental Health.
Linehan, M. M. (1997). Special feature: Theory and treatment development and evaluation: Reflections on Benjamin's "models of treatment." *Journal of Personality Disorder, 11*(4), 325—335.
Linehan, M. M. (2000). Behavioral treatment of suicidal behavior: Definitional obfuscation and treatment outcomes. In R. W. Maris, S. S. Canetto, J. L. McIntosh, & M. M. Silverman (Eds.), *Review of suicidology, 2000* (pp. 84–111). New York: Guilford Press.
Linehan, M. M., Comtois, K. A., Murray, A. M., Brown, M. Z., Gallop, R. J., Heard, H. L., et al. (2006). Two year randomized trial + follow-up of dialectical behavior therapy vs. treatment by experts for suicidal behaviors and borderline personality disorder. *Archives of General Psychiatry, 63*, 757–766.
Linehan, M. M., Dimeff, L. A., Reynolds, S. K., Comtois, K. A., Shaw-Welch, S., Heagerty, P., & Kivlahan, D. R. (2002). Dialectical behavior therapy versus comprehensive validation plus 12-step treatment of opioid-dependent women meeting criteria for borderline personality disorder. *Drug and Alcohol Dependence, 67*, 13–26.
Linehan, M. M., Kanter, J., & Comtois, K. A. (1999). Dialectical behavior therapy for borderline personality disorder: Efficacy, specificity, and cost effectiveness. In D. Janowsky (Ed.), *Psychotherapy indications and outcomes* (pp. 93–118). Washington, DC: American Psychiatric Press.
Lomas, J. (1993). Diffusion, dissemination, and implementation: Who should do what? *Annals of the New York Academy of Science, 703*, 226–237.
McDonnell, J., Nofs, D., Hardman, M., & Chambless, C. (1989). An analysis of the procedural components of supported employment programs associated with employment outcomes. *Journal of Applied Behavior Analysis, 22*, 417–428.
McHugo, G. J., Drake, R. E., Teague, G. B., & Xie, H. (1999). Fidelity to assertive community treatment and client outcomes in the New Hampshire Dual Disorders Study. *Psychiatric Services, 50*, 818–824.
Oxman, A. D., Thomson, M. A., Davis, D. A., & Haynes, R. B. (1995). No magic bullets: A systematic review of 102 trials of interventions to improve professional practice. *Canadian Medical Association Journal, 153*, 1423–1431.
Rogers, E. M. (1995). The challenge: Lessons for guidelines from the diffusion of innovations. *Journal on Quality Improvement, 21*, 324–328.
Schulberg, H. C., Katon, W., Simon, G. E., & Rush, A. J. (1998). Treating major depression in primary care practice: An update of the Agency for Health Care Policy and Research Practice Guidelines. *Archives of General Psychiatry, 55*, 1121–1127.
Silverman, M., Bongar, B., Berman, A. L., Maris, R. W., Silverman, M. M., Harris, E. A., et al. (1997). *Risk management with suicidal patients*. New York: Guilford Press.
Springer, T., Lohr, N. E., Buchtel, H. A., & Silk, K. R. (1996). A preliminary report of short-term cognitive-behavioral group therapy for inpatients with personality disorders. *Journal of Psychotherapy Practice and Research, 5*(1), 57–71.
Swenson, C. R., Torrey, W. C., & Koerner, K. (2002). Implementing dialectical behavior therapy. *Psychiatric Services, 53*, 171–178.
Torrey, W. C., Drake, R. E., Dixon, L., Burns, B. J., Flynn, L., Rush, A. J., et al. (2001). Implementing evidence-based practices for persons with severe mental illness. *Psychiatric Services, 52*, 469–476.
Turner, R. M. (2000). Naturalistic evaluation of dialectical behavior therapy-oriented treatment for borderline personality disorder. *Cognitive and Behavioral Practice, 7*, 413–419.
Witterholt, S. (2006, November). *Certification*. Paper presented at the meeting of the International Society for the Implementation and Teaching of Dialectical Behavior Therapy, Chicago.

第3章

外来における標準的な
弁証法的行動療法の実施

Implementing Standard Dialectical Behavior Therapy in an Outpatient Setting

　弁証法的行動療法（DBT）は，そもそも外来の現場で開発・評価されたものである。標準的 DBT の様々な改変法にほぼ全体を費やしている本書に，外来用 DBT の章を入れることにどのような意味があるのだろうか。Linehan は著書（1993a, 1993b）の中で，何が DBT で何が DBT ではないのかについて非常に明確に述べているが，DBT プログラムを開発・実施・継続する方法，あるいは DBT を実施する方法については情報が非常に少ないというのがその単純な理由である。また，大きな影響力を持つこれらのマニュアルが出版されてから，外来で用いられる DBT にはかなりの進化があった。例えば，クライエントが生きる価値のある人生を築きやすくする（精神科医療サービスを受けずにいられる，仕事を見つけて継続する，精神障害の公的援助制度から独立する，本人の最終的な目標・価値観と一致した人生を手に入れる，など。Comtois et al., 2006 を参照）ための治療プログラムの構築方法にさらに磨きがかかったことなどである。

　私たちが本章で目指したものは 2 つある。まず 1 つ目は，私たち自身がこの 10 年間に DBT プログラムを築き上げ，また外来で DBT を用いる多くの人々の相談を受ける中で得た知恵の集大成を読者に提供することである。私たちの知るすべてを提供することで，読者が DBT プログ

ラムを時間を節約しつつ，効果的に開発できるよう願っている。具体的には，実施に際してよくある誤解，障壁，間違いについて述べ，これらの問題をDBTを遵守しながら解決する方法を提案する。また読者が独自のDBTプログラムを作り上げる際の，治験対象基準・除外基準から保険適用のための戦略まで，ステップバイステップでヒントを紹介する。2つ目の目的は，クライエントが仕事や学校を含めた，生きる価値のある人生を普通に暮らすことができるように，DBTの上級プログラムを構築するための具体的な指示を紹介することである。

私たちは以下を前提として本章を執筆した——第1に，本章の読者はDBTの理念，仮説，戦略について，またDBTの基礎理論（本書第1章を参照）について知識があるということ。第2は，読者が外来用の包括的DBTプログラムを「忠実に守ること（フィデリティ）」を守りながら（本書第2章を参照）構築できるようにすること。第3は，読者が実施するプログラムの対象者は，境界性パーソナリティ障害（BPD）を含め重篤な障害を持ち，慢性的な複数の症状を抱えるクライエントであるということ。そして第4は，読者は障害レベルの重いクライエントのための第1段階の外来用DBTプログラム（定義は本書第1章を参照）を作るあるいは改善しようとしている，ということである。

流れに逆らって進む：避けられないパラダイムの転換

既にご存じかもしれないが，DBTは，BPDを持つクライエントに対する「今までの治療」からは根本的に異なっていると見なされることが多い。セラピスト，医療機関の運営者，クライエントのいずれにとっても，多くの面でまさにパラダイムの転換である（Kuhn, 1962）。このパラダイムの転換，そしてDBTと従来のアプローチとの違いを認識・認知しておけば，DBT実施中に生じる問題を予期し，その都度評価・解決してゆくのに大いに役立つだろう。これらの違いについて，いくつか

を次に述べる。

- DBT の目標は終末期の緩和ケアではなく，クライエント自身が生きる価値があると感じられる人生を得られるよう援助することである。

　DBT の意図は，クライエントが私たちや読者と変わらない人生，つまり確固とした継続的な対人関係や自活できるだけの賃金を得られる仕事の他に，クライエント自身が考える意義や重要性をもたらすような要素のある人生を築き上げる能力とモチベーションを身に付けることにある。すなわち，クライエントが BPD に関して精神科医療サービスや精神障害の公的援助制度を継続的に必要としなくなるということである（これはクライエントが今後，「普通」の人が「普通」の問題について受けるような精神科医療サービスをも受けないという意味ではない）。したがって，BPD の診断は「終身刑」ではない。BPD を持つクライエントに対して DBT による治療は十分に成功するし，その診断名に値しない状態になり得るのである。

　DBT プログラムの治療早期には，クライエントたちはしばしば BPD という診断は「終身刑」（精神科医療サービスを一生必要とする）だという考えを根本に持ち続けたり，「生きる価値のある人生」とは，自己破壊的な衝動行動（自殺企図，自殺の意図のない自傷行為，物質乱用など）は取らないが，社会的・経済的には精神科医療サービスに依存し続けることだという狭い定義にしてしまうことがある。これは間違いであるが，そのような結果を予期することで最終的にその通りの現実を作り出してしまう可能性もある。これに代わるアプローチの1つとして本章の終わりのほうで紹介するのが，クライエントとセラピストが生きる価値のある人生を築けるような行動や活動に向けて積極的に前進するのを体系的に強化する DBT の上級プログラム（DBT-ACES）である。

- クライエントは（機能不全行動ではなく）機能的な行動を取ったときの

ほうが，自分の望むものを多く手に入れることができる。

この基本理念はDBT全体に浸透しているものであり，クライエントが機能不全であるときこそ手厚く対応する，という標準的な疾患モデルのアプローチとは大きく異なっている。その典型が24時間ルールである。DBTでは，クライエントは自傷行為を行ったら，プライマリセラピストと電話で接触できるまで24時間待たなければならない。しかし機能不全行動を回避する手段としてのスキルコーチングのためであれば，いつでも必要なときにセラピストに連絡を取ってよい。同様にDBTでは，クライエントの精神状態が悪化したり変化が見られないときではなく，治療目標に向けて具体的な進歩があったときに（最初の合意内容に従って）提供される治療が増える。つまり，良いこと（強化子）はクライエントが機能的な行動を取ったときにのみ起こるのであり，機能不全行動を取れば強化子は止められてしまう。

機能不全行動を取ったときに強化子を増やすというDBT的でない誤りは，DBTを始めたばかりのセラピストに以下のような形で多く見られる。(1) クライエントが自殺傾向が強く，機能不全で非協力的なときに，より長く電話コーチングに応じ，優しく慰める，(2) クライエントが前の週に機能不全行動を取ったにもかかわらず，セッションの主導権をクライエントに握らせ，思い付くことを何でも話し合うのを許す，(3) クライエントが治療の行動目標に向けて大きな進歩を見せていないにもかかわらず，何カ月あるいは何年も追加治療を提供する，(4) クライエントが機能不全行動を取ると，セッションの頻度を増やしたり，時間を延長する。

・DBT はハイリスクな治療である。

DBTが通常の治療と比較してハイリスクであることは間違いない。読者には自身のプログラムについて考えてみていただきたい。クライエントが自殺傾向になったときのプロトコルは何か。セラピストが入院の

措置を取るとすれば、それはいつか。受け入れてもいいと考えるリスクの範囲はどの程度か。

　DBT では，入院は基本的に最後の手段として最小限に抑え，クライエントを入院させないためにかなりの努力が払われる。DBT でこのような姿勢が取られる理由は，Linehan（1993a）に詳しく述べられている。BPD を持つクライエントの大半において，入院は自殺リスクを下げないどころか，逆に医原性効果，すなわち害を与えてしまう可能性がある（Paris, 2005; Krawitz et al., 2004; Lieb, Zanarini, Schmahl, Linehan, & Bohus, 2004; Linehan, 1993a）。DBT の見地から言うと，クライエントが DBT スキルを身に付けて用い，自殺衝動を急激に起こさせる状況に効果的に対処することが極めて重要なのである。生きる価値のある人生を築くためには困難な状況から逃げることなく，スキルを用い，そして機能不全行動を取らずに，その状況を乗り越える以外に方法はない。

　流れに逆らって進むことは，DBT を実施するには必要ではあるが，それはセラピストにとっては困難であり，疲れることでもある。特に DBT 実施の早い段階で，この治療法が自分のクリニックで効果を出しているという証拠が得られるまでは。精神科医療サービスを「揺りかごから墓場まで」受けることに慣れた人をクライエントとして受け入れる公的機関では，さらに困難であろう。DBT が多くの人にとってパラダイムの転換であることを考えると，関係者（スタッフ，医療機関の運営者，クライエント，配偶者，親など）には，「DBT を行うということは，これまで慣れてきた方法とは大きく異なったやり方で物事を進めることになるかもしれない」ことを前もって伝えておくとよいだろう。DBT のプログラムを始める前に（勿論新しいスタッフやクライエントがプログラムに参加する際にも），これらの人々全員から DBT を行うことに対するコミットメントを得ることを勧めたい。その際に

は，DBT を行うことの長所と短所を挙げることをお勧めする。BPD の治療には DBT よりも楽なアプローチは確かにあるが，しかしそれらは DBT ほど効果的ではないかもしれない（本書の第 1 章を参照）。

最初の準備：DBT プログラムの設計と最初のステップ

何かをゼロから始める場合には，事前に決めなければならない基本的なことがいくつもある。例えば家を建てる場合には，どこに建てるか，寝室とバスルームの数はそれぞれいくつにするか，2 階建て（またはそれ以上）にするか平屋にするか，設計と建築の責任者は誰にするか，などがある。DBT プログラムを始めようとする際に考えるべき点は，DBT をどこで実施するか（既存のプログラムまたは機関の中で，独立したサービス・プログラムとして，など），どのようなクライエントを対象とするか（例えば，BPD と障害レベルの高い問題行動の両方あるいはどちらかを持つ人，など），DBT の各治療形態の担当スタッフを誰にするか，通常の治療期間をどれくらいにするか，治療期間は誰が何を基準に決めるか，治療内容はどうするか，などが挙げられる。本節を，読者が DBT の最初の「青写真」を描くのに役立てていただきたい。

DBT を受ける人：治療の対象者・非対象者の定義

DBT プログラムを提供するクライエントのタイプを決めることは重要な最初の一歩であり，集めるスタッフ，プログラムを提供する場所，プログラムの宣伝方法，クライエントの集め方，クライエントのインテークとアセスメントの段階でプログラムへの適合性を評価する方法など，他の様々な事柄を決める際にもしばしば影響を与える。インテーク基準は，比較的間口の狭いもの（例えば，BPD の診断基準を満たし，過去に自殺企図が複数回あり，入院や救急治療サービスの利用が特に頻

回な人）から，比較的広いもの（例えば，BPDの診断基準を満たすかどうかに関係なく，感情調節不全によって重篤な行動コントロール不全を持つ人）まで様々なものが考えられる。機関によっては，治療困難なBPDを持つクライエントに対してDBTがコストの削減に成功していることから，治療困難で頻回に機関を利用するクライエント全員にDBTを実施しているところもある。また，他の治療法が繰り返し失敗に終わっているクライエントにはDBTの提供を考慮する，というところもある。

　私たちが勧めるのは，まずは対象をDBTの有効性が実証されている患者集団，つまり慢性的な自殺傾向があり薬物依存のある人を含めたレベル1のBPDクライエントにできるだけ絞ることである。間口を広げる必要がある場合（レベル1のBPDクライエントが少なすぎてプログラムを設ける意味がないなど）には，感情調節不全によって行動コントロールが取れない人も対象に含めることを考慮することができる。間口を狭める必要がある場合（紹介を希望するBPDクライエントの数が非常に多いなど）には，BPDクライエントの中でも精神科医療サービスの利用が特に多い人や，システムの中で問題を起こすことの多い人に絞ることを考えてみてもよいだろう。最もコストのかかるクライエントでDBTの臨床効果とコスト削減を実証することは，同僚や医療機関の運営者から，またBehavioral Health Organizationsから継続してサポートを受けるのに非常に確実な方法である。あるいは現実的な問題として，クライエントの（本人あるいは保険による）治療費用を支払う力によって制限が必要とされる場合もある。

　ここで，2つの簡単な経験則に従って進めてゆくことを提唱したい。1つ目は，クライエントの抱える問題に対し，まずは科学的エビデンスに基づいた治療法（EBM）を用いることである。例えばパニック障害の治療にDBTを用いるのは，そのクライエントがBPDを有しておらず，パニック障害に非常に効果のある治療の1つであるパニックコント

ロール治療（Barlow & Craske, 2006）をまだ受けていない場合は，賢明ではないだろう。同様に，過食症にDBTを使うことも，（異なるセラピストによる）いくつものEBMが失敗に終わっていて，感情調節不全が大きな臨床的特徴であったという場合を除いては，推奨しない。しかし，DBTはBPDの他にも複数の障害を治療するよう構築されているため，パニック障害または過食症をBPDと併発しているクライエントであれば，最先端の治療として勧めたい。あるいは，BPDと診断されているかどうかに関係なく，治療プロセスの妨げとなるような行動が多いという理由でDBTを選ぶということもあるだろう。これはそれまでの治療が失敗に終わっていることから判断したり，あるいは診断的治療を試す中で判断できる。2つ目には，節約に徹することを推奨する。すべてが等しいのであれば（つまり2つの治療法の結果が同じであれば），簡単な（低コストな）ほうの治療を先に行うべきである。

DBTプログラムにふさわしい場所を選ぶ

　民間機関でも公的機関でも，DBTプログラムをどこに設置するかについては，おそらく多くの選択肢があることだろう。それは，1人のセラピストのケースロードのうちのDBTの割合（一部だけという場合からDBT専門という場合まで）と，セラピストにDBT遵守の訓練をする戦略があるか否かによって決まってくる。比較的小規模の公共機関では，BPDを持つクライエントが紹介されてくるまでにセラピスト全員がDBTを理解し，治療できるよう準備するところもあるだろうが，他の（多くの場合は中・大規模の）公共機関ではDBT専門の部門を設けるだろう。後者の場合には，希望者がDBTチームのメンバーとなってBPDを持つクライエントの治療に専念することになる。民間機関の場合も同様に，BPDを持つクライエントのDBT治療を専門に行う場合もあるし（実際ここ数年，米国内外で多数のDBTセンターが誕生している），またDBTは少数名のBPDを持つクライエントだけにして，

他のセラピスト（同機関内あるいは他の機関のセラピスト）と共同してDBTプログラムを構造化する場合もあるだろう（例えば，3名以上の個人開業セラピストが提携し，DBTの個人セラピーは各自で行い，DBTのスキル訓練のクラスやピア・コンサルテーション，グループ・コンサルテーションは共同で行う）。表3.1に，これらの様々な公的および民間機関のモデルをまとめ，それぞれの長所・短所を強調した。

　DBTプログラムのスタッフを機関内の他のチームと共有するかどうか，について考えることは重要である。やりがいや難易度の異なる別の仕事を持ったり，治療困難なBPDを持つクライエントの割合を減らせば，スタッフのバーンアウトを軽減できるかもしれない。しかし別の仕事を持つ場合，ミーティングや新しい研修など，DBTではないほうの仕事に時間や労力がかかることが，強力でまとまりのあるDBTプログラムを築く妨げになるリスクがある。また，セラピストが同じようなクライエントに対して，チームやクリニックごとに根本的に異なる治療理念（パラダイム）を用いなければならないというのも困難なことである。このような場合には，DBTチームのアイデンティティやモデルを遵守する自由を強化するため，方針を変えたり，追加したり，明確にすることを検討することが重要となる。具体的には，週1回60〜120分のコンサルテーション治療チームのミーティングがその中心的な役割を果たすことになるだろう。一方，クライエントが複数のチームやクリニックから治療を受けるという場合には，以下を明確にすることが不可欠である。

1. 治療計画に最終的な責任を負うのはどのチームまたはセラピストか。
2. 臨床的危機が発生した場合に臨床権限を持つのはどのチームまたはセラピストか。

表3.1 DBTプログラムの構造

タイプ	内容	長所	短所
民間機関：単一グループによる診療	1つの法人，会社名，納税番号によるグループ診療。通常は1つの施設で，標準化した臨床・仕事の方針・プロトコルを使う。	・臨床対象を共有しやすい。 ・DBT治療マニュアルの遵守とDBTプログラムの構造へのフィデリティにおける質の管理精度が高い。 ・保険会社と単一契約を交渉できる。	・臨床ミスや借金の責任が共有される。 ・設立・維持には，かなりの準備，コミットメント，資金が必要である。 ・BPDを持つクライエントの治療とDBTを用いることに対して，セラピスト全員が関心を持つことが必要である。
民間機関：複数の個人開業セラピスト	それぞれ独立した個人開業セラピストがDBTの提供を目的として組織化する。財政・管理業務の責任はセラピストが各自で持つ。複数の施設でサービスを提供することも可能。	・組織化・解散が比較的容易。 ・DBTを学び，適用する動機が各人とも等しく高い。 ・日々の業務，方針，プロトコルについて対立が少ない。 ・DBTの適用や対象BPDを持つクライエントの数など，診療範囲については各人に決定権がある。 ・各人の自律性が大きい。	・組織化・解散が比較的容易。 ・コンサルテーションチーム以外で集まり，同僚としての関係を深める機会が限られている。 ・コンサルテーションチームの他のメンバーのケースで，まだ会ったことのないケースに対する臨床責任がある場合もある。 ・チームのメンバーのDBT遵守を担保する構造的な防護策と，遵守しなかった場合の対策が明確でなければ，個人開業者のチームは原法に忠実であることから離れてしまう可能性がある。 ・個人開業者の独立性とチーム形成の任意性により，チームメンバーの雇用・解雇が複雑になり得る。質の管理を確立・維持するには，メンバーに受け入れられた強力なチームリーダーが不可欠である。 ・チームリーダーが管理上の問題に無償で長時間対応することになる場合もある。

(次ページに続く)

表3.1 DBTプログラムの構造（つづき）

タイプ	内容	長所	短所
			・セラピストが共同責任の範囲を認識していない場合がある。
公的機関：専門サービス	機関がBPDを持つクライエントの一部または全員を，DBT専門の治療チームに紹介する。このチームのセラピストは（DBTチームのメンバーとして活動する時間は）DBTのクライエントを専門に担当する。	・利点は上記の単一グループの診療モデルと同じ。 ・機関は訓練資源を少人数のスタッフに当てられるため，DBTの訓練がより徹底的・包括的になる。 ・集中してDBTの適用を続けることで，DBTプログラムの有効性が高まる可能性がある。 ・スタッフの一体性・協調性が高くなる可能性がある。	・セラピストがその機関の最も重篤で治療の困難な患者に対応することから，スタッフのバーンアウトのリスクが高まる可能性がある。 ・機関内の他の部門は，治療が困難なクライエントに対処するDBTの全体的な臨床戦略の恩恵を受けない。 ・スタッフの入れ替わりによってDBTのサービスや専門知識が失われるリスクが高い。
公的機関：統合サービス	機関の各部門にDBT専属のセラピストがいるが，BPDを持つクライエントのみを治療するのでもDBTのみを提供するのでもない。機関内の多くまたは全ての部門でDBTの各モードを提供する。	・BPDを持つクライエントの治療のためにDBTで習得した臨床スキルを，ケースロード中の治療困難な他のクライエントの治療にも，必要に応じて適用できる。 ・担当クライエントを多様にし，治療の比較的容易なケースと複雑なケースとをバランスよく混ぜることで，スタッフのバーンアウトを防止できる。	・機関に科学的エビデンスに基づいた他の治療法も学ぼうという施策があれば，大勢のセラピストがDBTの臨床スキル・能力を十分に身に付け，DBTプログラムを維持する努力を続けることは難しくなる。 ・DBTプログラムのまとまりを維持するのが難しい。セラピストがDBTは主流でないと考え，DBTを遵守しなくなるリスクがある。 ・DBTプログラムの焦点が全体的にぼやけるリスクがある。 ・DBTプログラムのまとまりがあまりない。

DBTを遵守するのであれば，いずれの場合も，BPDを持つクライエントに対する最終的な責任はDBTの個人セラピストにある。

後者の問題には，DBTのクライエントが受ける治療全体の中で，このDBTチームが治療の一部を担当するに過ぎないのか，メインなのか，それとも全てなのかを考慮することで対処することができよう。「部分モデル」とは，クライエントが受ける治療をDBTチームと別のチームが共同で担当するものであり，「主体モデル」とは，クライエントに対する第1の責任はDBTチームにあるが，治療を提供する他のチームもクライエントと関わり合うという場合である。そして「専属モデル」では，クライエントは主にDBTセラピストたちから治療を受けるが，補助的治療の提供者とも接触する。DBTではプライマリセラピスト1名と治療チームが必要であるため，部分モデルが成功するのは稀で，危機管理を行うのがDBTチームでない場合はとりわけその傾向にある。複数の治療チームが責任を共有すると，クライエントが自殺傾向にあったり，解決が難しいようなクレームを受けた場合に対立が生じかねない。管理という点では，一般的に専属モデルが最も適しているが，主体モデルではクライエントが住居や生活費，就職支援のサービスなど，DBTチーム以外が提供するサービスも利用することができる。ただし，主体モデルでも内部で考え方が対立し，クライエントがどう折り合いをつければいいのか悩むこともあるため注意が必要である。地域精神医療によく見られる1つの例に，「クライエントには自立した行動を取る能力がない」という暗黙のメッセージがある。例えば機関の住居支援チームがそのように考えていて（「精神科のクライエント」という役割でクライエントをとらえるなど），クライエントには自立した行動を取る能力があると見なすDBTのチームと対立し，DBTは「期待しすぎ」で，住居支援サービスがクライエントの世話を焼き過ぎ（enabling）ていると考えるようになることがある。最後に，部分モデルと主体モデルでは，それぞれの治療法がクライエントに課す心理的および現実的な

課題が，クライエントにとって重荷にならないようにすることが重要である。方法はいくつか考えられようが，1つには，こうした問題についてプログラム開発の早期に協力して話し合いを行うことで，危機発生時に混乱したり，互いにネガティブな感情を抱くのを防ぐことができる。

チームリーダーを選ぶ

私たちの経験では，生き残って繁栄するプログラムには，機関の運営者からの強いサポートと強力なチームリーダーの両方が存在する。理想としては，チームリーダーはDBTチームに対して権限のある存在である（DBTの経験が最も長い，管理する立場にある，部門長である，セラピストとして長い経験があるなど），リーダーの責務を果たすだけの時間がある，リーダーとしての適性がある（規律正しい，明確にコミュニケーションできる，最後まできちんとやる，人当たりがよいなど），そしてリーダーを務めたいと自ら思っていることが望ましい。またチームリーダーは，DBTのプライマリセラピストかスキルトレーナー，あるいはその両方を務めるセラピストの1人であるべきである（機関の管理職などでチーム内で臨床業務を行わない人が，チームリーダーを務めてはならない）。チームリーダーは必ずしもチームのミーティングを取り仕切る必要はない（これは持ち回り制にしてもよい）が，チームおよびプログラムの最終的な責任者である。すなわち，チームリーダーの役割とは，プログラムが構造的にDBTに対する「忠実に守ること（フィデリティ）」を達成・維持し，セラピストがそれぞれ担当するモードにおいてDBTの治療マニュアルを遵守し，そしてセラピストが各自の中核的なスキルを高め，プログラムのフィデリティや臨床において遵守の妨げとなるような問題・障壁を解決し乗り越えるようにすることである。そしてもう1つの役割は，チーム全体がDBTのサービスを可能な限り高い基準で提供できるよう，エネルギーとモチベーションを持ち続けるようにすることである〔今後DBTの資格承認においては，チーム

リーダーに関する具体的な承認が含まれるようになり，DBT の認定を受けたプログラムには承認されたチームリーダーの存在が不可欠となることが予想される。チームリーダーの承認にあたっては，別途 DBT のスキル訓練と個人セラピー（individual therapy）の承認も義務付けられ，これらの治療モードに対するスキルが必要となるであろう］。

プログラムのスタッフ編制

DBT の基本的な考えの 1 つに，「参加は自発的なものであるべき」というものがある。これはクライエントだけでなくセラピストについても言える。DBT への参加が義務的なものであれば，セラピストが方針に抵抗したり，チームの発展のスピードを遅らせたりして，最終的にはプログラムの効果が大きく損なわれることにもなりかねない。私たちはこのような状況を何度となく目撃してきたが，これは義務で参加していながら DBT を行うことに高いモチベーションを持ったメンバーが他にいる場合でも起こっている。熱意のあるチームの中に 1 人でも意欲のないセラピストがいることのマイナス効果は，いくら強調しても強調しすぎることはない。

では，気乗りのしないスタッフや関心のないスタッフがいる中で DBT を進めていくには，運営者やプログラム管理者はどうすればよいのだろうか。まず初めに，そのスタッフが本当に必要かどうかを考えてみよう。他のクリニックから意欲のあるセラピストか DBT セラピストに異動してもらうほうが，別の形態の治療を行っている人に呼びかけて DBT に鞍替えしてもらうよりも，早く，効果的であることが多い。第 2 には，躊躇しているスタッフにモチベーションを持たせる鍵は，飴（強化子）は鞭（罰，圧力）よりも強いと覚えておくこと，各セラピストにとっての飴と鞭をそれぞれ把握しておくことである。第 3 に DBT の戦略を応用し，最も躊躇しているスタッフの態度と意欲を逆転させるべきである。その戦略とは，DBT をスタッフ自身の目標と関連付け

る，DBTのコミットメント戦略を利用する，効果的なマーケティングによってDBTの魅力を広めスタッフの関心を高める，モチベーションを持てるような雇用条件にする（例えばDBTセラピストはケースロードを軽くする，DBTを学んで2年間DBTチームに在籍することを約束したら昇給する，あるいは役職を上げることで昇給につなげる，機関内の人気の高いポジションに就くにはDBTの知識と2年間の実地での適用経験を条件とする）などがある。このような構造的なインセンティブを与えることは，実際に治療を行うことで自然と強化子が生じてくる以前の早期段階では，DBTに強い抵抗を感じているスタッフに対して特に効果的かもしれない。表3.2に，DBTの適用に熱意・関心を持たせるためのその他の様々な戦略を挙げた。

　しかしほとんどの場合，機関の内外からDBTスタッフを集めることは，それほど難しくはないかもしれない。多くの場合，DBTのプログラム開発を率先して推進するのは，臨床の最前線にいるスタッフ自身（特に困難なケースに効果的な戦略を探そうとする人々）なのである。また大学院生，研修期間中のソーシャルワーカーや心理学のインターン，近隣で行われている教育プログラムに参加している精神科のレジデントの中にも，DBTチームに参加しながら学ぶ機会を熱心に探している人は多い。学生は，臨床の世界か研究の世界かに関係なく，就職の際にはこの経験が有利になることを十分に承知している。卒業したばかりの人や，その他の専門家にとって，公的機関であれ民間機関であれ，DBTのチームに参加することは非常に魅力的なことである。それによって保険集団（insurance panel）の一員になれる可能性が高まり（その保険会社から承認を受けたセラピストには保険会社がクライエントを紹介する），すぐにクライエントを紹介してもらえ，それに伴う収入を得ることができる。

　多くのDBTプログラムがさらに難関とするのは，高い訓練を受けた，スキルのあるDBTセラピストにとどまってもらうことである。

表3.2 DBTに熱意を持たせる様々な戦略

戦　略	例
1. セラピストが既に困難なクライエントを担当している場合には，DBTが臨床効果を高め，困難やバーンアウトを軽減するのにどう役立つかを伝える。	・難しいクライエントを代わりに引き受けて，成功させる。 ・打ち合わせや月例ケース相談会を開いて，治療の困難なクライエントに使用する効果的な戦略，スキル，アプローチを紹介する。 ・DBTのスキルを，有効な治療戦略または職員の支援・ストレス管理の手段としてセラピストに教える。
2. DBTを受け入れてマスターすることを，仕事上または個人的な目標と関連付ける。	・DBT（あるいはその一部）の習得と適用を業務の一環として，年次査定の際にチェックする。DBTのタスクを終了（査定の際にチェック）すると給与が上がるようにする。 ・DBTの習得と適用に対して他の強化子も提供する（例えば，部署の80％がDBTのスキル・知識テストに80点以上で合格したら，上司がピザパーティを開く）。 ・DBTの中でセラピストが最も好きな仕事と関連が強い部分を担当させる（グループ，個人，ケースマネジメントなど）。
3. DBTを実施する・しないことの長所・短所をセラピストから聞き出す。	・DBTを実施すること，しないことの長所・短所について全員が意見を出し合う。 ・各自がDBTを実施した場合，しない場合の短期・長期的な結果を予想する。 ・そのセラピストが本当に自発的にDBTに参加しているのか，そうでないのかを評価する。
4. 繰り返し承認する。	・やりすぎると，かえって非承認になってしまうので注意する。 ・科学的エビデンスに基づく治療を学ぶことは，確かに現在の治療が不適切だということになるが，そのセラピスト自身が不適切ということではない，と承認する。 ・新しいこと，気の進まないことをすることの辛さや苛立ちを承認する。必要に応じて何度も承認する（1回で十分とは考えないこと）。

(次ページに続く)

表 3.2　DBT に熱意を持たせる様々な戦略（つづき）

戦　略	例
5. セラピストが日々の仕事およびチームへの参加において DBT のテクニックを使っていたら，必ず褒めてシェイピングする。	・そのセラピストの強化子を見極める。注目されたいのか，それとも放っておかれたいのか。 ・そのセラピストが既に使っている DBT の戦略は何かを見極め，それを使ったときには強化する。 ・体系的に行う。セラピストに取って欲しい行動の「シェイピング曲線」を決めて，これを守る。 ・強化に嫌気がさしていないか気を付ける。無理矢理やらされていると感じている人はそうなりやすい。
6.「選ぶ自由と代替案の欠如」を含め，DBT のコミットメント戦略をすべて用いる。	

　DBT 適用の経験を持ち，訓練を受けているということは，マーケットでの競争力が非常に高いということであり，DBT と同列の仕事または DBT プログラムを開発したり監督したりする上級の仕事から声が掛かる可能性が高い。また自分で開業することを選ぶ人もいるだろう。スタッフをとどめておくための最善の方法は，仕事と収入が発展する見込みがあるとスタッフが思えるようなビジネスプランを計画・遂行することである。例えば，個人開業の治療機関に新しく入ったスタッフには，最初の訓練期間（例えば 1 年）には報酬の少ないケースをある程度引き受けるよう依頼し，長く勤務するようであれば料金を高く請求できるようにすることもできる。また，DBT がそのセラピストにとってやりがいがあると感じられるものになるように工夫することも重要である。例えば，DBT チームにいることが非常に楽しい，これまで何人ものセラピストからお手上げとされた治療困難な BPD を持つクライエントが回復するのを目の当たりにする，あるいはセラピスト自身が最も楽しんで実施できるモードを担当させる，などがある。

ケースロードを決める

ケースロードの量を決める際に考慮すべき重要なことはいくつかあるが，その1つに，DBTだけをフルタイムで提供している人なのか，それとも他のチームにも参加している人なのか，という点がある。ここでは，レベル1のBPDを持つクライエントに第1段階のDBTだけを専門にフルタイムで提供している場合のケースロードについて述べることにする（読者はそれぞれの状況のスタッフに合わせて数字を調整していただきたい）。一般的に，DBTの外来チーム専属でフルタイム勤務しているセラピストは，通常，1人あたり15〜18人の自殺傾向のあるBPDを持つクライエントを担当し，さらに2時間のDBTスキル訓練グループを週に1〜2回監督または共同でリーダーを務める。これには電話コーチングや実生活でのスキルコーチング（例えばクライエント1人につき週平均20分），60〜120分のコンサルテーションチームに週1回参加，書類の片付けに十分な時間を考慮してある。他にも，生産性の水準60〜75％（この幅は書類仕事，研修，他のスタッフの監督業務の有無や必要度などによる），クライエントがセッションに来ない割合30％も考慮されている（Comtois, Elwood, Holdcraft, Simpson, & Smith, 近刊；R. Wolbert, 2006年1月5日の私的なコミュニケーション；Sayrs, 2006年1月5日の私的なコミュニケーション；DuBose, 2006年1月5日の私的なコミュニケーション）。

その他に標準的なケースロードに影響する可能性がある要因は，(1) BPDを持つクライエントの治療経験，(2) DBTの適用経験，(3) 既に担当している，特に複雑な問題を抱えていたり自殺傾向の強いクライエントの数，(4) 治療開始から1〜2カ月程度のBPDを持つ新クライエントの数，(5) チームの人数と紹介件数，が挙げられる。経験が浅い，あるいはDBTの知識が少ないセラピストには，初めは担当クライエントのうちBPDを持つクライエントの数を少なめにするとよいだろう。特に極端で重篤なクライエントは，通常セッション以外で介入しなけ

ればならないことを考慮して，1人＝2人分と考えることもできる。また，治療開始から2カ月以内のクライエントにはかなり多くの時間を割く必要があると予想されることから，新クライエントを何人か抱えるDBTセラピストにはケースロードを減らしてもよいだろう。

治療期間を決める

DBTの初回の「コミットメント」のセッションで話し合い同意する主な項目の1つに，治療期間，つまり両者（クライエントとセラピスト）が共にDBTに関与し続ける期間がある。同意した期間が終わりに近づいたときに，さらに治療が必要と判断されれば，特定の期間だけ契約を更新あるいは延長することができる（以下を参照）。DBTの個人セラピストは，これからクライエントになろうかという人と初めて会うときに治療期間についての同意を得たいわけであるから，その前にあらかじめ治療期間を決めておくことが不可欠となる。

DBTを開発したワシントン大学を含め，大多数のDBTプログラムが，まず期間を1年と決めて治療を開始する。この1年という期間はDBTの個人セラピストとの最初のセッションではなく，6カ月間のDBTスキル訓練グループを2回修了できるよう，スキルクラスの初日に合わせて設定される。これからクライエントになる人はDBTのスキル訓練グループが始まる前に個人セラピストに会うため，スキル訓練グループの初日がいつになるかによって，またグループ卒業後の2〜3週はセラピストの診察を受ける場合もあることから，実際の治療期間が13〜14カ月間になるクライエントもいる（DBTのスキル訓練グループは通常，3〜4週間は新しいクライエントを受け入れ，その後4〜5週間は受け入れず，また3〜4週間は受け入れた後4〜5週間は受け入れない，というサイクルになっており，新しいクライエントはマインドフルネスのトレーニング中と1つのモジュールの始まりに入ることができる。モジュールの途中から参加することはできない）。

新しいDBTチームが最もよく犯す間違いは，治療期間を決められないことである。これは，セラピストが新しいクライエントの治療を始める段階で治療期間を決めるということに慣れていないための単純ミスである場合もある。また，プログラムとして最初は期間を決める予定だったが，最終的に決めないことにした，という場合もある。その理由は，「私たちのクライエントはみな重篤すぎて1年の治療では十分ではない」「私たちは公的機関で治療を行っており，法的にも倫理的にもサービスを提供し続ける義務がある」などである。この主張はいずれも，DBTの誤解・誤用によるものである。

DBTには，このような状況に当てはまる理念がいくつかある。まず第1には，強化子（セラピストとの接触，治療の進展など）が使われるのは臨床的進展を強めるためであり，現状や，より重篤な行動調整不全ではない。これはそれまでの人生で機能不全行動が体系的に強化されてきた，BPDを持つクライエントにとっては特に重要と思われる。第2には，随伴性が能力を引き出す，つまりクライエントは努力して行動スキルを早く覚えて使ったほうが，（機能不全行動を取るよりも）自分が欲しいもの（多くの場合はDBTセラピストとの関係が，正式にでもそうでなくても続くこと）が手に入るとわかれば努力をする，という理念である。DBTでは，セラピストに対する愛着も含めて，このような強化子をクライエントの治療の目標のために促進する（これらの理念については，Linehan［1993a］の著書『Cognitive-Behavioral Treatment for Borderline Personality Disorder』に詳しい）。したがって，初めの契約内容以上の治療を提供するには，臨床上の大きな進展があることがその条件である。

以下の上級DBTプログラムの説明でも述べているが，DBTのプライマリセラピストは，治療の8～9カ月目頃には治療の終結と「その後どうするか」について話し合いを始めるべきである。この時点で6カ月または1年の延長が必要と自動的に判断すべきではないが，セラピスト

が（DBTチームと相談したうえで）クライエントと話し合い，最初の1年を終えた後も治療継続が必要または適当となった場合には，セラピストはクライエントに，治療卒業までの間に何をして欲しいかを明確に伝えるべきである。クライエントが努力して順調な進展を見せている場合には，セラピストはその事実を強調し，このような状態が続けば治療の延長（必要であれば）について喜んで話し合うつもりだと言えばよいだろう。クライエントが行き詰まっていて，第1段階の主要ターゲット行動にあまり進展が見られない場合には，治療を延長する条件として，1年目の終わりまでに変えなければならない行動について説明する。

　クライエントが行動を変えることを拒み，「私には変わることなんてできません。要求が大きすぎます」と言う場合，あるいは変わりたいと思っていて努力もしてきたが，それでも十分でなく卒業の時期が迫っている場合はどうするべきであろうか。これは，セラピストがコンサルテーション治療チームと協力して慎重に考えるべき，重要で複雑な臨床問題である。DBTを学び始めたばかりのチームであれば，自分たちで考えた解決策が最適でDBTの理念を遵守したものかどうか，専門家のスーパーヴィジョンを受けるという選択肢もあるだろう。DBTを遵守したやり方で臨床を進めてきたのであれば，治療は契約と共に終了し，クライエントはその人にとってより効果的な治療法に移行するか，あるいは（希望すれば）クライエント本人が何かしら方策を考えるか，にすべきである。これはクライエントがDBTのプライマリセラピストとスキル訓練グループの両方を失うことを意味し，多くのクライエントにとって，そのような恐ろしいことになるくらいなら時間がまだあるうちに頑張らなければ，と考えるきっかけになる。そうならないのであれば，DBTは実際にその人にとって効果的でないということかもしれず，他の何かを試してみることが倫理的な行動だろう。いずれにしても，クライエントが将来再びDBTプログラムを受けたいと思った場合，再申請するにはクライエントにどのような行動が期待されるのかを

話しておくべきである。

変法するなら，きちんとした変法に

前述したが，包括的 DBT をマニュアル通りに遵守することは，DBT の認定制度が確立されれば，さらに重要になってくるだろう。しかし第 2 章でも述べられているように，外来患者プログラムであっても，それぞれの状況に合わせて DBT の原法を改変しなければならない場合もある。この変法は一時的な場合（DBT プログラムが落ち着くまで）もあれば，長期にわたる場合もあるだろう。私たちは，変法する前に DBT の「忠実に守ること（フィデリティ）」に則した解決策と合意案（ジンテーゼ）を探すためにあらゆる努力をし，変法は最後の手段とすることをお勧めする。

外来プログラムで最も実施が難しいモードは，電話コンサルテーションである。機関によっては，労働組合の規則やセラピストの職務範囲が障壁となる場合もあるし，セラピストが診療時間外の電話を受けたがらない場合もある。電話コンサルテーションが必要なことはわかっていても，度を超してしまうのではないかという恐怖心から電話に出る意欲をなくしたり，完全に拒絶してしまう場合もある。私たちの経験では，本当の心配・問題を慎重に見極めてじっくりと解決策を考えれば，障壁，抵抗感，躊躇は克服できることが多い。例えば，セラピストの中には心配しつつも，実際にやってみたらどうなるのか，試験的に少数の BPD を持つクライエントに電話コンサルテーションを提供してもよい，と考える人もいた（不安症と同様，心配や恐怖はしばしば対象を現実よりも大きく見せるものである）。また，自分たちの限度を超えるような電話にも効果的に対応できるよう，十分スーパーヴィジョンしてもらえるという保証があれば受けてもいい，という人もいる。労働組合の規則や義務は労働者を保護するためのものであり，サービス提供の障壁となるためのものではない。セラピストが雇用者からの強制ではなく，やりたい

という自らの意志があって時間外サービスを提供することは一般的には問題ない。

しかし，DBTの個人セラピストが時間外の電話を受けるのは不可能な場合もある。その場合の解決策にはどのようなものがあるだろうか。機関によっては，DBTスキルコーチの訓練を受けている危機介入チームのメンバーが，持ち回りで電話当番をするところもある。一部の州では通話料無料のDBTホットラインを設け，スキルコーチが対応している。また，救急医療隊のメンバーにDBTスキルコーチングの訓練を受けることを義務付けている機関もある。

電話でのコーチングという機能を考えてみると上記の解決策だけでは十分でない。これらの解決策では対処できない要素として，(1) クライエントと個人セラピストとの関係，そして双方が時間外に疎外感を和らげ，関係に入ったヒビを修復する機会を設ける，(2) 電話コーチングであれば，どのクライエントにどのスキルが最も効果的か判断できる，(3) 電話がかかってきた時点で治療で重点を置くべき点を決定できる，ことが挙げられる。プライマリセラピストがすべての電話を受けるわけではない場合に当然生じる不足を補うのに効果的な戦略としては，プライマリセラピストとクライエントで非常に明確な危機プランを立てておく；危機スタッフが随伴性マネジメントを行い，この危機プランの遵守を強化する；この危機プランが危機スタッフに実行不可能である場合には，危機スタッフはセラピストとクライエントにプランの修正を依頼できる（自分たちで修正すべきではない）；セラピストとの電話を業務時間内でスケジュールに入れておく；セラピストの勤務日のスケジュールに，クライエントが電話してよい「相談時間」を設ける，などがある。ここで注意すべきなのは，これらの戦略は，電話コンサルテーションを提供しない場合に治療上失われるものの一部を補うのに役立つ可能性はあるが，部分的な解決策でしかない，ということである。このため多くのDBT専門家は，標準的なDBT電話コンサルテーション

を行わないプログラムは，包括的かつ標準的なDBTとは見なさない。DBT電話コンサルテーションは将来，そのプログラムがDBTの認定を受ける際の必須因子になると予想される。

DBTプログラムのマーケティングと紹介元の確立

DBTはその人気と，効果的で費用対効果の高いBPDの治療法としての評判から，この10年でマーケティングが比較的容易になった。実際にDBTは需要が高いため，DBTのスキル訓練か個人セラピーのいずれかのモードしか提供しないにもかかわらず，DBTを名乗るプログラムが急増している。そのためDBTプログラムの認定とDBT提供者の資格承認の制度を設ける努力が進められており，将来はDBTプログラムのマーケティングと紹介元の確立を行う際には，そのプログラムがDBTの認定を受けているのか，臨床スタッフがどの程度DBT提供の資格を持っているのか，が問われることになるだろう。強固な紹介元を確保するためにはおそらく，DBT提供の資格を持つスタッフとDBTとして認定されたプログラムであることが有利になる。外来プログラムとして認定されるには，DBTのすべてのモードと機能を実施することが条件となる，つまり標準的かつ包括的なDBTであることが条件となることがほぼ確実である。そうなるまでの間は，クライエントの紹介元には，すべてのDBTプログラムが同じではないこと，DBTを名乗りながら実際には包括的DBTを提供しないプログラムもあるが，自分のところは違う，と強調するとよいだろう。

DBTプログラムの宣伝とマーケティングの最初のステップは，特に有望な紹介元を調べることである。例えばマネージドケア[訳注1]の担当者，地域の「かかりつけ医」，NAMI（全米精神障害者協会）の支部，

訳注1）管理医療手法を用いて医療費を抑制することを目的とした医療保険制度。米国で創設され，現在多くの国・地域で普及している。

BPDを持つクライエントを大勢抱える薬物療法専門家など。調べたら，それらの紹介元と，これから提供するDBTプログラムについて話し合う計画を立てる。理想としては，それぞれの機関で紹介に関して最大の権限や影響力を持つ紹介担当者にコンタクトを取るのがよい。自分で直接電話を掛けて話し合いを持ちかけ，ケースマネージャーやスーパーヴァイザー，保険の支払い請求担当者など，BPDを持つクライエントを紹介する立場にある人に参加してもらう。予算が許せば，勤務時間中の昼食時に打ち合わせの機会を設け，参加できる人は全員参加してもらい，昼食を用意する。マーケティングの予算がない公的機関では，参加者に淹れ立てのコーヒーと手作りのデザートを出したところもある。話し合いでは，DBTと提供するDBTプログラムに関する正式なプレゼンテーションも行う。プレゼンテーションは20分以内に収め，質疑応答の時間を十分に取ることを勧めたい。プレゼンテーションでは，DBTに関する研究結果を簡単にまとめたものも含めて，DBTの概要を説明する（本書第1章を参照）。プレゼンテーションは相手の最も重要な価値観や目標に関連付けたものにする（臨床結果，コスト削減，重点が回復に置かれる点など。表3.3を参照）。最後には，どのようにクライエントを紹介すればよいかを明確に説明（連絡担当者の名前と電話番号を教えるなど）し，どのようなクライエントを紹介すればよいのか（プログラムの対象・除外基準）についても明確にする。またチラシや名刺，冊子も必ず準備して配布するようにしたい。

　DBTプログラムを宣伝する際に最も重要なデータは，おそらくその治療結果である。それによって「DBTに効果があるのは知っているが，あなたの治療環境でも効果はあるのか」という疑問に答えることになるだろう。私たちが読者に是非勧めたいのは，本書第12章（原著収載）のDBTプログラム評価の際のヒントをよく読み，検討することである。評価を行う際にはシンプルに実施する。最も説得力のあるデータは，毎週のセッションでクライエントが持参する日記カードとセッショ

表3.3 DBTとマネージドケア/Behavioral Health Organizationsに共通する価値観

価値観	詳細
1. 科学的エビデンスに基づいた治療法	・DBTは効果的な治療法であり，BPDを含めて複数の診断を受けたレベル1のクライエントに対する効果を裏付ける厳密なランダム化比較試験（RCT）は，他のいかなる治療法よりも多い（DBTのRCT結果については第1章を参照）。 ・DBTは実証研究に由来する治療法であり，これを構成する戦略，構成要素，構造，行動スキルも実証研究に裏付けられている。
2. 従来治療と比較して大幅なコスト削減	・LinehanたちによるRCTで，DBTがクライエント1名につき治療の最初の1年で9,000ドルの節約になることがわかった（DBTが8,610ドルで，従来治療が17,609ドル。Linehan & Heard, 1999; Linehan, Comtois, & Kanter, 1999）。 ・ある地域治療プログラムで1年間のDBTを終了した患者（n=14）の事前事後データからは，精神科サービスの利用が前年と比較して大きく減ったことがわかった（入院日数77％減，半入院日数76％減，危機的患者病床56％減，救急通報80％減が報告されている）。サービスの総コストも645,000ドルから273,000ドルへと劇的に低下した（APA, 1998）。
3. クライエントの治療継続率・満足度の高さ	・これまでのDBTの研究では，治療期間が比較的長い（通常12カ月）にもかかわらず，クライエントの治療継続効果が高いという結果が一貫して出ている。 ・治療継続の一因でもあるクライエントの満足度が高い。
4. 回復を非常に重視する	・DBTが目指すのは，単に症状の緩和や高額な精神科サービスの利用を減らすことではなく，クライエントが生きる価値のある人生を築くことである。DBTで「生きる価値のある人生」とは，普通の幸福と不幸を得ること（レベル3。第1章を参照）であり，つまり充実した普通の（あるいは普通以上の）人生を生きる能力が行動コントロール不全や感情調節不全，メンタルヘルスの問題に左右されたり制限されたりしないことである。

(次ページに続く)

表3.3 DBTとマネージドケア/Behavioral Health Organizationsに共通する価値観（つづき）

価値観	詳　細
5. 治療のあらゆる側面において明確性と正確性が強調される	・ターゲット行動を明確に定義する。 ・治療モードごとに機能を明確にする。 ・DBTおよびDBT以外の治療の提供者同士がどう関わり合うか，そしてクライエントの目標に沿って治療を計画し，他のサービスを調整する際に，第1治療提供者がどのような役割を果たすかを明確にする。 ・医原性の影響から保護しながらのPTSDの正式なエクスポージャーをいつ始めるかを決める基準を定める。
6. 複数診断を受けたクライエントに対する，柔軟で理念に基づいた治療法	・DBTはプロトコルではなく理念に基づいた治療法であり，体系化された標準的枠組みの中で個々のクライエントのニーズに柔軟に合わせる。 ・DBTは，物質使用障害を含めた併発のⅠ軸障害も治療できる構造になっている。
7. 治療期間を通じて具体的なターゲット行動を継続的にモニタリングすることで臨床進展を追跡する	・DBTは，日記カード（クライエント用）とセッションメモ（セラピスト用）を使用することで結果を毎週モニタリングする。 ・クライエントの進展（または進展のなさ）はDBTコンサルテーションチームが追跡する。DBTチームは，クライエントにあまり改善が見られない場合や再発が起こった場合に，セラピストが症例を概念化し治療計画を立てるのをサポートする。 ・DBTは，ターゲットに関わる行動の治療と生きる価値のある人生を築く（仕事を得る，安定して働く，大学に入る，精神障害者保護から自立するなど）全体的な効果に関するデータをプログラムごとに収集することを奨励している。 ・DBTの標準の治療期間後もクライエントに大きな改善が見られない場合には，治療終結も含めた代替案を見つける。

ンメモから自動的に得られるものである(自殺企図の回数,自殺の意図のない自傷行為,救急治療室の利用,精神科への入院,入院日数など)。またプログラムの卒業生の成功例を紹介すると,DBT 以外のプログラムを提供するスタッフや保険の支払い請求担当者に劇的な変化に気付いてもらうことができ,宣伝になる。実際の DBT の卒業生による「証言」を紹介するところもある。卒業生に自分の人生や経験,自分が目標を達成するのに DBT がどのような役割を果たしたかについて,くだけた雰囲気で語ってもらうと,プログラムについて自然とポジティブな意見を得られる場合が多い。

DBT サービスに保険適用を受ける

　保険適用の戦略は,その機関が公的機関か民間機関かによって変わってくる。それぞれの場合について以下に述べるが,どちらにも共通して重要な戦略がいくつかある。まず第 1 は,多くの場合,マネージドケアの企業や保険の支払い請求担当者に,DBT は複数の治療モードと治療提供者が関わる包括的な治療法であり,他の多くの治療とは違う独特なものであることを理解してもらうことが不可欠である。DBT に忠実であるにはこの包括的な治療の全体を提供しなければならず,クライエントの希望や保険会社の支払い基準によって「単品メニュー」で提供すれば,DBT としての「忠実に守ること(フィデリティ)」は失われる。また,DBT は最初は治療期間を 1 年間とするが,BPD を持つクライエントが皆,1 年で十分というわけではない。1 年目に進展が見られることと,治療の必要性があることを条件として,2 年目を必要と判断して提供する場合もある。第 2 の戦略は,クライエントを受け入れる前に保険適用の交渉を終わらせておくことである。この時点が最も立場の強いときであり,ハイリスク(と思われる)クライエントに対する法的・倫理的な責任もまだ生じていない。第 3 は,包括的な DBT が 1 年間フルに適用されるように,また必要と判断された場合には 2 年目も暫定的に

承認されるよう働きかけることである。そして最後は，保険会社が上記の内容に難色を示した場合には，その会社が抱えるクライエントの中で最も問題が大きく，コストのかかる 2～3 名の治療を（上記の適用条件で）引き受け，治療結果のデータを収集するという約束を取り付けることである（ただし，これは DBT セラピストとしての経験が浅い場合には，あまり現実的な選択肢ではない）。治療の進展について何度か中間報告をし，この治療が終了した後に他のクライエントにも適用するかどうか最終決断をする予定とする。こうすれば，支払い請求担当者はリスクを抑えながら，DBT サービスの価値を自ら評価することができる。

民間機関の場合，第 1 の問題は DBT に必要とされる時間とコストのコミットメントが，ほとんどのマネージドケアや保険プランの限度を超えることにある。一般的な給付制度では，標準的な外来用 DBT の全治療モード 1 年分は対象とはならない。DBT の個人セラピーとスキル訓練グループが対象となっても，電話コンサルテーションまで対象に含まれるとは限らない。コンサルテーションチームへの適用に最初から同意するプランとなると，さらに数は少なくなる。私たちは，可能な限りすべての治療モードをパッケージした 1 つのサービスとして，定額あるいは週単位の一括額で交渉することをお勧めする。この場合，保険会社は治療セッションごとに請求書を送られるのではなく，DBT の全サービスについて「DBT 治療」と記載された請求書が週ごとに送られる。中には，クライエントが治療に来なかった週も含めた定額契約を取り付けたプログラムもある。このような契約が受け入れられたのは，クライエントがセッションに 1 回来なかったとしても，DBT セラピストはその人の治療を続ける（セッション参加の妨害要因を評価あるいは解決するためにクライエントに積極的に電話をする，クライエント宅を訪問して治療に戻るよう説得する，など）ため，そのような週が何度かあっても，残りの週では電話，セッション，アウトリーチなどの危機管理や実生活におけるエクスポージャー（どれも週単位の料金に含まれる）が行

表 3.4　DBT の支払いのための戦略

1. 入院保険を外来保険に変える（代替治療プラン）。

2. 最も高額なサービス（個人セラピー）に保険適用を請求し，治療費の安いサービスはクライエントが費用を賄う。

3. 保険の請求書と一緒に，（BPD 以外の）保険適用となるⅠ軸障害の診断書を提出する。同等であるⅠ軸障害の診断書によって給付金額が上がることが多い。

4. 他の資金源を考慮に入れる。家族，教会，学校，雇用主，地域の組織など。

5. セラピストが提供者集団に入っていない場合は，個別の契約（または貸付金の用立て）を結ぶことで患者がネットワーク内の治療に適用される保険を使うことができるので全額を支払えるかもしれない。

6. 低料金のセラピスト（DBT を学ぶ学生，訓練生，免許を持つセラピスト）を患者に紹介する。

7. 治療 6 カ月を終えたクライエントには料金を下げる。

8. セラピストの訓練グループを行い，その監督サービスに対して出来高制の支払いを受ける。

われることでバランスが取れる，と予想されるためである。場合によっては，クライエントと協力して保険が適用されるよう個別に戦略を練らなければならないこともある。表 3.4 にそのような戦略をいくつかまとめた。

　公的機関では，多くの場合これと全く逆の問題がある。公的なマネージドケアもサービスをより効率的に提供するためのものではあるが，自殺傾向があったり，BPD を持つクライエントの大半が半永久的にケアを受けるものと考えられているため，セッションの回数や治療期間はあまり重視されない。公的機関が直面する保険適用における最大の問題は，クライエントが安定する（自殺企図が治まる，危機を脱する）とすぐに資金を下げようとする動きがあることで，BPD を持つクライエン

トの自殺行動や自殺の意志のない自傷行為が治まると，完全に自立する準備ができる前にサービスが停止されてしまう。この時点でサービスを削減すれば，症状増悪や，「慢性的だがおとなしい精神病患者」の状態が続きかねない。支払いを維持させるための重要な1つの戦略として，クライエントの安定のために提供するサポートの数と種類を強調することがある（提供する治療の量，自殺リスクの継続評価，入院の必要度の評価，入院にならないように在宅支援の電話コーチングの頻度，グループおよび個人セラピー中にクライエントの管理に使われる治療戦略の範囲など）。しかし，クライエントが少ないサポートでも安定し続けている場合，自治体はさらなる改善のためにこれ以上資金を提供したくないと考えるかもしれない。このような場合には，自治体がリスクや症状の軽減だけではなく，クライエント重視の治療や雇用支援など，「回復」を訴えていることの多いミッション宣言に立ち返る。そして自治体自身が使っている言葉を用いて，DBTが医療費削減に役立つ点を強調することができる。どの策も失敗に終わった場合には，プログラムが対象に含まれている民間医療保険に入れてくれる雇用先をクライエントが見つけるのを助ける必要があるかもしれない。

　セラピストの中には，紹介元と契約を結んだり，特別なサービスを提供したりして収入を補おうとする人もいる。特に開業間もない時期には，社会福祉事業や職業リハビリテーション，労働基準局，児童・家族福祉サービスなどの州政府機関と提携することは，クライエントがそれ以外の方法では支払えないような金額の治療を提供しつつ経営を軌道に乗せる1つの手段である。また，DBTを受けるクライエントの保護者，パートナー，被扶養者を対象に個人セラピーやグループを提供するという方法もある。クライエントの年齢にかかわらず，周囲の人々も大きなストレスを抱えている場合が多い。保護者の負担やバーンアウトの問題は，クライエントが青年でも大人でも，DBTの第1段階で特に顕著なものである。保護者は多くの場合，サポートしたり，承認と行動変

化の理念を教えてくれるグループに参加したいと強く思っている。このようなグループは自己負担方式で行うことができ，通常はセッション1回の料金が15〜20ドルと極めて低い。このような保護者グループに対して診療ごとの個別支払いとする場合には，支払いの領収書を発行する以外には何の運営サポートも必要ない。多くの場合，クライエントがDBTの治療を受けているかどうかに関係なく，保護者の苦悩はそれ自体に治療が必要なほど大きいものである。自分が直面する状況を理解し，家族や自分の心の苦悩に対処する方法についてアドバイスしてくれるセラピストを望む保護者もいるだろう。保護者は自己負担が可能だったり，保険が使えたりすることもある。

紹介の引き受け，インテークとアセスメント時の移行

　DBTにエントリーするクライエントは多くの場合，苦悩に対処する効果的な方法がほとんどない中で，何とかして助けて欲しいという悲痛な思いを抱いている。中には，強く慕っているセラピスト（DBTセラピストではない）に付き添われてやって来て，DBTを始めるためにこのセラピストと別れるのは嫌だという人もいる。また，今すぐDBTを始めたいという強い思いから，クリニックのインテークやアセスメントの手続きがもどかしく，イライラしてしまう人もいる。この，インテークとアセスメントが行われる移行期における様々な危機に対応し，自殺企図を防ぎながらプロセスを続ける動機づけを十分に行うことはかなり困難な場合がある。この時期に役立つであろうヒントをいくつか紹介する。

・見込み患者とその現在の治療提供者にプロセスをきちんと説明し，インテーク期にクライエントに対する臨床上の責任を負うのが誰なのかをはっきりさせる。

　インテークのスタッフは，初めて接触する際には，インテークのプロセスについて，各ステップとそれにかかる時間を含めて説明すべきであ

り，この期間中にクライエントの臨床上の責任者を負うのが誰なのかを明確にしておくことが重要となる。クライエントが既にセラピストにかかっている場合には，そのセラピストがインテーク中もクライエントの臨床上の責任者を務め，クライエントは既に立てられている危機プランに従い続けることが望ましい。このインテーク期に危機が発生した場合には，インテークセラピストは既存のセラピストに連絡を取ったり，既存のプラン通りに行動したりすることでクライエントを支援すべきである。しかし，特にそのようなセラピストがいないクライエントの場合は，かかりつけ医や危機クリニックが一時的にこの役割を引き受けることができよう。また，クライエントが DBT プログラムの基準を満たすとは限らない，プログラムについて詳しく知った後で必ずしも参加を希望するとは限らない，ということを基本に考える。アセスメントと治療の間に明確な線引きをすることで，ハイリスクで，プログラムを望まない，あるいはプログラムの基準を満たさないクライエントの治療を引き受けてしまう事態を避けることができる。こうした計画内容は，紹介元のセラピストに紹介の最初の段階で説明し，インテーク期を通してクライエントとその家族も含めた関係者全員に対して繰り返し伝える。その際には，専門医療を例に出すとよい。クライエントはかかりつけ医による治療はすぐに始まるものと考えるが，手術やリウマチ治療などの専門医療は待たなければならないことが多く，専門医は実際の治療開始までは臨床責任をかかりつけ医から引き継がない。私たちは，アセスメント時や，初回セッションを行う前に，クライエントになろうとしている人が DBT プログラムに適しているかどうかを電話で審査することをお勧めする。このアプローチは，インテーク基準を満たさない多くのクライエントを振り分けて，期待がそれ以上大きくならないようにするのに役立つ。

・クライエントが現在のセラピスト（DBT セラピストではない）から移行

するのを助ける。

クライエントとその紹介元のセラピスト（DBT セラピストではない）が現在の治療を終わらせたくない，現在の治療に DBT を上乗せする形にしたい，と考えている場合もある。それが賢明でなく，むしろ問題であることについては Linehan（1993a）が詳しく述べている。この移行をどううまく乗り切るかということが肝心である。私たちが勧めたいのは，第 1 に，紹介の時点で，DBT プログラムに受け入れられたら，現在のセラピストとの治療は停止しなければならないということを明確にすることである。第 2 には移行が楽になるよう支援することで，そのためにはこの移行を「一時的なもの」と位置付けるとよい。DBT を終了すれば，クライエントはもちろん現在のセラピストのもとへ戻ることができる。ここでも専門医療を引き合いに出すとよいだろう。現在のセラピストはゼネラリスト，DBT セラピストはスペシャリストであり，専門治療が終わってスペシャリストを必要とする問題が解決すれば，クライエントはゼネラリストとの治療を再開できる。また，現在のセラピストの役割に代替モデルを提案するのも役立つかもしれない。そのセラピストは完全にクライエントの前から姿を消してしまうわけではなく，関係を維持できる。クライエントの人生に重要な他の人々や師（教会の指導者や教師など）との関係と同じように，そのセラピストとクライエントはときおり接触したり（電話で話す，一緒に散歩する，お茶を飲む，昼食を取るなど），話し合いをしたり，手紙のやりとりをしてもよいが，治療は行わない。具体的には，危機時の電話には対応しない，治療プランを立てたり強要しない，その他治療行為の正式なプランには関わらない，などということである。

長期的に高い基準を維持する

DBT は，対象クライエントがハイリスクで，BPD を持つために大き

な苦しみを抱えていると考えられることから，治療期間を通して明確性，正確性，共感を重視する。また科学的であることと卓越さが重視される。DBTでは，治療法に対する完全なフィデリティを目指すのであれ，プログラムの臨床結果を評価するのであれ，あるいはマニュアル（Linehan, 1993a, 1993b）を完全に遵守するのであれ，セラピストとチームリーダーに，各治療モードにおいて常に，数々の能力が要求される。本節では，DBTチームの臨床上の能力およびプログラムとしての能力を長期的に維持するのに欠かせない，いくつかの戦略について詳しく述べる。

プログラムの治療結果を測定する

この点についてはいくら強調しても強調しきれない。本書の第12章（原著収載）で治療結果データの収集についてシンプルかつ実際的なアドバイスをしているが，これは紹介件数を維持しようとするプログラムにとっても非常に貴重な内容である。比較的大規模な地域の精神医療提供機関に属するプログラムの場合，治療結果のデータは，資源の割り当てや追加研修など，DBTの構造的なサポートを継続してもらえるように機関の運営者を説得する際にも非常に役に立つ。またデータによってチームの長所・短所を明らかにすれば，質の向上につなげることもできる。第12章でも述べられているが，治療結果データの収集に複雑な手続きをする必要はない。最も重要なデータは元々，日記カードやセッションのメモに記録されているからである。

DBTからの逸脱に気を付け，対処する

DBTの理念に対する「忠実に守ること（フィデリティ）」を維持すべく，プログラムの初期に多大な努力をしても，機関そのものに変化があったり，他の研修イニシアチブが優先されたり，保険適用の額や方針に変更があったり，またDBTプログラムの人気が高まったり，といっ

た変化に対応しているうちに，長期的にはフィデリティから逸脱してしまう事態が起こり得る。最もよく見られるのは，機関が問題または懸念事項と見なした状況に対して，DBT とは相容れないような解決策を取るケースである。例えば何か深刻な事態が起こり，運営者が「危機サービスに連絡してきたクライエントには，その翌日に診察予約を入れる」という方針を打ち出したとする。この解決策は当該の問題に対処してはいるものの，BPD を持つクライエントが機能不全行動を取ると DBT のプライマリセラピストに会えるようになるということは，DBT とは相容れない。DBT のプライマリセラピストがクライエントの強化子である場合には，このような方針は機能不全行動を強化する役割を果たしかねない。

　このような場合にまず為すべきは，その方策によって解決しようとしている問題のアセスメントを行うことである。まず問題を理解しなければ，機関のディレクターが懸念していることを承認することも，DBT に合った別の解決法を提案することもできない。例えば施設の方針変更の要因となった問題を徹底的にアセスメントしてみたところ，救急治療室と危機クリニックからかねてよりクライエントのサービス過剰利用について苦情が出ており，同じクライエントが週に 3 回も救急治療室を利用しているのに，外来セラピストはその間一度もこのクライエントを診ていなかった，という事実が明らかになった。運営者が「危機サービスに連絡してきたクライエントには，その翌日に診察予約を入れる」という方針にしたのは，そのためだったのである。DBT チームにとっては当然，そのような形で予約を入れられるようにすると危機行動が強化されることや，スタッフがパートタイムや完全予約制を前提に勤務しているため，このような形で予約が入れられるようにされるのは都合が悪い，ということが問題になる。

　運営者が解決しようとしている問題が完全に理解できたら，DBT に沿った解決策や合意案（ジンテーゼ）を考え出し，提案することができ

る。この例でいえば，救急治療室を利用した後には外来診察ではなく電話の予約を入れるようにする，DBT セラピストは危機サービスの過剰利用がターゲット行動だったことをカルテに明記する，などである。またセラピストは，危機サービスの利用直後にクライエントを診るとよくない理由をカルテに記入するだけでなく，それを救急治療室のスタッフミーティングで説明してもいいだろう。その後，DBT チームの懸念事項と解決策について運営者と案を話し合うのは，通常はチームリーダーの役割となる。

DBT の理念と戦略を運営者や同僚に対して用いる

　上記の例には，もう１つ重要な点がある。それは，システム内の問題に対処する際にできるだけ DBT の理念と戦略を用いることである。この戦略は，運営者や紹介元の機関，保険会社，スタッフに対して何かを要請するといった，人間を相手とした問題の場合で特に重要になる。この戦略が欠かせないのは，DBT では（上記の例のように）標準的なメンタルヘルスのプロトコルからすると例外的な措置を取ることがしばしば必要になるため，DBT スキル，例えばマインドフルネス・スキル（その状況で必要なことをする）や対人関係スキルなどを効果的に使うと非常に有益である。何かを要請したり，要請されたことを断ったり，別の解決策を提案したりするタイミングを判断するには「考慮すべき要素（Factors to Consider）」を利用する。要請の仕方は DEAR MAN, GIVE, FAST[訳注2] のスキルを使う。忘れてはならないのが，持ちつ持たれつの精神で，自らすべきことがあれば率先して行い，支援は自発的に申し出よう。自分が頼むことの４倍返しくらいの気持ちでいるとよいかもしれない。この４倍という数字は，嫌悪（要求，批判など）に対するポジティブな強化の比として理想的と考えられている。DBT のコンサルテーションチームを相手に練習して，運営者や他のセラピストなどとの交渉を控えたチームメンバーに意見したり，コーチングしたり，強

化したりすることができる。

  人脈を広げ，善意に満ちた関係を築く
 長期的に成功を収めている DBT プログラムでは，DBT の利害関係者（擁護者，社会福祉事務所，保険会社，法的援助，機関の運営者や同僚など）と強力な人間関係を構築・維持し，DBT プログラムに善意と前向きな態度を持ってもらうことを重視する。これを最も効果的に長続きさせる方法は，機関（の運営者とセラピスト）が最も困難なクライエントを効果的に治療するのを支援することではないだろうか。機関内の他のスタッフの相談を受けたり，研修会を開くのも良い方法で，関心を持った参加者から「うちのスタッフの相談に乗ってもらえませんか」「こういう機会をもっと持ちたいですね」「そちらに紹介したいクライエントがいるのですが」などと話しかけられることも多い。DBT プロ

訳注2）次のスキルの頭文字を取ったもの。
  <u>望むものを手に入れるスキル</u>
  ・Describe 描写する
  ・Express 表現する
  ・Assert 主張する
  ・Reinforce 強化する
  ・Mindful マインドフルに
  ・Appear confident 自信があるように振る舞う（堂々と）
  ・Negotiate 交渉する

  <u>人間関係を維持するスキル</u>
  ・Gentle 穏やかに
  ・Interested 関心を持つ
  ・Validate 承認する
  ・Easy manner リラックスした

  <u>自尊心を保持するスキル</u>
  ・Fair 公平な
  ・Apologies（No）堂々と
  ・Stick to values 価値観遵守
  ・Truthful 真摯に

グラムの中には，DBT以外の難しいケースについて話し合う「相談タイム」や月例昼食会を行っているところもある。これは各自が昼食を持参して行う，研修半分・ピアコンサルテーション半分の会合で，DBTプログラム以外で困難なケースを抱える同僚がDBTのツールの使い方を教えてもらう貴重な機会となっている。

流れを止めないために

　DBTのチーム，そしてプログラムが時間と共に成熟してくると，それまでの困難や心配事に代わって新しい困難や心配事が発生してくる。例えば，スタッフのモチベーションの維持，長期的な研修制度の構築，バーンアウトの防止，スタッフ離職の対応，などである。本節では，DBTプログラムを持続させるための有効な戦略について述べる。

変化し続けるチーム

　チームにとってストレスの1つに，メンバーの入れ替わりがある。辞職が歓迎される人もいないことはないが，共にチームを築き上げてきた仲間であるセラピストのグループでは，それは稀なことである。仲間が去る悲しみや喪失感に加えて，チームは新しいスタッフを募集するか，既に一杯のケースロードにクライエントを何とかして吸収しなければならないというプレッシャーがかかる。このような空ポストを埋めるためのタスクに集中すると，貴重なメンバーを失った喪失感を消化する妨げになり，またそれが，新メンバーを十分に歓迎できないことにもつながる。

　コンサルテーションチームに新メンバーを迎えるときこそ，弁証法的思考が役に立つときである。新メンバーにはチームの人間関係に慣れてもらうことがまず大切だが，新メンバーを迎えながらチーム自体が元のままで変わらずにいるということは不可能であろう。したがって，自然

な変化を受け容れるという弁証法的なスキルが大事になってくる。新メンバーの「オリエンテーション」のはずが「支配」になってしまっていると感じたら，新メンバーに意見はないか聞き，それを尊重すべきときが来たと考えよう。こうした移行期には，新しくなった人間関係を皆で確認するため，チームの目標について話し合ったり，各メンバーの長所を評価するためのマインドフルネスの練習をするとよいだろう。

　実習生が定期的に入れ替わるというような場合には，また違ったアプローチが必要になるだろう。実習生は通常，DBTについて学ぶためにいるものだが，この場合はチームを実習生に合わせていく必要があまりないのが幸いである。実習生に合わせるとチームの遵守度・能力を下げることになりかねず，それは誰にとっても望ましいことではない。チームが実習生に合わせるのではなく，実習生の第1の仕事は，うまく機能しているチームに参加することでDBTを徹底的に学ぶことだという点を強調し，疎外感を感じさせないようにするとよい。実習生から治療について感じたことや質問を聞く場としては，実習生の個別監督などがある。コンサルテーションチームへの参加は，DBTチームで実際にクライエントの治療に関わる実習生だけにすべきである（教育や研修を目的としたミーティングは全員参加にする）。また実習生に担当させるモードは，その実習期間中に最後まで参加できるものに限るべきである（例えばDBTスキルグループで6カ月間共同リーダーを務める，また実習が長期間であればクライエントを1名担当する，など）。

　　コンサルテーションチームでセラピストの能力を高める

　成功を収めている数多くのDBTチームでも最も難しい問題は，チームが大所帯となり，クライエントも相当な人数になることである。このような場合，セラピストの数が多すぎるためにケースコンサルテーションを受けられる回数が減ったり，十分に受けられなくなってしまうが，こうした状況に対処するにはいくつかの方法がある。1つは，ミー

ティングの初めにまず生命の危機となるような行動について話し合い，次に治療妨害行為（スタッフのバーンアウトや，次回ミーティングまでに4回連続で欠席しそうなクライエントなどの重要な問題を含む）を，そして次に前回のミーティング以降に起こったポジティブなこと，良いニュースについて話し合うことである。これはマインドフルにやれば手早くこなすことができるので，これと業務関連の打ち合わせを毎回の基本議題とし，その後で少数名（最大でも2～3名）のセラピストについてより深い話し合いをすればよい。もう1つは，Eメールやボイスメールを使って，グループの参加者，グループの宿題，セラピストの出張予定日（臨床担当日調整のため）など，一堂に会して話し合う必要のない連絡事項を済ませておく方法がある。

　これらの方法は状況によっては有効だが，例えば新しいクライエントの中に生命の危険のある人や自殺傾向のある人が多い場合には有効ではないかもしれない。そのような場合には，コンサルテーションチームを一時的または恒久的に分割する必要があることもある。例えばミーティングを2つのチーム（チームAとチームB）に分けて，各自がどちらのチームに入るかを毎月くじ引きで決めているところがある。そうすれば2つの少人数のグループに分けても，チーム全体の団結力は大人数の1つのグループのときと変わらない，というわけである。

　コンサルテーションを改善するもう1つの方法に，治療セッションのビデオを見たり，録音テープを聞くことがある。セラピストがチームの助けを必要としている問題について映像を見てもらったり，音声を聞いてもらったりすれば，詳しい説明を省いてアセスメントを始めることができる。またコンサルテーションを受けたい問題を言葉で説明するのではなく，見て（聞いて）もらうことで，二次的ターゲットなど他の問題が明らかになることも多い。ミーティング中にセッションの様子を見る（聞く）ことは，個人セラピーのDBT遵守度を高める最も効果的な方法である。ただし，録画（録音）についてはクライエントの同意を得る

必要があり，セラピストも自分の能力がどう受け止められるかという不安を乗り越えなければならない。もっとも，こうした不安は，それを見た（聞いた）チームがネガティブに反応することがなければ，徐々に消えるだろう。

DBT の研修を継続する

　経験のあるセラピストと経験のない（浅い）セラピストが，特に同じチームにいる場合，必要とする研修の違いにどう応えればいいのか，という疑問にぶつかるプログラムは多い。経験の浅いセラピストは知識を急速に吸収する時期にあり，治療マニュアルを調べたり，DBT の個人セラピーやグループセラピーを行ったり，機関の同僚から提供されたモデリングを経験したりすることは大いに勉強になるが，集中的な訓練を受けたほうが学習スピードは速い。多くのクリニックが有効と考えているのが，セラピストを対象としたスキル訓練グループを行う方法である。これは訓練目的として行われているものだが，人事や職員支援のプログラムの一環で，ストレス対策としても行われている。このグループでは，まず参加者全員に，それまではできなかったができるようになりたいと思う行動を目標に選んでもらう（遅刻を減らす，書類の片付けを時間通りに終わらせる，自分の限界を超えないようにする，クライエントに対してイライラしないようにする，定期的に運動する，など）。そして，その目標を達成するのに役立つ DBT スキルを教え，セラピスト用の日記カードを使って進捗状況を毎週確認する。このグループがもたらす効用は多く，具体的には行動上の問題を特定できる，DBT スキルを教えることができる，日記カードを忘れずに記入することの大変さを理解できる，自己モニタリングの有効性を経験できる，長く続けてきた行動を変えることの難しさを共感できる，やるべきことを目の前にして回避したくなるのを抑える練習ができる，などが挙げられる。

　もう 1 つ効果的な方法として，DBT スキル訓練グループで，経験の

浅いセラピストに共同セラピストの役割を果たしてもらうことがある。これは良い訓練になるし，機関の要員確保にもなる。しかし落とし穴もいくつかあり，最もよくある問題は，実習生が生徒役に徹してしまい，共同セラピストの役割を果たさなくなってしまうことである。実習生がストレスの多い自分自身の生活にも役立ちそうなスキルに魅了されてしまい，スキルを教えるセラピスト側ではなく，学ぶクライエント側として振る舞ってしまう。また共同リーダーとして積極的な役割を演じるための資料を事前に読んでこない，という場合もある。プライマリセラピストが実習生を十分に信頼せず，共同セラピストとして機能させない場合もある。他の方法としては，実習生にDBTスキルを教えるクラスを見学してもらう，個人または少人数グループのスーパーヴィジョンに参加してもらう，週1回（または共同リーダーを務めている場合はスキル訓練グループが始まる前に）スーパーヴァイザーをクライエント役にして，実習生がDBTスキルを教えるようにさせる，などがある。

　経験のあるスタッフの場合には，特定の分野の研修専用のミーティングを開いたり，（必要に応じて1対1の）ピア・スーパーヴィジョンを追加してもいいだろう。民間機関の場合，ピア・スーパーヴィジョンは費用が出ないどころか，そちらに時間を取られてその分収入が減ることにもなるので，十分な強化になるものでなければならない。公的機関では，研修はインセンティブやそれまでの仕事に対する強化として利用することができる。外部での研修が不可能であれば，コンサルテーションチームのミーティングは経験のあるスタッフのみとし，実習生を参加させるのは早い時期に高度なレベルに達することができるようなスーパーヴィジョンを受けられる場合のみとすべきである。これはチームの役割（訓練プログラムなのか標準プログラムなのか）と，チームの大半が経験のないメンバーか経験のあるメンバーかによって決まる。経験を積んだチームが特に有効と考えている研修活動を表3.5にまとめた。

表 3.5 DBT セラピストの能力を高めるためのエクササイズ

戦　略	考えられる問題	問題解決方法
セッションの映像を見る，または音声を聞く	・機材の購入 ・機材の不足 ・映像を見る・音声を聞く時間 ・意見を出す時間 ・クライエントが録画・録音に同意しない ・HIPAA*の問題	・ビデオカメラは安価になってきている ・必ず見て（聞いて）もらえ，強化になる意見を出してもらえるのであれば，セラピストは録画（録音）しようと努力する ・映像を見る・音声を聞くのを（嫌がらないよう）強化するか，強制的にスケジュールに組み込む ・録画・録音しない，見ない・聞かないという行動のアナリシス，解決策のアナリシスを行う ・意見を文書に記録する ・録画・録音する頻度，見る・聞く頻度を徐々に調整する ・セラピスト自身が「ひどい出来」と考えていて，構える必要のない映像・音声を最初に見る・聞く ・強化の比はポジティブ4対ネガティブ1 ・クライエントには，企業のカスタマーサービスが「サービス品質を保証するために通話を録音」するのと同じと説明する
セッションのDBT遵守度を採点する	・DBT遵守度の訓練を受けていない ・セッションを録画・録音できない	・HIPAAの職員は映像・音声のテープを「プロセスをメモしたもの」と見なしている ・Linehanのテキストの表をコピーして遵守度チェック表とする ・録画できなければ，録音する ・録音もできなければ，セッション直後に自己採点する
DBT戦略をセラピストが治療上の問題を解決するのに用いる	・セラピストが治療戦略が自分に対して用いられるのに抵抗する ・チームに時間を取られてクライエントについて話し合う時間が足りないという心配が出る	・事前にチームにこのアプローチを説明し，コミットさせる ・チームのミーティングはセラピストのスキルとモチベーションを高めるためのものであり，クライエントについて話し合う場ではないことを思い出す

（次ページに続く）

表3.5 DBTセラピストの能力を高めるためのエクササイズ（つづき）

戦　略	考えられる問題	問題解決方法
DBT戦略を互いに対して使い合う（スキルを教える，新しいスキルを試してみる，承認する，連鎖分析をする）	・同上	・同上
学術誌の記事を紹介したり，セミナーの内容を手短に報告する	・準備の時間	・後で他のメンバーに教えることを条件に，外部研修を予算に組む ・新しく記事を探すのではなく，メンバーが既に見つけていて良いと思っているものを利用する ・皆に事前に読んでおくように言わない
提案をして説得するのではなく，ロールプレイや行動リハーサルをする	・ロールプレイを避ける	・毎週1人が準備したうえで，ロールプレイをする ・1回のミーティングにつきロールプレイは1回だけとし，誰か一人がやらなければならないようにする ・フラストレーションを感じているセラピストに難しいクライエントの役を与え，他の人にロールプレイさせる（他の人が苦戦するところを見て，クライエントに現象論的な共感を持てるようにする）
ケースプレゼンテーションをする人は準備をしておく（行動の説明，相談したい質問，最近の連鎖分析や映像の準備）	・準備する時間 ・チームが集中力を失い計画通りに進行しない	・セラピストが何を助けて欲しいかを言うまではアドバイスしないことを全員の責任にする ・毎回開く質問を少数決めておく（患者の最大の目標，現在のターゲット，何をして欲しいか，など） ・計画を書いた紙を見えるように置いておく ・ビデオ・音声テープを持ってくる人を前の週に決めておく（責任の所在を明らかにする）

（次ページに続く）

表 3.5 DBT セラピストの能力を高めるためのエクササイズ (つづき)

戦　略	考えられる問題	問題解決方法
ミーティング中に「非礼な」または「相互的な」コミュニケーション・スタイルの練習をする	・忘れる ・やっているかどうかの認識がない	・月に1回「非礼の日」を決めて，そのミーティングでは1人1回は非礼なことを言うようにする ・誰かが「今日の戦略」を実行したらベルを鳴らす

＊HIPAA：Health Insurance Portability and Accountability Act. 1996年に制定された医療保険の携行性と責任に関する法律。日本の個人情報保護法にあたる。

セラピストのモチベーションを高め，バーンアウトを防ぐ

　セラピストのモチベーションを高める方法の1つは，バーンアウトを防ぐことである。バーンアウトはセラピストがチームを辞める最大の理由（収入に対する不満の次に）であり，また仕事でスランプに陥る原因でもある。バーンアウトするということは，仕事に疲れ，精神的に限界に達してしまっているということである。このような状況の多くでは，DBTのタスクをセラピストの好みに合わせることで効果的に対処することができる。例えば，チームの全タスク（個人セラピー，スキル訓練，危機時コーチング，ティーチング，スーパーヴィジョンする／してもらう，ケース管理，投薬管理）を5段階にランク付けするとよい（1が「やりたくないタスク，長期間は我慢できない」で，5が「仕事に満足感を感じるのに欠かせないタスク」）。セラピストの好みに完全に合わせることは不可能だが，普段の行動からは全くわからなかった新しい発見があることも多い。相性のよいタスクを与えれば，セラピストを強化し，バーンアウトする可能性を抑えることになる。

　好きなタスクであっても，セラピストが (1) 来る日も来る日も同じことを繰り返す，(2) 報酬につながらないタスクが多い，(3) クライエントに進捗が見られない，(4) ハイリスクなクライエントや，怒りっぽ

く批判的なクライエントを担当する，（5）電話コンサルテーションを過剰利用するクライエントを担当する，というような場合にはバーンアウトが起こり得る。こうした要因のバランスを取るためには，DBTチームのリーダーになる，DBT以外または（それが強化になる場合は）BPDでないクライエントも担当できるようにする，チームのメンバーから支援を受ける，楽しいことがある（パーティー，夜のイベント），ケースとして成功したときだけでなく介入が成功しただけでもお祝いをする，といったポジティブな因子が必要となる。

　バーンアウトのもう1つの問題は，セラピストがクライエントやチームのメンバーと精神的に距離を置いてしまうことである。このような場合には，タスクの大変さをチームのメンバーが大いに承認することが必要であり，またそのセラピストが自分の限界を超えようとしていないかを観察する必要もある。限界を超えないスキルの他，ストレスとのバランスを取るための比喩や弁証法的戦略が必要となる。チームはそのセラピストがクライエントを改善させるスキルを持っていることを伝えて自信を持たせ，絶望感や無力感をターゲットにするのを支援しなければならない。セラピストがクライエントやクライエントの改善からポジティブな強化を得る以外にも，自分が行う介入の有効性を評価する方法があると有効な場合が多い。例えばDBTの遵守度をチェックする，消去バーストを成功の証として強調する，セラピストが望ましい行動を取ったときにはチームで強化する，などである。また特に賞賛すべきことがあった場合には，そのことを繰り返し話題に出して，そのセラピストが皆の注目を受けるようにするのもよいだろう。

　バーンアウトを減らす方法としては，特に困難なクライエントの治療タスクを分担するという手もある。例えば，クライエントの家族やソーシャルワーカー，保険会社，アパートの管理人などがクライエントの行動に困っていて，セラピストに何とかして欲しいと電話を掛けてくる他，クライエント本人からも色々と要求されて，そのセラピストは時間

もエネルギーも取られているとする。このような場合には，クライエント以外の人からの苦情や要請は機関のディレクターやスーパーヴァイザー，別のセラピストに回せるようにしておくとよい。そうすれば，クライエントや他の人々から治療がなかなか進まないとそのセラピストが責められることはないし，プライマリセラピストとクライエントとの治療関係を維持するのにも役立つ。ハイリスクな自殺危機の電話を何本も受けた後や，自分の限界を何度も超えてしまった後など，セラピストが休みを必要とすることがあるが，クライエントはそんなときにさえ親身になってくれるコーチ役を必要としているかもしれない。別のセラピストにコーチング・セッションを2回ほど替わってもらったり，電話に出てもらったりするだけでも，プライマリセラピストがクライエントに対する関心とコミットメントを取り戻せる場合は多い。

　仕事で業績を上げられなかったり，自信や達成感を感じられないこともバーンアウトにつながる。このような場合にも前述の戦略が使えるのだが，それよりもセラピストが訓練を受けたスキルを自分で使うことと，それを応用する機会を見つける必要がある。例えば，もっと学びたいと思っているのと同じ分野に困難を抱えているクライエントを担当したり，ピア・スーパーヴィジョンで何か具体的な点に重点を置いたりすることができる。またチームのミーティングでは，セラピストによる治療妨害行為を日常的にターゲットにしておくと，セラピストの学習目標が他の人にもわかり，支援や，もっと頑張って使ってみるべき随伴性，成功に対する強化を行うチャンスにつながる。また，個々のクライエントの進捗状況に関するデータやコンサルテーションチームのミーティングの要点を定期的に報告し，セラピストに成功している点と改善が必要な点を伝えることによっても介入することができる。

　もう1つバーンアウトを防ぐ方法は，バーンアウトを毎回のコンサルテーションチームのミーティングの議題とし，オープンに話し合うことである（例えば，ミーティング開始時に各自にバーンアウト度を10段

階評価してもらう）。これには2つの目的があり，1つはセラピストに自分のバーンアウト度について考えてもらい，本人が言い出す前にチームがそれに気付くこと，そしてもう1つは，バーンアウトが困難なクライエントを担当した場合に予想される結果だとノーマライゼーションすることである。これによりセラピストは身構えることなくバーンアウトを減らす努力をし，チームはその人が辞めてしまうのではないかと心配することなく支援の手を差し延べることができる。しかし，バーンアウトしたセラピストは非承認に対して非常に敏感になるので難しい。チームが問題のアセスメント，承認，話し合いの時間を十分取らずに性急に介入しようとすれば，かえって状況が悪化しかねない。バーンアウトしたセラピストを支援するにはかなりの時間をかけることが必要で，場合によっては解決までに数週間かかることもあり，チームにもセラピスト本人にも忍耐が求められる。

　チームのコンサルテーションの取り決めを守ると，互いを尊重する温かい空気が生まれるが，それはDBTをマスターし，バーンアウトに対処するのに欠かせない。強固なチームという共同体の中にいれば，セラピストは支援，激励，ユーモアに囲まれ，バーンアウトする可能性を減らすことができる。チームとしての有効性が最も高まるのは，メンバー全員が常に弁証法的で，根本的に誠実で，問題に取り組み改善させようという姿勢を持ち，最終的な目標に対してマインドフルでいるときである。チームが軌道から外れてしまったときには，チームを改善させることに時間を投資すれば，クライエントの治療の妨げになる行動に時間を投資したときと同じように見返りがある。壊れた道具を使い続けるよりも，時間をかけてその道具を修理したほうが，目的地にずっと早く到着できるのである。

法律・倫理上の問題

　精神医療には，優れたリスク管理が欠かせない。DBT チームにとって通常最も重要な問題は，自殺傾向のあるクライエントに関連した法的責任だ。クライエントの自殺行動に関した医療訴訟の根拠として最も多いのが，不当な強制入院，不適切な退院，自殺予防措置を取れなかったことである（Roswell, 1988）。DBT は最も科学的エビデンスに基づいた，効果的な BPD の治療法である。したがって法的・倫理的リスクを管理する最善の方法は，DBT の治療マニュアル（Linehan, 1993a）に従い，マニュアル通りに治療していることを詳しく記録に残すことである。DBT でもクライエントの自殺を防げない場合はあるだろうが，それでも DBT は他のアプローチよりもかなり効果が高く，また数多くの厳格な研究によって実証されている治療法なのだから。

　DBT セラピストなら，自殺リスクに対する認識は高いであろう。Linehan（1993a）に適切なプロトコルが記載されている。しかし，この分野の専門家であり続けるためには，自殺とリスク管理に関する定期的な研修（『自殺サミット』など）を受けることが重要である。収入につながらない時間を最小限に抑えるため，新しい内容の研修はメンバーで分担して受け，後で互いに教え合うのもよいだろう。大半のセラピストは，リスク管理を記録に残すことと，認定された専門家に相談することの重要さについて認識していると思われる。ここからは，DBT における記録作成と相談の具体的な内容について述べる。

DBT の自殺危機プラン

　DBT の自殺危機プランは，記録作成だけでなくコミュニケーションの手段としても効率的で，記入する主な項目はクライエントの住所とすべての電話番号，友人・家族の氏名と電話番号，DSM 診断，生年月

日，処方薬，体重（ポンドとキログラムの両方），所有車の種類とナンバープレートの番号，そしてクライエントに関する知識が担当しているセラピストほどは持ち合わせていない代理セラピストが使うのによいスキルや言葉などである。またベースライン時および危機時のクライエントの行動や，危機時に使えそうなスキルや戦略を記録しておくのもいいだろう。セラピストおよび支援に回る人がこの危機プランをいつでも使えるようになっていれば，治療を最大限に強化できるだけでなく，体系化することもできる。またカルテには危機プランを参照するよう記載しておけば，同じことを繰り返し記録する面倒がなくて済む（例えば「○年○月○日の危機プランに記載の通り，DBT 自殺プロトコルを継続」などと記載しておく）。危機プランの効力を最大限にするには，クライエントと協力しながら作成するとよい。自殺の危機が差し迫っているときには，セラピストには行動を起こして守秘義務を破る法律・倫理上の義務があるということをクライエントにきちんと説明しておけば，プラン作成時に十分な協力を得て，また危機時にもプランに従ってくれる可能性が高くなる。可能であればセラピストとクライエント，家族が集まり，危機時に各自ができることについて話し合っておくとよい。話し合いの内容をプランに記載しておけば，危機時にそれが無視されたり，後になってそのような話はしていないと言われる可能性が低くなる。

ピア・コンサルテーション

　サイコセラピーのケースについて複数の人が相談し合う場合には，そのケースに対する法的責任をある程度共有することになる。チームのメンバーは，各自の所属する民間機関だけでなく，共同で行うグループセッションなどの業務についても全面的に保険を掛けておくべきである。チームで話し合った内容を記録するには，提案された治療のプランや戦略，その日の参加者などのメモをクライエントごとに作成する。そしてそのコピーをクライエントのカルテに添付しておけば，それがチームの意見

でもあるということがわかり,個人セラピストの立場を強化することができる。困難なケースについて他の専門家たちに週1回相談しているという事実は,訴訟になった場合,有利になるのはおそらく間違いない。

規模の大きい機関で働くセラピストの場合には,その機関の自殺危機管理を確認しておくことが欠かせない。それは危機プランがギリギリになって変更されるのを防いだり,自殺や深刻な自殺企図の後により温かく明確なサポートを提供したり,あるいはクライエントや家族による自殺危機管理についての苦情によりよく対処するためである（これらの点については,複数の個人開業しているセラピストで形成されるチームでも話し合っておいたほうがいいかもしれない）。話し合いは実際に危機が発生する前に行っておくべきだろう。話し合っておくべき話題としては,クライエントを入院させるタイミング,救急車を呼ぶタイミング,クライエントが施設内で自傷行為に及んだ場合にはどうするか,クライエントが暴力を振るった,あるいは振るうと脅した場合にはどうするか,ハイリスクな状況ではどのような相談が必要か,「ハイリスクの状況」の定義,スタッフ,クライエント,家族,外部機関からの苦情の適切な対処法,などが挙げられる。この話し合いは全員が納得できるよう十分に行うべきだが,DBTのプロトコルを草案として使うことで時間の節約になり,運営者が独自の提案をしてきた場合にそれを説得して諦めさせる,というような状況も避けることができる。

このように様々な準備をしても,ハイリスクなクライエント人口を対象とするDBTチームがクライエントを自殺で失うことはほぼ避けられない。自殺後に必要な処理や報告のことを自殺学者は「ポストベンション（事後対応）」と呼んでおり,これにはいくつかの選択肢がある。また自殺予防のウェブサイト（www.suicidology.org, www.afsp.org, www.sprc.orgなど）には,残された家族や友人のための刊行物が用意されている。セラピストを支援し,自殺によって動揺している他のクライエントや,家族,友人に効果的に対応するのを助けるのがチームの役

割として求められる．臨床経験からわかってきたことだが，DBT のスキルグループでグループリーダーが自殺の件について話をする前に，個人セラピストが各クライエントと個別に話すことを強く勧めたい．グループの参加者の反応を予想することは難しく，また遅刻してくる参加者がいれば同じ話を繰り返すことになり，他の参加者にとっては何度もその話を聞かされるのは辛いものである．また，亡くなったクライエントのことを他のクライエントに話すことについては，HIPAA（p.116 表3.5 の注を参照）のルールを確認することも重要になる．危機管理（前述）の観点からは，チームが自殺をどう管理し，自殺についてどのようなコミュニケーションを取るかを事前に話し合っておくといいだろう．

クライエントが治療システムから抜け出すのを支援する

BPD を持つ人々が直面する最大の困難の 1 つに，「精神病患者」というアイデンティティを捨て，精神科医療システムから抜け出し，いわゆる「普通の人」になる（例えば，人生の普通の問題に直面する）という劇的な変化がある．これは行動コントロール不全が重篤で，精神科医療サービスを受け，精神科への入院を繰り返し，長年にわたって精神科の公的援助を受けてきた人にとっては特に難しい．DBT プログラムの立ち上げ準備をする際には，BPD を持つクライエントが精神科医療から脱却し，BPD を抱えていた過去とは違った新しい人生を踏み出すのをどう支援するかを考えておくことが重要である．本節では，クライエントが新しい生活へと移行するのを助けるモデルをいくつか紹介する．最初の 2 つは，BPD を持つレベル 1 のクライエントが，DBT の第 1 段階を終えた後を想定している．3 番目のモデルはレベル 3 の人向けに設計されたもので，DBT の 1 年目または最初の何年かに学んだスキルと戦略をベースとしている．3 つともまだ評価の初期段階にあるため，厳密

なランダム化比較試験によるデータはないが,どれもDBTの基本的な理念に基づいたものであり,プリ・ポストデータは非常に有望である。

DBT-ACES（Accepting the Challenges of Exiting the System）

DBT-ACES（現存する医療システムから抜け出す試みを受け入れる）は,Comtoisと同僚たち（Comtois et al., 2006）がLinehanと協力して開発した革新的な2年間のDBTプログラムで,公的精神保健サービスに頼ることなく,生きる価値のある人生を体系的に築くことを目指している。スキル訓練と自給自足に重点が置かれ,目標を立てる,問題を解決する,弁証法,強化などのスキルを徐々に追加していく。また,機能不全行動を強化する役割を果たす体系的な随伴性（精神障害など）に対抗するため,職業に就くか大学に通うための随伴性も含まれる（Comtois et al., 2006）。具体的には,DBTの2年目の治療を受けるには,1年目をきちんと修了することと,2年目に仕事に就くか学校に通う意志があることが条件となる。このような計画的な随伴性を設けることで,セラピストもクライエントも「働きたいと働くの境界線を越える」（Comtois et al., 2006, 傍点は筆者の追加）ことに集中でき,またそうすることの強化になる。現段階でのプリ・ポストデータからは,DBT-ACESがBPDを持つクライエントが精神医療から脱却して就労または就学するのを支援する,有望な新アプローチであることが示されている。

a. DBT-ACESに用いられる構造

1年目の構造は,標準的な外来DBTのそれと全く変わらない。1年目からクライエントには,「治療の場以外では"普通の行動"を取り（感情の問題を抱えていないような行動を取る人たちと一緒にいるときには,自分も感情の問題を抱えていないような行動を取る）,"生産的な行動"を取る（構造化され,能動的で,目標志向性で,やりがいのある行動を取る）」（Comtois, Elwood, Holdcraft, Simpson, & Smith, 近刊）

治療月	体系的で普通で生産的な活動の時間数	仕事または学校の時間
0〜4カ月	活動を始める	
4〜8カ月	週10時間活動する	
8〜12カ月	週15時間活動する	
12〜16カ月	週20時間活動する（賃金労働・学校も含む）	10時間の賃金労働を始めるか大学に入学する，またはその準備をする
16〜20カ月	週20時間活動する（賃金労働・学校も含む）	週10時間の賃金労働に就くか大学に通い，徐々に週20時間に増やす
20〜24カ月	4カ月間ずっと週20時間の賃金労働または就学を続ける	

図3.1　DBT-ACESの体系的な活動と仕事/学校のスケジュール

ことを奨励する。体系的な行動（ボランティアや賃金労働の他にも，ジムに通う，人に会うなど，それまではしていなかった活動も含む）を週に何時間するという目標も立てる。この時間数は1年間の治療期間中，徐々に増やしていき（図3.1を参照），1年後には週20時間になる。

　DBTの2年目（最終年）への受け入れのプロセスが始まるのは，1年目を卒業する4カ月ほど前（治療の8カ月目頃）である。2年目に進むことを希望する人は，(1) 比較的安定している（自殺行動などの危険な行動が最近ない，治療に来て，治療方針に従っている，普通で生産的な目標に向けて前進を続けている，など），(2) 生活できる収入を得られる仕事に就くのにDBT-ACESがどう役立つかについて詳しく述べた申請書，(3) DBTスキルテストで75％以上の得点を獲得し，DBTスキルの知識を証明する，(4) 2年目に賃金労働に就くか大学や専門学校に入学する意志がある，という条件を満たさなければならない（Comtois et al., 近刊)。希望はしているが，すぐには条件を満たせないという人には，条件をはっきりと説明し，準備ができたらすぐに申請するよう激励している。標準的 DBT の 1 年目を終えたら，2 年目に進むかどうかに関係なく全員が卒業する。

2 年目の主要なターゲットは標準的 DBT の場合と同じだが，DBT-ACES では，QOL の妨げとなる行動というターゲットに関していくつかの行動が追加される。追加されるのは (1) 生活できる収入を得られる仕事へつながる，普通または生産的な行動を取る，(2) 心理社会的な自己充足，(3) 地域の精神科医療以外の世界で普通の人間関係を築く，である (Comtois et al., 2006)。週 1 回の DBT 個人セラピーと上級スキル訓練グループ (重点が置かれるのは問題解決，QOL の妨げとなる抑うつ・不安・その他のメンタルヘルス問題の軽減，精神科医療サービスからの脱出に関わる問題の軽減) は引き続き行われ，また必要に応じての電話コンサルテーションと，セラピストのコンサルテーションチームも行われる。クライエントには治療の 16 カ月目までに仕事 (週 10 時間以上) に就くか，学校に入学することが期待される (図 3.1 を参照)。段階的に増えていく体系的行動と仕事の時間の条件を満たせないクライエントは，条件を満たすまで治療の「休暇期間」に置かれることになる。治療が終了するまでには週 20 時間の就労または就学を 4 カ月間続けることが期待される。

b. DBT-ACES と分析の結果

Comtois たち (2006) が行った初期事前・事後評価 (n=21) の結果 (n=21) は有望である。地域の通常の精神医療機関で，重篤な精神障害があり，慢性的な BPD を持つクライエントを対象としたこの混合プログラム (1 年目は標準的 DBT，2 年目は DBT-ACES) では，生産性，雇用，QOL に改善が見られただけでなく，標準的 DBT のランダム化比較試験の結果に匹敵するような標準的な結果 (自殺企図・入

院・救急治療サービスの減少，治療継続）も見られた（Comtois et al., 2006）。2年目終了時には，クライエントの80％が賃金労働に就いていたか，大学・専門学校に入学していた。週平均の就労時間（被雇用者の場合）は25時間で，これは12カ月のフォローアップ期間中に増加した。フォローアップ期間終了時に公的な精神科医療サービスを受けていたのは，サンプルの40％のみであった。DBT-ACESがアクティブな対照群よりも効果的かどうかを判断するにはさらなる研究が欠かせないが，このデータは，そのような治療結果を出すことが（多くのセラピストは気付いていないが）可能であることを示している。

パーソナリティ障害を持つ，非常に重篤な精神障害を抱えたクライエントの職業リハビリテーションのためのDBT変法

Koonsと同僚たち（2006）は，精神障害を持ち精神科医療サービスを頻回に利用しており，職業リハビリテーションのサービスで平均1万ドル以上を使いながら90日連続して雇用されたことが一度もなかった人のために，標準的な外来DBTの変法を開発した。この治療法の目標は，DBT-ACESと同様に，クライエントが精神科障害から脱して就労するのを支援することである。この臨床試験では，自殺傾向の続いているクライエントや過去6カ月に入院したことのある人は除外した。

まず6カ月間は包括的DBTをグループ形態で行い，標準的DBTのスキル訓練グループ2時間（全スキルを教えたため，1サイクルしかできなかった）と，スキル般化のグループ90分（日記カードの確認，連鎖分析，行動リハーサル）を毎週行った。仕事を得て，それを継続させるための具体的な行動ターゲットを週1回追跡した。グループで連鎖分析によって分析した行動は，特に仕事を得ること・継続させることにおける妨害行為，つまり物質使用，予約を入れたDBTおよびDBT以外の治療に来ない，孤立する，考えすぎる，対人関係で対立する，自分の身体の健康を顧みない，である。クライエント全員に，DBTの他に補

助的なDBT以外の治療の提供者，例えばDBT以外のセラピスト，職業リハビリテーションのカウンセラー，精神科医，ジョブコーチ（職場適応支援者）などがいた（Koons et al., 2006）。補助的治療の提供者には半日のDBT研修を受けてもらった他，クライエントの進捗状況について話し合うため，月に一度DBTのコンサルテーションチームに参加してもらった。

　この変法の小規模（n=12）な事前・事後試験の結果は良好であった。治療を最後まで受けたのは8名（66％）で（Koons et al., 2006），彼らは，試験後および6カ月フォローアップ時の抑うつ，絶望感，怒り経験などの多数の治療結果がベースラインと比べて著しく改善した。中でも特筆すべきは，治療を最後まで終えた人々は，6カ月フォローアップ時に1週間の就労時間数が著しく増加していたことである。

DBTのマインドフルな生活プロセスのグループ

　このDBTグループはBetts, Koonsとその同僚たちが2004年に開発したもので，DBTプログラムを卒業した人たちを対象とした第3段階の治療である（治療のレベルおよび段階の定義については本書の第1章を参照；2007年1月5日のC. Koonsとの私的なやりとり）。このグループが最初に設計・開発された時点での対象は，DBTの卒業生で対人関係のスキル不足と対人関係についての強い感受性が続いている人々であった。生活の諸問題に対処できるよう構築されたグループで，マインドフルネスをベースとした受容の戦略を特に重視している他，メンバーには他のメンバーの話を聞き，やりとりする際に「今この瞬間」のマインドフルネスを練習するよう促している。

a. グループの構造

　2名のリーダーが率いる2時間のグループである。前半は，マインドフルネスの練習と講義を半々で行う。マインドフルネスは通常，10～

20分の練習を行ってから，メンバーに練習内容を簡単にまとめてもらう。講義の部分（30分程度）では，リーダーのうちの1人が1つのトピックについて教える（オペラント条件づけ，スティミュラス・コントロール，弁証法，承認，徹底的な受容とマインドフルネス，行動分析，その他問題解決をベースとした戦略など）。後半では，メンバーが生活の中で抱えている問題についてプロセス・ベースの話し合い（process-based discussion）を行う。メンバーは自分たちが目指している具体的な目標と，それを達成するために取ったステップについて話し合う。またメンバーが実際に直面した問題や，近いうちに直面しそうな問題について話し合い，互いに意見やアドバイスを出し合うこともできる。最後にはマインドフルネスを使って心を落ち着かせる。

b. グループのプロセス

グループの後半で生活の中の問題について話し合う際には，他のメンバーから意見を聞くときと自分が他のメンバーに対して意見を言うときに，マインドフルネス・スキルと対人関係スキルを使うことに重点が置かれる。例えば，決めつけた態度を取っていないか，過剰に自信なさそうにしていないか，その意見は具体的な行動に関したものか，などに留意する。メンバーたちはグループを実生活での訓練の場として活用し（これは第1段階のグループでは避けられることが多い），その場でコメントを出す方法・受ける方法について，リーダーや他のメンバーからコーチングしてもらったり意見を出してもらう（例えば，「あなたがジョーイに言っていることは基本的には素晴らしいよ。理にかなっていて，ジョーイが何を変えなければいけないかが明確だった。でも問題は，非難するような言い方のために，ジョーイがそれを素直に聞く気になれないことだね」，あるいは「あなたは気付いているかどうかわからないけど，チーザはあなたに意見を言ったことをすごく怒っているようだね。"微笑する"と"反対の行動を取る"の練習をしてみたらどうか

な。腕を組むのをやめて，ゆったりと座って，ゆっくり呼吸をして，それから微笑してみるといいかもしれないよ」)。

c. グループのメンバー対象基準とグループの期間

このグループへの参加は任意だが，第3段階の治療を受ける準備ができていること（参加申請前の4カ月間に自殺行動・自殺の意志のない自傷行為・その他の重篤な障害行動がない，第1段階のDBTプログラムを卒業した，第2段階の必要なエクスポージャー治療を終了した），そしてDBTのプライマリセラピストによる推薦があることが必要となる。

この自由参加のグループに，決められた治療期間はない。クライエントが普通の生活へと移行するのを助けるためのグループであるから，メンバーには，グループでの目標を達成したら卒業すること，対人関係スキルが改善して対人関係に対する敏感性が抑えられたら卒業することが期待される（この点はグループでメンバーに度々告げられる）。平均的な期間はおよそ11カ月である。

結 論

包括的なDBTの外来プログラムを開設することは非常に困難であり，それはプログラム立ち上げの段階には特に言えることである。DBTには，施設の運営者から臨床の最前線にいるセラピスト，クライエント，そしてその家族まで，多くの関係者が考え方を根本的に変えることが必要となる場合が多いが，それは理念上の問題だけではない。包括的なDBTをフィデリティを維持しながら実施するには，クライエントのためにクリニックの方針・プロトコルをDBTに合わせて変更していくことが必要である。また自殺のリスクがあり，様々な行動領域（対人関係を含む）にわたる行動コントロール不全その他の多数のⅠ軸障害やⅡ軸障害が深刻で，BPDを持つクライエントは，治療が特に難し

く，またストレスにもなる。それゆえにDBTは複雑で，また多くの人にとって学ぶことも実施することも難しい治療法なのである。実際，DBTは包括的で，複数のモードから成る多面的な治療法であり，セラピストがこれをマスターするには，DBTに精通しなければならないだけでなく，クライエントの他のⅠ軸障害について科学的エビデンスに基づいた多数の治療マニュアルも理解する必要がある。

　BPDを持つクライエントを治療するにあたって受けるストレスや重圧を考えれば，「なぜこんなことをしているのだろう」という疑問が頭をかすめる人もいるだろう。それは多くの場合，「もっと簡単に治療できるクライエントが他に大勢いるのに，なぜBPDを持つクライエントの治療をするのか」，あるいは「なぜそこまでDBTをする必要があるのか」という思いだろう。既にDBTを学び，DBTプログラムを立ち上げた私たちが今になって，「これ以外の治療法は考えられない」と言うのは簡単なことだが，私たちも特に最初の段階では苦戦したものの，公私共に恩恵や見返りが大変に大きかった（クライエントに教えるスキルは私たち自身の人生や人間関係にも活かされる）。DBTの行動スキルや戦略が他のクライエントにとっても有益である，ということは多くの人が気付いている。「なぜDBTを」という問いに，誰かがみじめな人生から抜け出して，生きる価値のある，充実した豊かな人生を送り始めるのを助けるという大きな満足感と達成感にある，と答える人もいるだろう。また，DBTによって地域の専門機関となり，すべての利害関係者（クライエントから機関上層部の運営者まで）の利益につながった，という人もいるだろう。

　私たちは，私たち自身がDBTプログラムを開発し，他の多くのプログラムから相談を受けてきた年月に学んだすべてを伝えることで，読者に先見の明と後見の明の恩恵を受けてもらうために本章を執筆した。よくある質問にすべて答えるだけでなく，個人開業機関から地域の公的機関に至るまで様々な外来の状況に共通するDBT実施の障壁についても

述べたつもりである。外来プログラム実施早期の話題（セラピストの選抜，ケースロードの決定など）から，それ以降に生じるであろう問題へと，流れに沿って述べた。そして最後には，精神障害を持つクライエントが徐々に自立して生活するのに十分な賃金を得られる仕事を得るか，大学・専門学校に入学し，最終的には自らの最大の価値観，目標，夢に沿った人生を送れるようになるまで支援することを目指したDBTモデルをいくつか紹介した。

(Katherine Anne Comtois, Cedar R. Koons, Soonie A. Kim, Sharon Y. Manning, Elisabeth Bellows, and Linda A. Dimeff)

■ 文　献

American Psychiatric Association. (1998). Integrating dialectical behavior therapy into a community mental health program: The Mental Health Center of Greater Manchester, New Hampshire. *Psychiatric Services, 49*, 1338–1340.

Barlow, D. H., & Craske, M. G. (2006). *Mastery of your anxiety and panic: Therapist guide* (4th ed.). New York: Oxford University Press.

Comtois, K. A., Elwood, L. M., Holdcraft, L. C., Simpson, T. L., & Smith, T. R. (in press). Effectiveness of dialectical behavior therapy in a community mental health center. *Cognitive and Behavioral Practice*.

Comtois, K. A., Huus, K., Hoiness, M., Marsden, J., Mullen, C., Elwood, L., et al. (2006). *Dialectical behavior therapy: Accepting the Challenges of Exiting the System (ACES) manual*. Unpublished manuscript.

Koons, C. R., Chapman, A. L., Betts, B. B., O'Rourke, B., Morse, N., & Robins, C. J. (2006). Dialectical behavior therapy adapted for the vocational rehabilitation of significantly disabled mentally ill adults. *Cognitive and Behavioral Practice, 13*(2), 146–156.

Krawitz, R., Jackson, W., Allen, R., Connell, A., Argyle, N., Bensemann, C., et al. (2004). Professionally indicated short-term risk-taking in the treatment of borderline personality disorder. *Australasian Psychiatry, 12*(1), 11–17.

Kuhn, T. (1962). *The structure of scientific revolutions*. Chicago: University of Chicago Press.

Lieb, K., Zanarini, M. C., Schmahl, C., Linehan, M. M., & Bohus, M. (2004). Borderline personality disorder. *Lancet, 364*, 453–461.

Linehan, M. M. (1993a). *Cognitive behavioral treatment of borderline personality disorder*. New York: Guilford Press.

Linehan, M. M. (1993b). *Skills training manual for borderline personality disorder*. New York: Guilford Press.

Paris, J. (2005). Understanding self-mutilation in borderline personality disorder. *Harvard Review of Psychiatry, 13*(3), 179–185.

Roswell, V. A. (1988). Professional liability: Issues for behavior therapists in the 1980s and 1990s. *The Behavior Therapist, 11*(8), 163–171.

第4章

入院病棟における弁証法的行動療法

Dialectical Behavior Therapy on Inpatient Units

DBT入院治療の概説と論理的根拠

　弁証法的行動療法（DBT）は，境界性パーソナリティ障害（BPD）を持つ人のための外来用認知行動療法のアプローチの1つとして開発された。DBTに関する8本のランダム化比較試験および多くの準実験的調査からは，同様に自傷行為の減少，治療継続率の向上，入院の減少，という結果が出ている（Dimeff, Monroe-DeVita, & Paves, 2006; Robins & Chapman, 2004）。標準的なDBTチームは，自殺その他の機能不全行動の存在意義を取り除いてゆく過程の中で，DBTに参加しているクライエントが価値がある，充実感があると感じられるような地域での生活を支援する。自殺やその他の深刻な機能不全行動は入院によって逆に強化されてしまう可能性がかなり大きいことと，入院はBPDを持つクライエントに対しては効果的ではないことを示す研究報告があることから，DBTチームはどうしても必要である場合を除いて，自殺を図ったという理由ではBPDを持つクライエントを入院させない傾向にある。

　DBTは元々，外来治療用に開発された治療法であるが，多くの入院プログラムでもBPDを持つクライエントの治療に使われている。そこで様々な制約が明らかになってきている。まず1つ目は，スキルを修得

したり問題を解決することは入院中でも可能だが，こうしたスキルや問題解決法を外来生活の必要な場面に効果的に般化できる可能性はかなり低い。2つ目は，クライエントが苦悩に対処するための戦略として入院することを選ぶようになると，危機を乗り越えて人生を築くための適応的な他の戦略を実践・強化する妨げとなってしまう。すなわち，一時的にクライエントの生命を救うことが長期的には苦悩に耐える力を弱める結果になってしまう場合がある。3つ目は，入院によって，その危機の対処に利用していれば強化されたかもしれない外来治療関係などのサポートが中断してしまう。4つ目は，入院病棟は多くの場合，治療とは関係のない過剰な量のストレス因子や，「感染」の可能性がある機能不全な対処行動にクライエントを接触させてしまう。そして5つ目は，危機時に入院することによってクライエント，セラピスト，治療チーム，家族が直に安心感を得られることから，入院の原因となった行動パターンを強化することになりかねない。入院することで自殺を防いだという感覚によって，逆に入院の原因となった自殺行動を再び取る可能性が高まる場合もある。自殺行動と入院というパターンが，なかなか変えることのできない1つのライフスタイルになってしまう人もいる。

　その一方で，タイムリーな病院治療には，(1) 生命を救う，(2) 危機の悪循環を断ち切る，(3) 窮地に陥ったクライエントに再度意欲を与える，(4) 疲れ果てた外来のセラピスト・治療チームに息をつくチャンスとコンサルテーションを受ける時間を与える，(5) 診断および治療を新しい観点から見るチャンスになる，(6) 困難な家族への介入ができる，(7) 薬物療法を試す機会を作ることができる，という利点もある。DBT の入院プログラムでは以下のようなことが可能である。

1. クライエントに対し，彼らの持つ障害について明確で思いやりのあるオリエンテーションを提供する。
2. より幅の広いケースフォーミュレーションと新しい解決につなげる，

非常に詳しい行動連鎖分析。
3. 選定された DBT スキルの集中的な振り返りと練習。
4. 危険な解離のエピソードにつながるようなトラウマ記憶の想起を安全に処理する。
5. 行き詰まった外来治療の振り返りと修復，再活性化。

　私たちは，DBT では目標とターゲットが明確であるために現実的で限定的な病院介入を定義できるということ，そして DBT の実際的で具体的な問題解決策が入院看護の理念や最近の効率・結果重視のアプローチにマッチするということに気づいた。

　これまで入院病棟で DBT を実施したことのある人々は，DBT の典型的な特徴と入院病棟の典型的な特徴とがマッチしないという事実に対処しなければならなかった (Swenson, Sanderson, Dulit, & Linehan, 2001)。DBT は対等な立場にいる人々が協働することによって成り立つが，病院ではスタッフとクライエントは一方が上でもう一方が下という関係になりがちである。DBT では BPD という診断を構成する行動を見下すことなく理解することが基本だが，入院病棟は BPD を持つ人に対する批判的で偏見的な態度の温床であるように見える。DBT ではセラピストは他の専門家とどのように関わるかについてクライエント本人と相談するが，入院治療では通常スタッフが一丸となってクライエントを管理し，入院患者の「分裂」を抑えようとする。DBT のセラピストは積極的な感情表現とアサーティブネスを奨励するが，病院という環境は共同体を混乱させないように従順さと受動的な問題解決法を強化する傾向にある。

　私たちは3人とも，包括的 DBT 入院プログラムの開発・維持を行った経験がある。カナダ，ヨーロッパ，ニュージーランド，オーストラリア，そして全米各地で研修やコンサルテーションを行いながら，何十もの DBT 入院治療プログラムについて詳しく知るようになった。入院期

間が2日〜2週間という急性期入院病棟もあれば，入院が2週間〜3カ月という中期的な病棟も，また3カ月以上（3カ月を大きく上回る場合もある）という長期入院病棟もあった。本章が最も直接当てはまるのは急性期病棟と中期病棟だが，関連性がある場合には長期プログラム用の改変法についても触れている。

　DBT の入院治療プログラムの中には，主な対象を BPD および関連症状〔物質乱用，摂食障害，解離性障害，心的外傷後ストレス障害（PTSD），反社会性障害など〕を持つ人としているものもあれば，より広い範囲を対象とできるように DBT を応用したプログラムもある。例えば一般精神科入院プログラムで，DBT のスキルの一部を全てのクライエントに教え，常に看護スタッフがスキルの使用を促して強化させているところもある。他には，DBT で使われているような日記カードを使ってクライエントが自分の行動と進展をモニターできるようにしたり，標準的 DBT の重要なツールである行動連鎖分析を評価のツールとして使ったり，また DBT の随伴性マネジメント戦略の一部を適応的な行動のシェイピングのために使っているプログラムもある。本章では，限られた入院 DBT 研究の結果と，包括的 DBT 入院治療を実行している人々の豊かな経験を通じての臨床コンセンサスに基づき，標準的 DBT を入院病棟で包括的かつ体系的に実施する方法について述べる。DBT を精神科入院施設で使用する場合と，司法精神医療の入院施設（McCann, Ball, & Ivanoff, 2000），部分入院プログラム（Simpson et al., 1998）で使用する場合とは重複する部分も多いが，本章では精神科入院プログラムに重点を置いて詳述する。

DBT 入院治療に関する研究

　DBT の入院治療の有効性については少なくとも5本の研究が行われている。Barley ら（1993）が，BPD と診断された人のみを対象とし

た，入院期間数カ月のプログラムについて報告している。このプログラムでは DBT のいくつかの特徴が改変を行ったうえで応用版として取り入れられている。それは，入院時の DBT オリエンテーション，治療ターゲットの優先順位リスト，DBT 個人セラピー，グループスキル訓練，日記カードによるセルフモニタリング，病棟全体での随伴性マネジメント戦略への取り組み，承認と思いやりの重視，行動連鎖分析である。Barley らは準実験デザインを使い，疑似自殺行為の頻度を，入院病棟で DBT を導入する前の 19 カ月間の治療前期間，DBT の導入経過中の 10 カ月間，DBT がしっかりと導入されていた 14 カ月，の 3 期にわたって比較した。第 3 期には自傷行為が前の 2 期と比べて大きく減少したが，同じ病院の従来型の一般精神科では 43 カ月にわたってこのような減少は見られなかった。

　Springer, Lohr, Buchtel, and Silk (1996) は入院が平均 12.3 日というある急性期病棟で，DBT のスキルを取り入れたクリエイティブ・コーピング (CC) グループに参加させたクライエントと，健康とライフスタイルについて話し合うグループに参加させたクライエントとで結果を比較した。どちらのグループのクライエントも平均して 6 回のセッションに参加した。CC グループで DBT のスキルを学んだクライエントのほうが自分のスキルが退院後に役に立つと考える傾向が高かったが，病院内で行動化する割合も高かった。この CC グループはクライエントに自分の自傷行為について詳しく話をしてもらうという点が，そのような話をすることを禁じる DBT のスキルグループの基本原則とは大きく異なる。2 つのグループで測定結果に違いがあったことは興味深いが，この違いが DBT によるものとは言いがたい。

　Bohus たち (2000) は，3 カ月の DBT 入院治療を終えた女性クライエント 24 名の治療前後のデータを発表している。この治療では，ターゲット行動の行動分析，DBT と BPD の基礎についてのオリエンテーション，再入院を防ぐスキルに重点を置いたスキル訓練，自傷行為後の

強化子の随伴性マネジメントが取り入れられた。入院前の1カ月間と退院後の1カ月間でクライエントを比較したところ,大きな改善がうつ,解離,不安,全般的ストレスに見られた他,自傷行為の回数が非常に大きく減少したことが明らかになった。

　Bohusたち（2004）は別の研究で,3カ月の入院プログラムのクライエントを入院待機群と比較している。BPDの診断基準を満たす女性クライエント50名について,精神病理に関する評価尺度の変化と自傷行為の頻度を含めた臨床結果を調べたもので,31名がDBT入院プログラムに参加し,19名が入院待機群としてその地域の従来治療を受けた。最初のアセスメントから4カ月後（DBTグループの退院から4週間後）には事後テストが行われた。DBTグループを治療前後で比較すると,精神病理に関する評価尺度の11項目のうち10項目に大きな変化が,また自傷行為にかなりの減少が見られた。入院待機群には4カ月後の時点で大きな変化は全く見られなかった。DBTグループで入院待機群よりも大きな改善があったのは分析した9項目の評価尺度のうち7項目で,その内容はうつ,不安,対人関係における機能,社会適応性,全般的精神病理,自傷行為などであった。DBTグループの42％が精神病理の全般的評価尺度で臨床的に回復した。このデータからは,3カ月のDBT入院治療が非特異的な外来治療よりもかなり優れていること,広い範囲の精神病理的特徴に比較的早い改善が見られることが示唆されている。

　5つ目の研究はKatz, Cox, Gunasekara, and Miller（2004）によるものである。これは自殺傾向のある思春期の若者のための2つの異なる治療モデルを用いた2つの入院病棟で,62名分の治療前後のデータを比較したもので,一方の病棟はDBTを包括的に使用し,もう一方は従来型の精神力動的な危機アセスメント・治療モデルを使用した。入院日数はどちらのグループも平均18日であった。DBTの病棟では,毎日のスキル訓練セッション（マニュアル通り）,週2回のDBT個人セラピー（日記カードを使用）,行動分析,認知行動的な問題解決,そしてDBT

的治療環境（スタッフがスキル般化を支援する訓練を受けている）を提供した。フルタイム勤務の看護スタッフを含めた DBT チームは定期的にミーティングを開いた。入院中の行動的な問題は，DBT の病棟で従来型の病棟よりも大きく減少した。両グループとも，自傷行為，うつ症状，自殺念慮が1年後に非常に大きく減少した。このパイロットスタディでは，DBT は児童および思春期の急性期精神治療の入院病棟において効果的に実施できる，と結論された。

これらの研究から，入院病棟に DBT を応用して実施できることが示唆された。これは DBT が外来治療モデルとして開発されたことを考えれば，重要な結果といえる。また自傷行為などの関連行動を減らすことが可能であることも示唆された。ただし，DBT が入院治療用に十分標準化されていないこと，対照群が不適切であること，ランダム化されていないことから，これらの研究結果の影響力および一般化の可能性は制限的なものである。今後行われる DBT 入院治療に関する研究には，本章で紹介している治療アプローチの定義が役に立つかもしれない。

DBT 入院治療の基礎

DBT の根幹というべき基礎部分は，機能不全行動の減少，スキルを効果的に使った行動の増加，生きる価値のある人生を構築するために，行動主義，マインドフルネス，弁証法という3つのパラダイムを1つに統合させた合意案（ジンテーゼ）である。ここから DBT 入院治療に対する理解が始まる。病院のスタッフは，認知行動療法（CBT）である DBT の基礎の上に立ち，1人1人のクライエントと協働して入院中にターゲット行動を特定し，行動分析を用いてこれらの行動が続いている要因を分析し，スキル訓練を含めた認知行動プロトコルを問題解決法として使い，そして特定したターゲット行動の進展をモニターする手段として日記カードを使用する。このアプローチは単刀直入で，透明性があり，実

際的で，時に指示的で，常に積極的で，そして常に変化を目指している。

　このアプローチはBPDを持つ人に対して効果的であるため，マインドフルネスに基づいた2つ目のアプローチとのバランスが，そして物事を価値判断的に決めつけることなく，ありのままに認識して徹底的に受け容れることを重視することとのバランスが取られている。BPDを持つことにはかなりの苦痛が伴うが，これまでの行動パターンを変えようとすることにはさらなる苦痛が伴い，しかも入院病棟で生活することで一層の困難が重なる。DBT入院治療にあたるスタッフは行動の変化を粘り強く促しながらも，こうした苦悩のすべてを承認し，1人1人のクライエントの行動の中に賢明な点を見出そうとする。

　この変化への一貫した姿勢と徹底的な受容という二極を巧みにそして状況に合わせて1つの合意案（ジンテーゼ）に統合することこそ，DBTの3番目のパラダイムである弁証法の代表的な例である。スタッフはクライエントの苦悩を心から承認しながら，その次の瞬間には断固とした姿勢で行動の変化を訴える。入院病棟という共同体でのミーティング，スタッフのミーティング，グループセラピーのミーティングでは，それぞれの立場を承認し，どの立場が「正しい」かではなく，統合されたジンテーゼに達しようとする。スタッフは早まった結論を出すのではなく，現実的な限界の範囲内で対立を解消するための案を工夫する。DBTの個人セラピーでは，シーソーに乗った2人がバランスを取りながら中間点に徐々に近づこうとする。しかし入院治療の場合は，ほとんどが見知らぬ者同士の大人数グループが川の急流をカヌーで下るようなもの，と例えることができよう。急流を無事に下るには，カヌーの基本ルールを守り，厳格にも柔軟にもなりすぎず，グループ全体そして1人1人が相互依存の関係にあることを認識し，そしてカーブに差し掛かるたびにバランスを取らなければならない。

　BPDの行動パターンの形成と継続を説明するDBTの理論は弁証法的な理論，さらに具体的に言えば，人間関係の交流の理論である。生物

社会的理論では，BPD によく見られる機能不全のパターンは，感情的に脆弱な人とその人が生活する全般的に不承認な環境との交流によって生じると捉える（Linehan, 1993a）。DBT の入院治療においては，この理論がいくつもの点で積極的に関わってくる。1つ目は，この理論はスタッフ，クライエント，家族に対して問題の性質と治療の原理を説明するのに使われることである。この理論を正しく理解することで，ストレスの溜まったスタッフやその他のネットワーク内の人々から厄介者扱いされることの多いクライエントの行動を，思いやりと同情をもって理解することができる。2つ目は，この理論は，思いやりを持つと同時に，クライエントの感情調整不全とこれに伴う問題行動に対処するために，アクションが必要であると主張する。治療チームのミーティングではセラピストがクライエントの問題行動について思いやりを持ちながらも効果的にケースフォーミュレーションをする際に，この理論が何度も引用される。入院治療においては，病棟内のスタッフとクライエントとの交流の問題がスタッフによく見えるようにするためのレンズとして，この理論が最も効果的に用いられるであろう。スタッフが感情調節不全なクライエントをコントロールしようとすると，それに対してクライエントがさらにコントロール不可能な状態になる，という繰り返しの中で，スタッフは自分自身が非承認な環境になってしまっていることに何度も気づく。入院治療でも特に痛ましいシナリオも，このようにして始まる。スタッフがこうした交流を認識していれば，問題が起きているときにそれに気づき，その悪循環から抜け出す方法を見つけることができるかもしれない。そして，この生物社会的理論は，クライエントに必要なのは自分の感情を調節し，対人関係の対立に対処し，苦悩に耐え，圧倒されるような感情の嵐の中でバランスを取る方法を教えてくれる承認的環境なのだということも示唆している。端的に言えば，それこそが DBT 入院治療が目標とすることなのである。

DBT入院治療の目標，ターゲット，段階

　治療チームはクライエントと協働して，入院プログラム中に達成すべきターゲットの優先順位リストを作成する。このターゲットリストは具体的で，行動を明確に定義し，優先順位をつけて，現実的であるべきである。このリストがきちんとした構成になっていれば，簡潔で効果的な治療計画の準備が整う。治療チームとクライエントはリストの一番上から一番下へ，入院から退院へと治療を進めながら，必要に応じてリストに修正を加える。そしてターゲットの進展状況をモニターする手段である日記カードを，セラピストあるいは他の選任されたスタッフが作成する。病棟によっては，DBTの標準的な外来治療用日記カード（Linehan, 1993b；付録4.1を参照）にクライエントごとに修正を加えて使用している。クライエントがこのカードに1日1回かそれ以上記入し，セラピストまたは他のスタッフが目を通す。入院中に，進展状況に応じてターゲットとする行動を追加したり削除してもよい。治療チームとクライエントが協働して作成したターゲットリストに日記カードを併用すれば，スタッフとクライエントは入院から回復して退院するまでの段階別のロードマップに意識を集中できる（標準的な入院治療用日記カードは付録4.2を，DBT入院治療の段階別の日記カードの記入例は付録4.3を参照）。

　この患者集団では問題や問題行動が広範囲に及ぶことがあるため，クライエントとスタッフは入院直後に，入院生活中に達成すべきターゲットに焦点を当て，それ以外のターゲットは退院後の外来生活に回すことが特に重要である。例えば，慢性的な自殺念慮を持ち，対人関係の問題を長期にわたって抱えているクライエントが自殺企図で入院した場合，ターゲットリストの焦点はクライエントの慢性的なパターンの解決ではなく，今回の自殺企図と今回の入院につながった要因に当てるべきである。このように現在の入院治療でのターゲットと今後の外来治療での

ターゲットとを区別することは，クライエントとスタッフがどちらも随時持ち上がる問題に自然な反射的反応で取り組み始めてしまい，その結果入院治療というタスクの輪郭がぼやけ，長期化するのを防ぐのに役立つ。短期的または中期的なDBT入院プログラムの大半が目標とするのは，再入院の可能性を減らすこと，つまり入院がクライエントの生活における解決策として機能してしまうのを止めることである。長期的なDBT入院プログラムの場合は例外で，ターゲットリストは広範囲にわたり，外来治療で使われるものにかなり近く，また場合によっては一旦クライエントの状態が安定した後にPTSD反応に対処することもある。Bohusたち（2000, 2004）が構築したプログラムでは，目標とターゲットは，長期的な外来治療のための12週間の導入という，このプログラムの特徴を反映したものになっている。

　これから紹介する3段階式のアプローチは，入院への依存度を下げ，入院せずに生活する能力を強化することを第1の目的とする急性期および中期的な入院プログラムの大半を対象として提案されたものである。3つの段階はコンセプトと戦略がわかりやすいように順を追って，重複しないものとして説明するが，現実には段階は重複し，クライエントによっては退院までにこれらの段階を行ったり来たりすることもある。この3つの段階と，各段階でターゲットとする行動を表4.1に示した。

第1段階：入院
　この最初の段階には大きく分けて4つの（通常重複する）プロセスがある。それは，プログラムへのオリエンテーションを行う，クライエントのアセスメントを行う，入院治療計画について同意を得る，そしてこの計画に対してできるだけ強いコミットメントを約束してもらうことである。入院病棟へのオリエンテーションは貴重な機会であるにもかかわらず，入院時間が予想できない，スタッフの配置が不適切である，決められたスケジュールの対応にスタッフが追われている，オリエンテー

表4.1 DBT入院プログラムの段階

段　階	目　標	ターゲット行動
第1段階： 入院	入院治療計画を立て，コミットさせる	1. 協力的な行動を増やす 2. 入院治療計画に対するコミットメントを強める
第2段階： コントロールの訓練	入院治療を必要とするような行動コントロール不全を減らす	1. 入院につながる，あるいは入院を長引かせるような，生命の危険に関わる行動を減らす 　a. 自殺行動・殺人行動 　b. 自殺・殺人の意図のない，致死に近い行動 2. 入院につながる，あるいは入院を長引かせるような，治療を無効にする行動を減らす 　a. 外来治療におけるクライエントまたは治療提供者による，入院につながる，あるいは入院を長引かせるような行動 　b. 入院治療におけるクライエントまたはスタッフによる，治療を無効にすることで入院を長引かせる行動 3. 入院を長引かせるような，病院内での重篤な問題行動，自殺行動，自殺の意図のない自傷行為を減らす 4. 行動コントロールのためのスキルを高める 　a. 苦悩耐性スキル 　b. マインドフルネス・スキル，感情調節スキル，対人関係スキル
第3段階： 退院	退院計画を立て，成功させるべく実行する	1. 退院して再入院せずに生活するための問題解決のスキルを高める 2. 退院して再入院せずに生活するためのDBTスキルを高める 　a. 対人関係スキル 　b. 苦悩耐性スキル，感情調節スキル，マインドフルネス・スキル

ションの明確なプロトコルがない，など様々な理由で省かれてしまうことが多い。適切な準備ができていれば，敬意と細やかな配慮をもってクライエントを迎え，クライエントの苦悩を承認し，クライエントの治療全体における入院病棟の位置づけや役割を説明することも，クライエ

ントの窮状を心から受容していることを伝えながらクライエントの行動を変えるための現実的な段階的計画を提案することもできる。そしてクライエントの持つ障害と入院治療について説明し，入院中に起こり得る可能性と，期待と異なることに対する心の準備をさせ，今回の入院につながった事象の行動連鎖分析にすぐに取りかかることができる。このオリエンテーションを標準化し，入院初日あるいは（夜遅くあるいは早朝に入院した場合には）2日目に有意義なオリエンテーションが行えるよう，20分ほどのオリエンテーションビデオを作成したDBT入院プログラムもある。このビデオを使ってクライエントに病棟の案内をし，病棟の目的・ルール・組織構成，典型的な入院治療の主な目標，教えるスキルの概要，入院を最大限に生かすためのヒントを伝えることができる。ビデオを見せた後は，スタッフが1対1で補足の説明をし，質問に答えることもできる。

　入院中に病棟で通常行われる標準的な入院治療アセスメントを実施し，そこから診断，薬物療法計画，看護ケア計画，入院中に達成すべき目標・ターゲットの優先順位リストを作成する。このリストは前述のテンプレートをベースにするが，ケースごとに個別に作成する。アセスメントの際に，特に行動連鎖分析に関して，そしてターゲットを決定する際にクライエントが協働するほどターゲットリストに納得し，責任感を持ってもらうことができる。最初の行動連鎖分析では入院前に何が起こったかを，クライエントの脆弱性から始めて順を追って整理し，入院の原因となった問題行動につながった一連の事象（行動，感情，思考，出来事など）の引き金となった大きな事象が何であったかを明らかにする。入院によってどのようなことが起こるかを，特に再入院の強化因子となりそうなものに重点を置いて明らかにする（どのようなことが再入院の強化因子になるかは，実際に何回かの入院を分析しなければ判断できない）。このタイプの入院連鎖分析では問題行動の支えとなっているあらゆる要因を探るが，特に探りたいのは入院を1つの「解決策」とし

て選ばせるような要因である。このように基礎を固めておけば，仮にクライエントが問題行動へ向けて同じ一連の事象をたどったとしても，効果的な外来治療で対処できる。

　入院につながった要因および入院を長引かせる可能性のある要因を明らかにし，また退院後に再入院しないで生活するために必要な事項をリストアップしておくと，これが入院治療計画になる。クライエント自身がまだ感情調節不全の状態にあっても，この入院治療計画に的を絞り，課題を念頭に置いてタイムリーに行えば，入院してくるクライエントによく見られる失意と絶望感とは対極的な方向に進める機会にすることができるかもしれない。初期アセスメントの終わりには，目標，大まかな時間枠，具体的なターゲット，ターゲットを達成する方法の一覧を含めた明確な計画書を作成する。プログラムによっては，入院の時点で退院計画書に記入し始め，入院期間には終わりがあるということを最初からクライエントに認識してもらう。日記カードもこの時点で作成するが，前述したように，これは入院期間中に少しずつ修正を加えていく。例えば急性期病棟では，入院前に自殺企図をしたクライエントの日記カードにはまず，自殺行動と自殺衝動，苦悩耐性スキルとマインドフルネス・スキルの使用，看護スタッフとの状況チェック（予定されていたものとそうでないもの），連鎖分析の進捗状況を記録していく。そしてクライエントが行動をコントロールできるようになり，最初の段階から次に移れるようになったら，カードには病棟内外の人々とのやりとりにおける感情調節スキル・対人関係スキルの使用，退院計画を立てる過程で結ぶ契約，退院に向けて努力していくにあたって感じることを記入するようにする。

　ターゲットリストについてクライエントと合意に達した後は，いくつかのポイントを確認することで振り返りを行う。目標は妥当なものか。ターゲットと提案した治療方法は目標と照らし合わせて妥当なものか。日記カードには毎日モニターすべき重要なターゲットが反映されている

か。大まかな時間枠は無理のないものか。計画の進捗の妨げとなる可能性が特に高い要因は何か。クライエントがこの計画通りに前進するのを支援するために，スタッフには何ができるか。外来治療スタッフおよび家族の誰を関与させるべきか。この計画を取り入れる準備ができたら，実際に握手をしたり，または握手に準じた行為によって「合意の瞬間」を正式に宣言するとよいかもしれない。このような正式な合意の瞬間はオリエンテーションに続いてこれで2回目になる。こうしたステップを儀式的にでも意識して宣言することで，治療関係を強化し，前進する感覚を強化するために役立つ可能性がある。

　オリエンテーションとアセスメントを行い，計画を立て，計画についてある程度の合意に達したら，DBTチームは第1段階の最後のステップであるコミットメントに移る。クライエントが法律上，強制的に入院している場合や，自分には他に選択肢がないと感じている場合，それは自発的に参加することを重視した治療アプローチにとっては問題である。理想としてはDBTが「入院プログラムの中の1つ」となっていて，DBTのプログラムまたはコースを選ぶかどうかの選択肢がクライエントにあるとよい。そうすれば，自分の意思で入院したわけではないクライエントもDBTにするかどうかを自ら選ぶことができる。これでセラピストまたは他のスタッフがクライエントと共に，標準的DBTの6つのコミットメント戦略を用いて治療計画にコミットするための足場が固まったことになる。セラピストは選択の自由があることを強調すると同時に，その選択がどのような結果につながるかを説明する。病棟の構造を，DBTを受けることを選んだ場合の結果が強化されるようなものにすることもできる。ある包括的DBT病棟では，新しく入院してきたクライエントはまず他の新しいクライエントと共にコミットメントグループに入る。このグループが目指すのは，ターゲットにコミットすることと治療に同意することのみである。強いコミットメントを持つようになったクライエントはグループから卒業し，その結果自由が増え，

スケジュールが柔軟になり，院内パス時間（閉鎖病棟から出ることができる時間）が増え，外出許可の選択肢も広がる。こうした見返りがあると，コミットメントの強力な強化因子になる。

セラピストあるいは指名されたスタッフは，クライエントがコミットすることの良い点と悪い点について考えることによって，「できる限りコミットする」と決めたらそれよりもさらにコミットさせてみたり（最初の一歩を踏み出させる戦略），これまでの人生でコミットしたが難しかったことを思い出させたり（過去のコミットメントを引き出す戦略），コミットしていることが何かに表れていれば小さなことでも強化する機会を逃さない（シェイピングの戦略）ようにクライエントを支援する。プログラム卒業間近のクライエントが最初の一歩の難しさや最後の達成感について感想を述べることは，警戒心を抱いているクライエントや意固地になっている入院直後のクライエントの心にインスピレーションを与えるかもしれない。また時には，大きな苦悩を抱えたクライエントに危機を乗り越える具体的な戦略を教えることでコミットメントを強化できる場合もある。コミットメント・グループの有無にかかわらず，クライエントがコミットしたら何らかの終了の儀式をしたり，入院病棟という共同体またはグループでのミーティングで発表して祝いの言葉を述べるのも後押しになる。

第2段階：コントロールの訓練

第2段階で目指すのは，外来生活を再開できる程度に行動をコントロールできるようにすることである。本人および他人の生命を脅かすような行動，中でも特に外来生活の妨げとなるような行動を減らすことを最優先とする。例えば自殺企図や，入院につながる，あるいは入院を長引かせるほどに重篤な自傷行為，他人に対する暴行，他人を傷つけるという真剣で本気の脅し，などが挙げられる。このような生命を脅かす行動には，入院前に起こしたものも，入院中に起こるものも含まれる。こ

の段階で次に優先されるのは，入院前に外来治療の有効性を妨げた，あるいは深刻に脅かして入院の一因となったような行動パターンを減らすことである．例えば，クライエントが外来セラピストの限界を大きく超えるような行動を取ったためにそのセラピストがバーンアウトしたり治療を停止しなければならなくなった場合や，逆に外来セラピストやその他の治療スタッフが職業上あるいは倫理上のガイドラインに違反する行動を取ってクライエントに心的外傷を与えた場合などが挙げられる．感情が非常に脆弱で，反応性の高いクライエントの場合，外来治療を破壊する類の行動は多岐にわたるため，アセスメントの際にどのような行動が当てはまるかを明確にしておくべきである．

　続いて優先されるのは，現在の入院病棟においてクライエントまたはスタッフが取る，治療環境にダメージを与えることで長期入院を必要とさせるような行動である．例えば，生命を脅かすような行動は取らなくなったが，麻薬の売人の電話番号を他のクライエントに広めるようなクライエントや，クライエントと性的接触を持つという倫理上および職業上のガイドラインに違反するようなスタッフが挙げられる．その他の重篤な問題行動は，例えば，摂食障害のクライエントが隠れて故意に嘔吐する，性行動の乱れたクライエントが自分に親切にしてくれる人なら誰とでもセックスをする，クライエントが衝動的に服を脱いで病棟内を走り回るなどといった行動が挙げられる．これらは生命を脅かしたり病棟の環境を著しく破壊することはなくとも，深刻な機能不全行動である．

　第2段階の治療計画で重視される最後の目標は，その瞬間の現実をありのままに受け容れるスキルと，行動をコントロールできるようにするスキルを修得・練習することである．クライエントには事態を悪化させずに，圧倒されてしまうような激しい感情を乗り切る具体的な方法が必要であるため，苦悩耐性スキルが特に重要となる．第2段階で対処すべきターゲットはクライエントごとに大きく異なる．ターゲットは第1段階の評価の段階で決めておき，第2段階では入院につながったり，入院

を長引かせるような具体的な行動に集中して取り組めるようにする必要がある。

第3段階：退院

第3段階では，退院し，その後再入院しないことに重点を置く。クライエントはセラピストまたはスタッフと協働して，生活環境と外来治療を含めた退院計画の概要を決め，これを実行する。このようなステップを経ること自体が感情調節不全のきっかけとなる一方で，それ自体が再び行動コントロール不全を起こすきっかけとなる可能性もある。このように感情や行動の調節不全，コミットメントの強化，コントロールの改善，などの退院に向けたステップ間を進退することはよく見られる。クライエントは退院計画の作成に自ら関わることで，トラブルシューティングのスキルを使って計画の妨害となるような要因を予測し，これらの要因をターゲットとすることができる。病棟のスキル・カリキュラムで提供されるスキルは，退院の不安に耐えるのに役立つ「苦悩耐性スキル」や，退院へ向けたプロセスにおいて目標や対人関係に対処するのに役立つ「対人関係スキル」，そして感情反応の立ち直りを早くするための「感情調節スキル」である。このレベルで，DBT入院病棟の中には，移行期グループまたは退院グループを作り，退院が近づいたクライエントが具体的な計画に基づいて行動し，対人関係や感情における困難な状況に対して心の準備をし，そのような状況を切り抜けるためのDBTスキルを強化できるようにしたところもある。また入院生活と外来生活とのギャップに対する不安を軽減するために，退院後の1～2週間は移行期グループへの参加を続けることを認めるプログラムもある。外来生活にうまく移行することのできた元入院患者をグループに招いて，自分の経験やアドバイスを話してもらうこともできる。3つの段階すべてを終えたクライエントが病棟を去る準備を進めていく中で卒業式のようなものを行い，すべてを終えたクライエントの姿を病棟の全員

に見せ，話を聞く機会を持たせることは非常に重要である。そのようなクライエントは，治療の第2段階までのクライエントたちのモデルとなり，また退院後の生活を目前に控えたクライエント本人も病棟の仲間から励ましの言葉をもらうことができる。

DBT入院治療における機能，治療形態，戦略

　包括的なDBT治療はどれも，5種類の機能が効果的にコーディネートされている。1つの機能を実現し実行する治療の様式あるいは手段を治療形態と呼ぶ。例えば，能力を高めることは1つの機能であり，週1回の外来スキル訓練グループはクライエントにこの機能を提供する1つの治療形態である。またクライエントの生活環境に能力を般化させることも1つの機能であり，外来セラピストが電話を受けることはクライエントが臨機応変にスキルを使った行動を取ることをコーチングすることでこの機能を実現させるための1つの治療形態となる。標準的なDBT外来治療では，5つの機能を提供する治療形態が十分に確立されている（本書の第3章を参照）が，入院病棟は外来とは大きく環境が異なり，それぞれの機能を提供する治療形態を開発するには工夫が必要となる。次に，5つの機能とそれぞれに対応する入院での治療形態について，これらの治療形態で使われることの多いDBT戦略に重点を置きながら説明する。DBTの戦略全体についての詳しい論考は，本書の第1章に述べられている。

　機能1：環境の構築
　外来治療のDBTでは，治療環境を構造化し，DBTの全治療形態およびセラピストを取り入れた，明確で体系化されたアプローチをクライエントに提供するよう努めるのはプログラム責任者あるいは治療チームのリーダーの責任である。入院治療の環境を構築する際には，入院病棟の

チーフ（IUC）またはDBT入院治療プログラムの責任者に任命されているスタッフが，治療プログラムそのものの構造化と，入院病棟と各クライエントの外来治療プログラムとの関係の構造化を行う。これと対照的なのがDBTの個人セラピストの役割で，個人セラピストはクライエントごとのDBT実施の枠組み決定と指導を行い，あるいはIUCが確立した環境全体を各クライエントのニーズに合わせて調整し，クライエントと外来治療ネットワークとの関係を調整することに対して責任を負う。

「クライエントの入院治療環境を構築する」とは，実際の業務では，病棟の規則・方針，毎日および毎週のスケジュール，物理的な空間の使用，スタッフ間の人間関係および役割の整理，クライエントおよびスタッフに関するDBTに基づいた仮説，スタッフ間のやりとりに関するDBTに基づいた3つの合意（クライエントの合意，スタッフの合意，チームの合意）を決めることを指している。

a. 病棟の規則・方針

病棟内でDBTを実施しやすくするために重要なことは，規則・方針が最小限かつ明確で，透明性があること，そしてこれらができるだけ一貫して守られ実行されることである。また，規則・方針はDBTの理念と矛盾しないものであるべきである。DBTの入院治療プログラムの中には，DBTとは相容れない方針やプロトコル（例えば，スタッフのまとまりがクライエントに分裂させられるのを最小限に抑えるために，スタッフが一貫性があると見えるような対応を奨励すべくクライエントに対する対応の仕方を大きく制限するなど）によって最初から妥協を強いられるものもある。スタッフが重要な規則を理解しておくことと，クライエントがこれらを学ぶことが必要である。ある意味，これらの規則・方針がプログラムの中での限界設定なのであり，さらに言えば，プログラム責任者が行う限界設定である。これらの規則・方針は，病院全体の基本方針と病棟に影響を及ぼす他の管理組織〔JCAH（病院認定合同委

員会）など〕の全方針・プロトコルとを1つに統合させたもの，責任者が決めた病棟の方針と主要任務，スタッフの勤務パターンその他の治療資源，そしてある一時期における病棟の状態を表している。こうした規則・方針は状況の変化に伴って変わる可能性もあり，状況に応じてある程度柔軟に適用される場合もある。DBTの入院治療環境を構築する人物にとって重要なことは，これらの規則・方針を明確で，一貫性があり，筋の通ったものにし，そして公開することである。治療の資源・規則の管理および定義に曖昧さや混乱があると，病棟の指導的立場にある人物が治療を妨害または破壊するような行動を取ることになり，特定のクライエントの治療に悪影響が出ることは避けられない。

b. 病棟のスケジュール

DBTの入院プログラム，あるいは一般精神科でのDBTのコースは，通常ミーティングから1日が始まり，そこでクライエントがその日の具体的な目標を決める。これは病棟全体のミーティングでも小人数グループのミーティングでもよい。スタッフはその日のスケジュールを全員と確認し，クライエントがその日の各自の目標を決める援助をし，そして機会があるごとに適合的な行動を促し，ポジティブな強化を行う。第1段階のクライエントの1日の目標としては，初期行動連鎖分析を行う，オリエンテーションのビデオを見る，退院計画用紙の第1回草案に記入する，自傷の衝動を実行に移さないようにすると同時に用いる危機回避戦略を学ぶクラスに出席する，などがある。第2段階のクライエントの場合は，自分の感情を観察して描写する練習をする，1日中自室に引きこもりたい気持ちと逆の行動を取る，移行期グループの初見学をする，解離が始まりそうだと感じたらマインドフルネス・スキルと危機回避戦略を使う，また戻りたいと思っている入居プログラムの参加者と会う約束を取りつける，他のクライエントに暴行を加えたいという衝動の行動連鎖分析を行うのを手伝ってもらう，などがある。第3段階のクライエ

ントの1日の目標は通常，退院するのに必要な連絡，計画，スキル訓練が中心となる。

　目標確認のミーティングや病棟全体のミーティングは通常，マインドフルネス・スキルを簡単に練習することから始まる。マインドフルネス・スキルはDBTの全スキルの中でも中心的な存在であり，意識を「今」という瞬間に，自発的に，善悪などの価値判断を決めつけることなく，対象にありのままに集中させるというものである。スタッフがスキルの説明をし，全員に練習させ，意見を述べたりコーチングをしたりするとよい。病棟のスキルカリキュラムの中で正式に教えられるマインドフルネスの中核スキルの練習は，この他にも1日のうちの適当な時間帯（食事時，他のミーティングの時間，看護スタッフから薬を受け取る時間など）にも実施する。

　毎日のスケジュールに組み込まれるのは通常，スキル訓練のセッション，精神療法のセッション，薬物療法のセッション，看護スタッフとの状況チェックミーティングの他，場合によってはコミットメント・グループ（第1段階）や移行期グループ（第3段階）もある。患者集団のニーズに合わせた独特なDBTのスキル応用法を考え出しているプログラムもある。例えば，摂食障害を持つクライエントにはマインドフルに食べるスキル，反社会的な特徴のあるクライエントには思いやりと共感を般化するスキル，解離性障害を持つクライエントにはグラウディングのスキル，怒りを爆発させやすいクライエントには怒りをやわらげるスキル，などである。こうしたスキル群はどれもDBTスキルのパッケージ全体の中にあるものだが，複数の症状や障害を持つ患者集団に合わせて特に一部を重視したり，調整したりできる。図4.1に，包括的DBT入院プログラムのスケジュールの例を紹介する。

c. 物理的空間の利用

　病棟の物理的空間は快適で機能的な，DBTや行うべき作業を視覚的

時　間	活　動
午前 9:30	今日のマインドフルネスのスキルとマインドフルネスの練習
午前 9:30	病棟全体のミーティング
午前10:00	休憩
午前10:15	今日の目標の設定と宿題の見直し
午前11:00	休憩
午前11:15	DBT スキル訓練グループと今日の宿題
午後12:00	昼食（摂食障害を持つクライエントはマインドフルに食べる練習を含める）
午後 1:00 〜 4:00	セラピスト，病棟スタッフ，薬物療法専門家，その他補助的な専門家との個別ミーティング，特別スキル応用グループ
午後 4:00	病棟スタッフとの午後の状況チェック（日記カードのチェックが含まれる場合もある）
午後 4:45	休憩
午後 5:00	夜の運動（ストレッチ，柔軟体操，ヨガなど）
午後 5:30	夕食，自由時間
午後 7:30	マインドフルネスの練習をしながら就寝に向けてリラックス，日記カード記入

図 4.1　包括的 DBT 入院プログラムのスケジュール例

に強調したものであるべきだが，クライエントが病院に来るのを強化してしまうほど快適ではいけない。掲示板や壁のポスターを利用してスキルや DBT の理念をわかりやすく説明したり，インスピレーションを与えるような絵や言葉，その他参考になったり励ましになるようなものを

貼っておくとよいだろう。またスケジュール，病棟の規則，DBT に基づいた合意事項や仮説を掲示しておくこともできる。DBT や関連のある話題（心的外傷，BPD，感情の生物学，物質乱用など）のチラシ，DBT スキル応用のワークシートをテーブルに並べておくのも有効である。理想としては，病棟内にマインドフルネスの練習をしたり，気持ちを落ち着かせるための専用の場所があるとよい。また個々のスタッフの役割や治療チームの構成を書いた組織表があれば，病棟のシステムや，どのようなときに誰に相談すればよいのかが明確となるので便利であろう。

d. 対人関係とスタッフの役割

スタッフ間の役割に関連し，またインフォーマルな人間関係は，入院治療環境において重要なことの1つであり，DBT の入院治療病棟では次の2つの特徴を備えていることが望ましい。まず1つ目は，個々のスタッフの役割が明確であることである。自分自身が圧倒されてしまうような激しい感情を持つ人が集まっていて，感情調節不全も頻繁に起こる病棟においては，規則・方針に反する行動が起こったり，危機が日常的に起こったりするため，スタッフはそれぞれ自分の役割，すべきこと，してはならないこと，そして危機発生時のプロトコルは何かを理解していなければならない。混乱が生じた場合には，それはスタッフミーティングやスーパーヴィジョンで明確化するよい機会となる。2つ目は，スタッフが機会あるごとに皆の前で，また個別に，承認し合い，DBT のスキル・戦略を使うことに対してコメントし合うべきだということである。スタッフの間に相互承認とポジティブな強化があると，問題があってもすぐに立ち直る強さやモチベーションが強化され，クライエントにスキルを使った行動の手本を見せることができる。

クライエントごとにプライマリセラピストをつけるかどうかは，病棟の指導者層が決定する。DBT のプライマリセラピストが中心的な役割を果たしている病棟では，このプライマリセラピストがクライエントの

オリエンテーションとアセスメントを行い，合意事項を確認してクライエントに治療とターゲット行動にコミットさせ，ターゲット行動の優先順位リストとそれに基づいた日記カードをクライエントと共に作成し，日記カードを毎日チェックし，クライエントと共に行動連鎖分析を実施し，問題解決・承認・弁証法的戦略を実施し，宿題を出し，進歩をモニターし，そしてクライエントと相談しながら退院計画を立てる。また病棟内のDBTチームのミーティングで重要な役割を果たし，病棟またはクライエントに関する日々の意志決定の中心となるのもプライマリセラピストである。言い換えると，標準的なDBT外来治療のプライマリセラピストと同じように，包括的なDBT入院治療プログラムでも個人セラピストが治療チームの「クオーターバック」的な役割を果たすということである。しかし資源不足から，個人セラピーの戦略を他の治療形態に取り入れる試みを行ったプログラムもある。例えば，これは特に急性期治療病棟の場合に多く見られるが，これらの治療機能を「プライマリナース」に任命された看護スタッフが引き受けたり，具体的なプランニングを行う際にクライエントを手助けする臨床医が引き受ける場合がある（後者の場合，この臨床医はプライマリセラピストというよりも，日記カードのコーチ兼プランナーの役割を果たす）。プログラムによっては治療グループを作って，クライエントが自分の目標を決めたり，治療計画にコミットする努力をしたり，日記カードの見直しをしたり，行動連鎖分析をしたり，スキルを使った問題解決法を考え出して練習するのをグループセラピストが支援している場合もある。このようなやり方に有効性があるというエビデンスは外来治療についても存在しないが，DBTの理念を遵守する工夫の良い1例である。クライエントがまず入院病棟での治療内容を理解し，治療計画にコミットする意欲を育んでこれを言葉で表現し，入院治療における自分の目標の達成に向けた進展をモニターし，良い結果を出すためにDBTの理念・戦略を使うのを協力的に支援するスタッフが最低でも1名いるべきである。こうした役割を

与えるのも，役割による課題を割り振るのも環境構造化の一環であり，それは明確で連携の取れたものでなければならない。

e. クライエントと治療に関する仮説

DBT入院治療では，標準的なDBT外来治療で使われている一連の仮説を修正して取り入れ，セラピストが思いやりと治療効果を高めるような姿勢をクライエントおよび治療に対して取り続けるのに役立てている。入院治療の仮説には全く同じものもあれば，標準的な仮説をベースとしながらも入院病棟に合わせて改変したものもあり，またDBT入院治療独自の仮説もある。表4.2に入院施設のクライエントに関するDBTの仮説をまとめた。

これらの仮説のうち最初の4つは標準的なDBTからそのまま持ってきたもので，思いやりのある視点を促すものである。時にはクライエントが最善を尽くしていない，よくなりたいと思っていない，別に苦しんでもいない，というように見えることもあるため，スタッフはこれらの仮説を再確認し，またこれらの仮説について議論することが必要となる。行動コントロール不全が多く発生する臨床の最前線で毎日働くスタッフが，思いやりのある視点を維持しようという仮説とは逆の姿勢や仮説を持ち始めるのは理解できる。だからこそ，入院施設ではこれらの仮説が重要なのである。同様に，DBT入院治療における治療関連の仮説も標準的なDBT外来治療における治療関連の仮説を修正して取り入れた。表4.3にこれらの仮説を示した。

f. 入院治療に関する合意：クライエント，スタッフ，チームの合意事項

クライエント，スタッフ，チームの合意も，仮説の場合と同じように，Linehan（1993a）が包括的な外来治療のために詳述している元々の合意事項を残しながら，入院治療の現場に合わせて改変した。明確性と一貫性を持たせるためには，合意事項の数を必要最小限にすべきであ

表 4.2　クライエントに関する仮説

1. クライエントは自分のベストを尽くしている。

2. クライエントは良くなりたいと思っている。

3. クライエントは DBT で失敗することはない。

4. BPD を持ち，自殺傾向のある人の人生は，現状では耐えがたい人生である。

5. [a] クライエントは病棟内外の本人に関係のあるあらゆる状況（ミーティング中，病院内の治療環境，そして最終的には病院の外の生活環境）において新しい行動を学習しなければならない。

6. クライエントが抱えるすべての問題の原因がクライエント本人にあるわけではないが，それでも本人がこれらの問題を解決しなければならないことには変わりない。

7. クライエントは変化するために，さらに良くなり，さらに努力し，さらに意欲を持つ必要がある。

8. [b] 入院治療を行う環境は影響力があり，上下関係があり，多くの場合は非承認的で，またクライエントの感情調節不全に貢献してしまう場合もあるが，それにもかかわらずクライエントは病棟内での自分の目標に向けて努力しなければならない。

[a] DBT 外来治療の標準的な仮説をベースとしているが，入院施設での使用に合わせて改変した。
[b] DBT 入院治療独自の仮説。

る。これらの合意事項を表 4.4 に示した。

g. 入院治療と外来治療との関係

　入院病棟と外来治療スタッフとの全般的な関係については，病棟の責任者が決定し，これを入院治療のセラピストがケースごとに微調整する。外来治療スタッフは当然，入院前のクライエントの経過および退院後の生活資源について重要な情報を持っており，また入院で目指すべきことについても意見を持っている場合が多い。したがって第 1 段階で連

表 4.3　DBT の入院治療に関する仮説

1. [a]スタッフにできる最も思いやりのあることは，クライエントが変化し，入院しないで済む人生が可能になるよう支援することである。

2. DBT の実施において最も重要なのは，明確さ，正確さ，思いやりである。

3. スタッフとクライエントとの関係は，対等な2者間の現実的な人間関係である。

4. [b]病院には序列があり，スタッフはクライエントに対して自動的に大きな支配力を持つが，この支配力は思いやりをもって，また仮説その3に沿うように行使しなければならない。

5. [b]DBT のスタッフには治療を効果的に応用できないこともある。

6. DBT の入院治療は効果的に応用されても，望まれる結果を出せないこともある。

7. [a]BPD を持つクライエントの治療スタッフにはサポートが必要であり，これは臨床の最前線で働く看護スタッフに特に言えることである。

[a] DBT 外来治療の標準的な仮説をベースとしているが，入院施設での使用に合わせて改変した。
[b] DBT 入院治療独自の仮説。

絡を取ることが必要である。連絡を取る場合はすべて，まずクライエントに相談するという合意に可能な限り従うべきである。つまり，そのような情報を入手・共有する際にはクライエントが中心的な存在であるべきで，また入院スタッフが外来治療スタッフに連絡を取る場合は必ず，またできるだけ大きくクライエントが関わるべきなのである。

　DBT 入院治療チームは，アセスメントと目標設定のための情報共有以外でクライエントと外来治療スタッフが連絡を取るのを，クライエントの退院が近づくまでは最小限に抑えたほうがよい。入院患者は病棟内で感情調節不全が起こると外来のセラピストに電話をしたがる。それはDBT 外来治療のプロトコルとしては正しいが，入院治療の支援に加えて外来からの支援もすぐに受けられる状態になっていたのでは，入院を長引かせるような行動を強化しかねない。逆に，外来治療スタッフへの

表 4.4　入院治療に関するクライエント，スタッフ，チームの合意事項

グループ	合意事項
クライエント	1. 入院が必要となるような行動を減らす努力をすることに合意する。 2. 退院し，再入院しないために努力することに合意する。 3. 病棟の規則・方針に従うことに合意する。 4. 出席すべき病棟のミーティング（共同体ミーティング，スキル訓練グループなど）に出席することに合意する。
スタッフ	1. 効果的で思いやりのある治療を提供することに合意する。 2. クライエントの同意がある場合を除き，クライエント情報を守秘することに合意する。 3. 職業上・倫理上のガイドラインに従うことに合意する。 4. 治療の一環としてコンサルテーションを求めることに合意する。 5. 病棟の規則・方針を守ることに合意する。
チーム	1. 弁証法的な合意：1人の個人または1つの意見が「正しい」ということはなく，誰の意見にも妥当性があり，真実は異なるまたは正反対の立場にある複数意見を1つに統合することで得られる。 2. 現象学的共感／非軽蔑に関する合意：スタッフは実証的証拠を考慮して，クライエントおよび同僚の行動をできるかぎり同情的に解釈するよう努める。 3. 一貫性に関する合意：スタッフは各クライエントのターゲット，病棟の規則・方針の順守，DBTの理念・ガイドラインの実施に重点を置くことでは全員が一致すべきだが，各人のやり方やアプローチを統一する必要はない。 4. 限界に関する合意：スタッフは病棟内における自分の生まれ持った能力の限界を受け入れる。限界は当然人によって異なり，また同じ人でも時期によって異なる場合もある（ただしスタッフ全員が規則，方針，指導層の決定事項に明記されている病棟全体の限界を超えないよう注意する必要がある）。 5. ミスに関する合意：スタッフは誰もが完璧な存在などではなくミスを犯すのであるから，そのことについて身構える必要はない。ミスを犯したら，治療に対する知識を高める機会として活かすことに合意する。 6. クライエントに相談することについての合意：スタッフは全員，クライエントと他の専門家（病棟内の専門家も含める）との関係の管理について，クライエントの代わりに管理しようとするのではなく，クライエントに相談する。

連絡を一時やめさせて「再会」を楽しみにさせれば，退院へ向けた前進を強化することになるかもしれない。

　DBT 入院治療において，第1段階で情報を収集・共有するのにクライエントが中心的な役割を果たすことと，入院期間の大半で外来治療スタッフとの連絡を中止させることが重視されるのは，標準的な治療習慣とは大きく異なっている。したがって，第1段階ではクライエントと外来治療スタッフの双方にこれらの方針とその根拠を理解してもらう必要がある。

　このような基本的な姿勢にももちろん，例外はある。こうした例外はどれも，外来生活におけるクライエントの能力を強化して将来再入院する可能性を下げる，という入院治療の第一目標のために必然となるものである。クライエントが外来のスキル訓練グループに参加するために外出許可を求める場合があるが，これは安全を確保したうえで奨励すべきである。クライエントと外来治療スタッフとの関係が始まったばかりで，まだそれほど強力ではないという場合には，関係を強化して，再入院の可能性を下げるために連絡を取ることが必要であろう。外来治療スタッフとの関係に問題があるという場合には，入院治療チームがその関係について相談に乗る場合もあり，例えばクライエントおよびセラピストと直接会ってミーティングを行ってもよい。最後に，退院が近づいて第3段階に入ったら，退院のプロセスの一環として，クライエントが外来治療スタッフとのミーティングを自ら計画しなければならない。

機能2：クライエントの能力を高める

　DBT でクライエントの能力を高めるのに用いるのは主に，スキル訓練，心理教育，薬物療法である。薬物療法は神経系に作用する薬物を使った介入によって能力を高めるもので，DBT との両立は可能であるが，薬物とスキルとで能力を高める効果が等しいとすれば，DBT においてはスキルのほうが選ばれる。薬物療法を DBT の1つの治療形態と

して，DBT の理念・ターゲット・戦略を用いて実施する方法は色々とあるが，それは本章で取り上げるテーマではない。心理教育とスキル訓練は入院治療のカリキュラムとして理想的であり，また DBT をベースとしていない入院治療プログラムに最も簡単にかつ広く追加されている DBT の部分的要素でもある。しかし，DBT の外来治療に関する研究と同様に，この戦略を追加することの有効性を裏づけるデータはまだない。

DBT のスキル・パッケージ全体（Linehan, 1993b）の中には4つのモジュールがあり，DBT 外来治療では6カ月をかけ，各モジュールを2時間半のセッション6回で実施する。長期入院病棟ではすべてのスキルを教えることができるが，急性期病棟や中間的な病棟はそれぞれの時間枠に合った少数のスキルを選ぶしかない。DBT の標準的外来治療ではすべてのスキルを2回ずつ教えるため，治療期間は1年必要になる。入院治療でも同様に，選んだスキルを2回ずつ教えることを勧めたい。例えば入院期間が平均2週間という病棟では，スキルのカリキュラムを7日間として，クライエントが各スキルを平均2回ずつ教わるようにする。入院期間が平均2日間という極端な例では，1つのスキルを繰り返し教えるべきであろう。

入院治療プログラムのスキルのセッションは週1回に限られているわけではなく，DBT 専門家の間では毎日行うのがよいというのが総意である。週末に勤務するスタッフの技術・知識レベルにより，スキルのコーチングを週末も続けるというやり方も，週末はスキルのチェックと応用に当てるというやり方もある。スキルのカリキュラムに含まれるものが何であれ，スタッフ全員がこれらのスキルを自ら学んで練習すべきであり，またこれらのスキルの使い方をクライエントにコーチングする方法も学ぶべきである。

外来のスキルグループのセッションは通常，(1) ブリーフなマインドフルネスを練習する，(2) 前週の宿題を確認する，(3) 15分の休憩をする，(4) 新しいスキルを教え，このスキルを練習する宿題を出す，

(5) セッションを終える前に感情調節しやすくするためのクールダウンのエクササイズをする，という5つのステップを経る。入院治療では，スキルグループのセッションを毎日行う他にもスキルを身につけるチャンスがあり，様々なパターンが可能である。例えば，月曜日に新しいスキルを1つ教えて，これを練習する宿題をつけ加える。火曜日に練習の宿題をチェックする。水曜日に新しいスキルを1つ教える。木曜日にこの新しいスキルをチェックする。そして金曜日にスキルのチェックと練習を行う，という流れにする。あるいは，新しいスキルを1日1つ教えて，その後24時間でそのスキルの練習をし，24時間後にはこれをチェックし，また新しいスキルを教える，という形にもできる。ある長期の包括的DBTプログラムでは，クライエントが毎日少人数グループに分かれて集まり，前日に習った新しいスキルを細かく確認して休憩を取った後，今度は大人数のグループに分かれてその日の新しいスキルをクライエント全員に教えた。この病棟では夜に，希望するクライエントに対して看護スタッフがスキルの確認を行った。このようにパターンは無限にあるので，病棟や患者集団に合わせて調整することができる。目標は1つ1つのスキルをわかりやすく教え，練習する時間を与え，さらに練習して確認し意見を聞く時間を与えて，1日を通してスキルを使った行動を取るのを支援するような雰囲気を作り出すことにある。

入院期間が短く，すべてのスキルを教えることができない病棟では，カリキュラムの中のどのスキルを優先させるべきなのであろうか。この問いの答えを示す研究はまだないが，DBT入院治療のエキスパートの総意は次のようなガイドラインである。DBTの他のスキルを使う際のベースとなる中核的なスキルは，マインドフルネスにおいても中核的なスキルである。何らかの価値判断的視点から物事を決めつけることなく，気持ちを1つのことに集中し，そして効果的に観察・説明・関与するスキルを修得して「賢明な心（wise mind）」を養うことを繰り返し教え，1日のうちに何回か時間を決めてきちんと練習する。その次に

は，クライエントが大きな精神的苦悩を抱えていることと，病棟の目標はクライエントが苦悩の中で取る問題行動を減らす手助けをすることであることから，苦悩耐性スキルが優先される。このモジュールには，現実をありのままに，徹底的に受け容れることを教えることも含まれる。この教えは，受け容れがたい現実を多く抱えている入院患者に効果的である。このモジュールでは，受け容れがたい現実を徹底的に受け容れるスキルと合わせて，事態を悪化させることなく危機を乗り切るための具体的なスキルも提供しているので，これらのスキルを優先させる。マインドフルネスの中核的なスキルと苦悩耐性スキルは，どのような入院カリキュラムでも重点的に教えるべきである。急性期の病棟ではカリキュラム全体の最大75％を占めてもよいだろう。他の2つのモジュール（感情調節スキルと対人関係スキルの訓練）からは，感情反応と対人関係を変える手段となるようなスキルを選ぶべきである。感情調節スキルのモジュールで特に役立つのが，感情を観察して描写するスキル，ネガティブな感情に対する脆弱性を軽減するスキル，自分のその時点での感情に対してマインドフルになることで苦悩を減らすスキル，自分の感情とは逆の行動を取るスキルである。対人関係スキルのモジュールで優先すべきは，対人関係における3つの優先事項，有効性の妨げとなる5つの要因，そして DEAR MAN, GIVE, FAST のガイドラインを教えることである。急性期および中期的な入院プログラムにおけるこうしたスキルを表4.5に示した。

　DBTスキルのカリキュラムは，入院期間や患者集団に合わせて焦点を正しく絞ったものを病棟ごとに独自に考える必要がある。入院治療チームはスキルのプリント（Linehan, 1993b）の他に，適切な宿題，追加のプリント，その他の補助的な素材を作成することもできる。フラッシュカードやトランプのようなカードの表面にスキルの名前を，裏面にそのスキルの内容を書いたものを用意したプログラムもある。またLinehan（Linehan, 2003a, 2003b, 2003c, 2003d; Linehan, Dimmef, Waltz,

表 4.5　中期的・急性期入院病棟における DBT のスキル

モジュール	中期的入院病棟	急性期入院病棟
マインドフルネスの中核的スキル	・「賢明な心」 価値判断的な視点で物事を決めつけず，気持ちを1つのことに集中し，有効に観察・描写・関与する	・「賢明な心」 価値判断的な視点で物事を決めつけず，気持ちを1つのことに集中し，有効に観察・描写・関与する
苦悩耐性スキル	・徹底的な受容，心の向きを変える，自発性，強い意志 ・気を逸らす，自分を慰める，この瞬間を改善する，メリット・デメリット	・徹底的な受容，心の向きを変える ・気を逸らす，自分を慰める，この瞬間を改善する，メリット・デメリット
感情調節スキル	・感情をありのままに観察・描写する ・DBT の感情モデル ・ネガティブな感情に対する脆弱性を軽減させる ・ポジティブな感情を増やす ・その時点の感情にマインドフルになることで苦しみを和らげる ・そのときの感情と逆の行動を取る	・感情をありのままに観察・描写する ・ネガティブな感情に対する脆弱性を軽減させる ・そのときの感情と逆の行動を取る
対人関係スキル	・対人関係における3つの優先事項 ・有効性の妨げとなる5つの要因 ・DEAR MAN, GIVE, FAST のスキル	・DEAR MAN, GIVE, FAST のスキル

& Koerner, 2000) がクライエント用に作成したスキル訓練の一連のビデオを揃えているプログラムもある。非常に動揺しているクライエントが別のクライエントが怒りの衝動コントロール不全を起こしたところを目撃したとする。そうしたらそのクライエントをテレビの前に座らせ，

マインドフルな呼吸を行わせ，自分ではコントロールできないことを徹底的に受け容れることと危機を乗り切る戦略についてのビデオを見せることができる。

　DBT 入院治療で非常に重要なのは，スタッフがこれらのスキルを徐々にマスターし，その病棟におけるコーチングのエキスパートにならなければならない，ということである。そうすれば，クライエントよりもスタッフのほうがスキルに対する経験が浅く，自信を持って教えることができないという事態を避けることができる。輪郭が明確に定義されたスキル・パッケージは，スタッフが本当に価値のあるツールを毎日クライエントに教えられるということに気づき，スタッフ全体にやる気を出させ，エンパワーしてくれる。スキルの言葉遣いや考え方が全体に完全に行きわたり，スキルの集中ワークショップのような雰囲気を作り出すことが望ましい。

機能3：スキルを入院病棟および外来治療の環境に般化させる

　スキルの般化が DBT 入院治療の重要な要素の1つであることは既に述べた。DBT のスキルの取得，強化，般化が十分に行える環境を提供できることは，まさに DBT 入院治療の主な利点の1つであろう。看護スタッフはクライエントと1日中接するため，スキルの使用を促したり，クライエントが意識して，あるいは意識せずに使っているスキルを強化するチャンスはいくらでもある。各スタッフには，ポジティブ強化が至るところで行われる環境を作り出すと同時に，クライエントのスキルを使った行動，あるいはスキルを一部分でも使った行動で自分たちが強化できるものにはどのようなものがあるかを考えるように求められる。クライエントがスキルを使った行動を取っているところを見かけたら，その場で強化するようにコメントするとよい。またスタッフ同士がスキルを使ったことについて皆が見ている前でコメントし合うこともできる。

　スタッフはクライエントの入院期間を通して，教えるスキルと，それ

を退院後に使うこととを関連づけておくべきである。クライエントには宿題の一環として，あるいは退院のための移行期グループにおいて，スキルが役に立ちそうな場面にはどのようなものがあるかを知っておいてもらう。またクライエントが病院の外でスキルの学習と練習を続ける方法を見つけるのを手伝うこともできる。

　クライエントの中には，特に入院したばかりでまだ感情調節不全の状態にある間は，スキルを学ぶことにコミットしない，あるいは全く学びたがらないという人も多いだろう。それは当然予想しておくべき事態である。中にはこの状態が入院中ずっと続くクライエントもいる。こうした場合，スタッフは，スキルを粘り強く提供し続けながら，その気になれないクライエントがいても受け容れる，という姿勢を取る。目標は，スキルをカリキュラムの一部にし，入院生活の全域に染みわたらせること，スキルの学習に興味を持たせる，学習したいと思わせる方法を見つけること，あらゆるところでスキルを強化すること，そしてクライエントの中にスキルが役に立たない，気に入らないという人がいても落胆したり，むきになって反論したりしないことである。私たちの経験から言うと，スタッフ全体がスキルを熟知し，自身の生活においても役立つものだと感じていると，クライエントのスキル学習に対する関心やコミットメントを強化するような態度が自然と取れるようになる。

　既に述べたように，クライエントが病棟でスキルを教わる状況にはいくつか種類がある。スキル訓練グループで正式に教わる，スキル・チューターまたはスキル・コーチとの1対1のセッションで教わる，スキル・マニュアルを読んで1人で練習する，スキルについてのビデオを見る，そしてスタッフが常時見せる手本から学ぶ，などである。クライエントがあるスキルを学んだら，そのスキルを入院生活における色々な環境への般化と，許可を得て外出した場合や退院後の病院外の環境への般化を促す。このようにスキルを1つの状況から別の状況へと移行させるのを簡単に考えてはいけない。何度も何度も練習を繰り返すことが

必要なのである.スタッフが病棟内で般化を支援するのに使うのは,DBTスキルのワークシートと病棟の各所にある視覚的なプロンプト,その場その場でのコーチング,状況チェック時でのコーチング,スキルのリストを記載した自己モニタリングカード,常時スキルの手本を見せる,スキルのビデオ,そしてスキル応用グループ(予定を立てて行う場合と抜き打ちで行う場合とがある)などがある.独創的な入院治療チームであれば,スキルの移行を促す方法は工夫次第で多様に存在する.例えば,DBTのスキルを最初に取り入れた入院プログラムでは,「カメ」というものを教えた(DBTの危機乗り切り戦略である「バケーション」の応用).この「カメ」は,本人の内側と外側の両方で状況が変わるまでの間「自分の殻に閉じこもる」というものである.この病棟にはありとあらゆる所にカメの置物,ぬいぐるみ,写真が置かれている他,本物のカメまでいる.別のDBT入院プログラムでは,決めつけないスタンスを取るスキルを強化するための「カエル」というゲームを考え出した.これは,クライエントでもスタッフでもかかわらず,決めつけるような言い方をした人がいたら,クライエントたちはその人に向かってカエルのぬいぐるみをそっと投げて受け取ってもらう,というものである.また既に述べたように,クライエントはマニュアルやフラッシュカード,そしてすべてのスキルが書かれた「カンニングペーパー」を持ち歩くこともできる.第3段階では,退院後に経験するであろう感情的に難しい状況にはどのようなものがあるかをあらかじめ考えておき,スキルの使用など,そのような状況に対する具体的な対策を立てておく.クライエントが外出許可を得てコミュニティに出て行く際に,スキルを使う計画を立てておいて実行してもよい.クライエントが退院に向けた実践的なステップを進めていきながら,ストレスを受けるような状況に再びエクスポージャーされていくのは,スキルを強化・般化するチャンスなのである.

DBTのスキル・マニュアルの中にあるいくつかのスキル・ワーク

シート（Linehan, 1993b）は入院病棟に対して大変な価値があることがわかっているので，ナースステーションに常備しておくとよいだろう。対人関係スキルのモジュールからは，人とのストレスを受けるような関わりに対して準備するためのワークシートが，入院治療の様々な状況において有用となる。同室のクライエントや新しく入院してきたクライエント，スタッフ，あるいはその日に見舞いに来ることになっている人と対立を抱えているクライエントは，このワークシートに記入することで次に会うときのための準備をすることができる。例えばスタッフとロールプレイをしたりして，実際にその人に会う前に意識的にリハーサルを行うことができる。そして後で，どのスキルを使ったか，スキルがどのように役立ったかについてスタッフと確認することができる。入院生活に伴う無数のストレス因子のいずれかによって感情調節不全になっているクライエントは，「感情を観察・描写するワークシート」を用い，一歩離れて，その時の感情を観察・描写するスタンスを確立することで，感情やそれに伴う衝動のままに行動するのではなく，観察・描写することの効果を学ぶことができる。

感情調節不全になり，機能不全行動に向かいつつある入院患者を支援するため，クライエントが方向転換してDBTのスキルを使うのを助ける「安全性プロトコル」を考え出した病棟もある。一般的な安全性プロトコルは次のようなステップに分かれている：

1. クライエントが問題行動へ向かって進んでいることに，クライエント本人あるいはスタッフが気づく。
2. クライエントが自分がそのような方向に進んでいることを認め，安全性の手順に入ることを要請する（またはスタッフがそう提案する）。
3. 可能であれば，クライエントがそのような問題の連鎖を引き起こしている，あるいは助長させている状況から自分を引き離す（例えば，原因となっている人物と距離を置く，自室に戻る，など）。

4. クライエントが，より適応的な事象の連鎖へと自分をシフトさせるのに役立ちそうなスキルのリストを作り，確認する。
5. クライエントがリストの中から1つスキルを選んで試してみる。
6. 必要であれば，クライエントがもう1つ別のスキルを試し，さらにもう1つ試し，というように続ける。
7. クライエントがスタッフとミーティングを行い，支援とアドバイスを得る。

　この安全性プロトコルの実施に役立つものがいくつかある。例えば，苦悩耐性スキルのモジュールのワークシートは，苦悩を受けるような状況を1つ挙げ，苦悩のレベルを判定し，危機を乗り切る戦略を色々と考え，そのうちの1つを選んで応用し，そしてそのスキルを使う前と使った後の苦悩のレベルを判定するというものである。他のワークシートも同様に，「徹底的な受容」「呼吸と身体について意識する」「微笑する」「自発性」を使うことを促すことができる。病棟内に少しでも隔離された場所で，心が安まったり，視覚的に刺激を受けるものや読み物が置かれていたり，比喩，格言などが飾ってあったり，マインドフルネス関係のワークシートが置かれている場所があれば，クライエントが自主的にその場所に行ってバランスと落ち着きを取り戻すことができるかもしれない。クライエントは，苦悩の谷底へと落下していくのを止める方法が他に何も思いつかないという理由だけで，自傷行為やその他の機能不全行動を取ることがあまりにも多い。病棟に安全性のプロトコル，スキル訓練，そしてこうした支援策が揃っていれば，そのような落下を食い止めるのに有効となるであろう。
　看護スタッフによる「その場その場でのコーチング」と状況チェックは，スキルを入院治療環境に般化させるための強力な治療形態である。その場その場でのコーチングでは主に，スキルを使うことをその場で促し，そして何よりもクライエントがスキルを使った瞬間にポジティ

ブな強化を行うべきである。クライエントが自傷行為の衝動や，何らかのきっかけで怒りの感情に圧倒され，攻撃の衝動と格闘しているところを見かけたその瞬間に，スタッフが衝動とは反対の行動を取ること，その瞬間のその状況を徹底的に受け容れること，そして苦悩耐性スキルを使うことを強化するようなコメントを言えることは，DBT入院治療独特の利点の1つである。クライエントが安定した状態になり，スキルを使った行動を取る戦いにおいて静かながらも英雄的な行動を取っていることに誰かが気づき，これを強化できるというのはパワフルな瞬間である。あるDBT入院プログラムでは，スタッフのオリエンテーション，研修，日々の仕事の一環として，その日に強化すべきスキルを使った行動について考えること，そして強化するチャンスを常に探すことを繰り返し求めている。不適応的な行動とその管理ばかりに終始してしまい，そのためにクライエント・スタッフ全員にとって嫌な環境になってしまいがちな入院病棟において，随伴性マネジメントのプロトコルのバランスを取るためには，その場に応じて，またあらゆるタイプのミーティングにおいても，可能な限りスキルを使った行動に注目したいものである。

　看護スタッフとクライエントによる状況チェックは，まさしく入院治療の特徴といえる。接触する時間を正式に延長して（通常は5〜15分）問題に対処したり，傷を癒したり，支援的な関係を育んだり，直面化をできるだけスキルを使って行ったりすることができ，クライエントにとってもスタッフにとっても極めて重要である場合が多い。精神力動的な理念に沿った入院病棟では，こうした状況チェックがセラピーのミニセッションとなりがちだが，そうなるとクライエントに複数のセラピストがつくことになり，スタッフが非常に訓練を積んでいる場合は別として，解決策というよりもかえって問題になってしまう。スキル訓練のモデルは看護スタッフの状況チェックのほうが合っている。このようなミーティングでターゲットとする行動を優先順に挙げると，(1) 治療の場としての入院環境を破壊するような行為，他のクライエントの治療に

害を及ぼすような行為，入院を長引かせるような行為を（その日は）減らす，(2) クライエントのスキルを治療環境に般化させる，(3) そのクライエントとそのスタッフとの関係を強化させる，となる。機能的に重点が置かれるのは，コントロールができるようになるためのスキル，治療環境で人と関わるためのスキル，退院して再入院しないためのスキルを修得・強化することであり，入院治療全体の目標と完全に一致する。スタッフがこうしたスキルを身につけていれば，状況チェックは有効で，時間制限のある，ターゲットの定まった1つの治療形態になる。心が動揺した状態で行った10分間の状況チェックが，入院期間全体で最も貴重な10分間だった，ということもしばしばある。そうすれば，臨床の最前線で働くスタッフも自分の能力を実感でき，病棟全体のミッションに共感し，治療チームの一員としての自覚を再確認できる。看護スタッフ全体のモチベーションや組織への帰属意識が下がっているときには，効果のある対策ともなる。

　日記カードが，自己モニタリングやクライエントとスタッフとのコミュニケーションのツールであることは既に述べたが，その他にも病棟で教わったスキルの備忘録として使うことができる。カリキュラムの中に入っているスキルはカードに列記して，クライエントがスキルをいつ使ったかを記入できるようにしておくとよい。私たちが，例えばきちんと運動をした日にはカレンダーに印をつけたりするように，カードに記載されたスキルにチェックマークをつけていくことはクライエントがより適応的な行動を自分で強化するよう教えることになる。プログラムによっては，特に児童や思春期の若者の病棟では，スキルを使った行動を記録しておくのに日記カードを使うことができる。クライエントはスキルを使うとポイントをもらい，このポイントは病棟内での立場や特権のレベルを決める際に考慮される。このような場合，日記カードにスタッフが問題行動やスキルを使った行動を記録する欄を設けておくと，こうした行動のバランスを記録する中心的な道具，プログラム全体を通して

スキルを般化させる強力な道具にもなる。

　「私の行動を見習うのではなく、私の言う通りに行動しなさい」という態度が問題であることは広く知られている。これを DBT の場合に置き換えると、「スキルを使ってみたら？（私はよく知らないけど）」という感じだろう。スキル訓練の集中ワークショップというコンセプトを実現させるには、スタッフ自身がスキルを身につけて使うことが前提となる。私たちは、スタッフに「自分自身の生活および病棟でスキルが実際に役に立つ」と感じて欲しいと考えている。普段はスキルを使う度に何かコメントをすることはないだろうが、ときには DBT のスキルを使ったということ、そしてそれが役に立っているということをその場で皆の前で一言言うだけで、プログラムの強化につながる。そうすることで見本となり、スキルが色々な場面でどのような人にも役立つものだということを伝えることができる。例えば病棟全体のミーティングで、プログラムの限界設定に対する違反があったことについて緊迫した話し合いが行われている際に、スタッフが「こういう緊迫した状況について話し合うときに集中力もバランスも失わないようにするには、まずは自分の感情が波のように上がったり下がったりしていることに気づかなければならず、それからその感情と少しだけ距離を置いて、感情が自分の中を動き回っていることに気づいて、そして意識をまた話し合いに集中するといいときもあると思う」などと発言するとよいだろう。

　病棟によっては、スキル訓練のセッションの補助として、DBT スキル応用グループを作ったところもある。これもスキルを生活環境（この場合には入院病棟）に般化させる1つの治療形態である。このグループでは、スキル訓練のセッションで教えているスキルを使って、病棟での、あるいは病棟の外での日々の生活の問題を解決する。あるプログラムではこのスキル応用グループのことを「DBT クライエント相談ミーティング」と呼び、病棟セラピストが決められた1時間、病棟内にあるグループ用の部屋で自発的に希望したクライエント全員の相談に乗っ

た。1人しか来ないときもあれば，病棟内のクライエント全員が来るときもあった。クライエントは，DBTのスキルを使うことを解決策とするということを理解したうえで，問題を1つだけ相談できることになっていた。ある夜勤の看護師とどう接すればよいか，服薬の副作用を心配する自分の話に聞く耳を持つ様子のない精神科医とどう接すべきか，また自傷行為の衝動をコントロールするのに毎日苦労していることなどについて相談してもよいし，単にこのスキルはどうやって使えばいいのかという質問をしてもよかった。このミーティングではまずリーダーがその日の問題を，簡単な行動分析を交えて説明し，それから参加者全員でそのような状況ではどのスキルが使えるかを考えた。リーダーは可能な限り，ミーティング中に参加者にそのスキルを練習させ，そのスキルがその状況でどのように役立ったかを他の参加者に報告させた。病棟全体のミーティングで難しい出来事があった後に行われたミーティングに，クライエントのほぼ全員が参加したこともあった。それはこの病棟のチーフが病棟内の家具にタバコの跡をいくつもつけられてイライラが募っていたことから（病棟内での喫煙が許されていた頃の話である），病棟内は禁煙という規則を突然作ったからであった。この場合，病棟チーフは皆がどうやってタバコ依存の問題に対処するかについては全く考えていなかった。クライエントたちが相談ミーティングに行くと，セラピストはその問題を詳しく説明させ，スキルを使った解決策を考えさせた。そして室内にいるクライエント1人1人に，自分を相手に短いロールプレイをさせた。自分が病棟チーフ役になり，クライエントに病棟チーフが考えを変えるようスキルを使って説得させた。かなり生き生きとしたロールプレイを何度も繰り返した後，その日のうちに同じメンバーを集めて特別ミーティングを開き，そこに病棟チーフも呼んだ。心理士はコーチとして，クライエント1人1人がスキルを使って病棟チーフに問題を訴えるのをサポートした。このことは大胆すぎない解決策を見つけることへ向けた大きな一歩となっただけでなく，何よりも感情調

節不全を持ったクライエントたちが権威ある立場の人物に向かって，感情的な問題について効果的に訴えることを学習・練習する，めったにない好機となったのである。

機能4：クライエントのモチベーションを高める

　DBT入院治療の目標を達成するには，プログラムを効果的に構築し，クライエントの能力を高め，その能力を入院施設内外の環境に般化させることが必要となる。しかしクライエントが自分の能力をそれが必要とされているときに活用するモチベーションを十分に持っていなければ，こうした努力はすべて無駄になってしまう。DBTの標準的外来治療でモチベーションに焦点を当てている治療形態は個人セラピーである。もちろんスキルトレーナーやその他のDBTスタッフがモチベーションを軽視するというわけではないが，個人セラピストは特別に重視する。モチベーションを高めるということは，その人が決めた目標を達成する可能性を高めるような行動（他人といるときの行動と1人のときの行動の両方）を増やすことであり，モチベーションを高めるためにすべきことはほとんどが，目標達成を妨げるような行動を減らすことなのである。

a. クライエントのモチベーションを高めるための治療形態

　入院治療は通常期間が短く，病棟内の人間関係が複雑であることから，クライエントのモチベーションを高める機能を1つの治療形態あるいは1人の人物に集中させることが難しくなる。入院治療チームは，あるクライエントのモチベーションを最も高めることができるスタッフとは，チームの中でその日ごと，いや1回のシフトごとに，そのクライエントが自分の目標に最も近づくように行動する意欲を最も効果的に高めるスタッフである，というスタンスを取る。この意味では，「スタッフ」には資格の区別はなく，精神科医も精神科の補助スタッフも同等に

含まれる。クライエントが最も影響を受けた，最も意欲を高めてくれた人として，看護師や職業カウンセラー，クライエント仲間，病棟の事務員の名前を退院後に挙げることは珍しいことではない。個人セラピストがいるとしても，個人セラピストに依存してクライエントにとっての病棟内で最も重要な強化因子になってもらうことは不可能である。その一方で，長期入院施設で週2〜3回のセラピーを病棟外で行うという場合や，個人セラピストが治療チームのリーダーでクライエントの立場や治療計画を決定する立場にあるという場合，またクライエントがセラピストに特別な価値を感じていたり，セラピストが自分を一番理解してくれると感じている場合には，そのセラピストが第一のモチベーターということもある。

　仮にクライエントが個人セラピストに協力する姿勢を見せない場合でも，そのセラピストがターゲットリストを系統立てて作り，コミットメントの約束を取りつけ，詳細な行動連鎖分析を使用し，退院計画を立て，治療の構築を微調整することはできる。また，そのセラピストがクライエントに最もモチベーションを与えるものは何か，モチベーションの妨げとなるものは何かを理解し，この知識を基にアプローチをシフトさせる最善の立場にあるという可能性もあるため，そうした場合にはそのセラピストがそのクライエントのモチベーションを最も高める治療チームのメンバーに対する指南役または相談役となればよい。入院治療のセラピストは，クライエントに対して自分がどの程度の価値があるかについて先入観に固執することなく，クライエントにとって本当に重要なもの・人物を見極める観察力を保たなければならない。個人セラピストの理想的な姿勢とは，病棟および治療チームとのつながりをもって病棟内で何が起こっているのかをきちんと把握しながらも，クライエントに対して状況にどう対処すべきかをアドバイスできる程度の距離を保っておくことである。こうしたセラピストの役割は，同時にクライエントの治療チームにおいて意志決定を行うメンバーであったり，リーダーで

あったりする場合には変わってくる。この役割によってクライエントの強化因子としての価値が高まる場合もあるが，コンサルタントとしての役割については妨げとなってしまう場合もある。

　多くの入院治療プログラム，特に入院期間が短いプログラムでは，個人セラピストを配備するのはあまりにも費用がかかり，コストパフォーマンスが悪いことから，個人セラピーの通常の課題およびクライエントのモチベーションを高める基盤（クライエントのオリエンテーションを行う，コミットメントの約束を得る，目標を決定する，日記カードを記入させてチェックする，行動連鎖分析を実施する，解決策を提案・実施する，進展をモニターする，など）は他の治療形態または他のスタッフが担当する。例えば看護スタッフがクライエントのスキルコーチングや，日記カードのチェック，詳しい行動連鎖分析の実施を担当してもよい。基礎的なサイコセラピーの訓練を受けていないスタッフでも，毎日臨床現場にいること，臨床現場の最新情報に精通していること，そして臨床現場でサポートをしてゆくことや生まれ持ったスキルで補うことによって，ケース全体を把握することができる。これは複雑な役割ではあるが，状況と果たすべき仕事によっては適任となる。このようなスタッフは監督者がサポートしたり，DBT コンサルテーションチームのメンバーになることが必要である。

　また，モチベーションを高めるための中核的な策として週 2〜3 回のグループセラピーを実施したプログラムもある。包括的 DBT プログラムを応用して入院治療プログラムに取り入れたある例では，DBT クライエント 6 名を 1 名のセラピストに担当させた。セラピストはこの 6 人を 1 つのグループとして週 3 回会い，時折は個人状況チェックとして個別に面談することでフォローした。このグループでクライエントが行ったのはオリエンテーション，目標とターゲットについての合意，コミットメント，日記カードのチェック，行動連鎖分析，解決策の考案と実施，スキルのある程度の般化，退院計画の立案である。個人セラピーで

は問題行動とそれまでに起こったことを詳細に説明し，話し合うことができるが，グループでそのように詳しく話すと伝播効果がある場合もあり，かえって他のメンバーが衝動を誘発されたり行動化するきっかけを与えてしまいかねず，調整を加える必要がある。強めに抑制するアプローチを取るのであれば，ターゲット行動については詳しく描写せずに，連鎖の中のその時点における「ターゲット行動」について話し，詳しい描写はスタッフとの１対１のミーティングで行う。それほど強く抑制しないアプローチを取るのであれば，問題行動の連鎖を詳しく描写させながらも（ただし不必要に生々しい描写は省く），セラピストはメンバー同士が何らかのきっかけを与え合ってしまうことのないよう注意する。他のメンバーが話したことをやってみたいという衝動に駆られてしまうクライエントには，そうした衝動を抑制するスキルを使うよう促し，強化する。適切に管理されたグループであれば，メンバー同士が相互にサポートし合うようになり，クライエント１人１人のモチベーションを高める強力な効果があることがわかっている。しかし，行動連鎖分析における詳細さに限界があることは避けられない。

　スタッフ全体ももちろんモチベーションの向上に重要な役割を果たす。病棟内の日々のコミュニケーションネットワークという治療形態には，モチベーションを向上させる最大の潜在性があると思われるが，言葉で表すのが非常に難しい。最も望ましいのは，スタッフが各クライエントのターゲットを具体的に理解しているか，またはすぐに確認することができ，スキルを非常に良く理解していて，随伴性マネジメントの戦略と学習の理念について訓練を受けていることである。プログラムの始めから終わりまで，スキルを使った行動をポジティブに強化することに一貫して重点を置くべきである。しかし，クライエントとスタッフの双方にかなりの感情・行動調節不全があり，プログラムの限度を維持するために繰り返し介入が行われるような現場においては，これは容易なことではない。

b. クライエントのモチベーションを高める戦略

　モチベーションを高める機能を果たすのが個人セラピーであっても，あるいはグループセラピーや，任命されたスタッフとの個々の関係や，現場のスタッフ全体であっても，その努力を支えるのは同じDBTの戦略群である（Linehan, 1993a を参照）。これから入院治療で特に重要な戦略群について述べる。既述したものもある（コミットメントの戦略，行動分析など）が，それ以外を問題解決戦略，承認戦略，弁証法的戦略，の3つのグループに分ける。

　DBTの問題解決戦略は，CBTのそれと同じである。入院の初めに行動連鎖分析を含めたアセスメントを行い，そこからターゲットとする行動を明らかにしていくことが，問題解決の始まりとなる。そしてもし入院を長引かせる可能性のある問題行動（生命を脅かすなどの危険行為）が起こった場合には，スタッフがクライエントと共に再度，問題連鎖分析を実施する。病棟には連鎖分析のワークシートを十分に用意しておき，そのプロトコルをスタッフ全体が理解しておく。このアセスメントおよび治療のテクニックは，病棟での仕事の中心となるもので，行動連鎖分析をクライエントが修得するスキルの1つとして正式に教えるプログラムもある。

　こうした分析の結果をクライエントの最近の状況と照らし合わせてみると，行動のパターン，つまりそのクライエントに特徴的であると思われる流れが見えてくる。そのような洞察が解決策につながる場合もあるので，治療チームとクライエントはこれを考慮に入れる。それはあるクライエントにとっては，入院するのはいつもセラピストが休暇や学会などで自分から離れ，遠くに行った直後だと気づくことかもしれない（クライエント本人は以前からそれに気づいていたかもしれないが）。そしてこの気づきについてセラピストと話し合ったり，今後の計画に反映させたりする。また別のクライエントでは，行動連鎖分析によって自分の感情を観察することに大きな問題を抱えていて，それが自傷行為につな

がっていることがわかるかもしれない。この場合には治療では感情の観察と描写に重点を置くことになる。あるいは注意深い行動連鎖分析によって，自傷行為で救急受診しても他人と全くコミュニケーションを取ろうとせずに身体を前後に揺らすだけであるために，救急治療スタッフが怖がってこのクライエントを要入院と判断してしまう，ということがわかるとする。このような場合には，クライエント，クライエントの外部のセラピスト，緊急治療スタッフと協力し，クライエントのアセスメントをより効果的に行う方法を考え出すとよい。

　こうした行動連鎖分析によって，まず最初にやるべきことのレベルが定まってくる。例えば，あるクライエントはそれまで1年間住んでいた居住型治療プログラムのスタッフとの関係がこじれていて，入院したのもその関係がさらに悪化したのが一因であったためだったとする。唯一の現実的な退院計画はその施設に戻ることであるため，入院治療チームもクライエント本人もその関係を修復することを優先事項の1つと見なしている。しかしクライエントは，その施設のスタッフと再び顔を合わせることは，現実にも想像の中でもあまりにも辛く，怒りを感じていて，関係を修復するための会話など到底できないと感じている。クライエントが自分の感情に圧倒されていることが，目標に向けてスキルを使った行動を取ることへの妨げになっていると治療チームが気づけば，すぐにクライエントと共に解決策を見つけることができる。セラピストまたはスキルコーチが日記カードを使って，非常に激しい感情を感じているときにも効果的に交渉するためのスキルを強化することに集中すればよい。クライエントとロールプレイをし，きっかけにエクスポージャーを実施しながら，必要とされる感情調節スキルと対人関係スキルとを練習することができる。

　入院時の行動連鎖分析でどのようなデータが得られるかを説明するために，さらに詳しい例を紹介しよう。地域の公的機関ではもはや有名人となっている，クラリッサという32歳の女性が，慢性的な精神病を持

つ人のためのグループホームで暮らしていたが，あるとき自分の腹部に「死ねクソ女」という文字をナイフで彫って病院に運ばれた。傷を縫合する必要があり，外科の集中治療室で一晩様子を見て，腹膜腔に貫通した個所がないか確認した。彼女はグループホームで友達が少なく，スタッフにも同居仲間にも攻撃的な態度を取っていた。彼女は自分にフラッシュバックや解離が起きても周囲に誤解されるだけだと怒った様子で話し，その時々に現れる異なったアイデンティティによって色々な名前を名乗った。きちんとした身なりをしていることもたまにはあったが，風呂に入らなかったり，髪がもつれていたり，小柄なわりには大きすぎる古着を着たりしていて，だらしないことが多かった。食生活は貧相で，時間通りに食事を摂ることは1日1回程度だった。スタッフと一緒に確認したはずのルールや指示を「忘れていた」と言う他，汚れた服や洗濯していないシーツ，週1度の過食で食べたポテトチップスやチョコレート菓子の空袋で自分の持ち場を散らかし放題にしてはスタッフを悩ませた。入眠困難でもあり，眠れたとしても悪夢で何度も目を覚ました。カフェイン入りの飲み物を1日に10杯も飲むこともあった。彼女は父親から虐待された過去の記憶に悩まされていたが，その父親は彼女が12歳のときに幼児への性的虐待で逮捕され，刑務所に入れられていた。

クラリッサが精神科の入院病棟に移された後，担当の外科医と入院病棟の看護師が彼女に会った。アセスメントの一環として，入院の原因となった自傷行為についての詳しい連鎖分析が行われた。その結果，彼女の持つ感情の重篤な脆弱性，対人関係の問題，辛い過去の記憶，そして解離症状との間には一連のつながりがあることがわかった。クラリッサは「解離していた」ため，どうやって自傷することになったのかを「思い出せない」と話した。そこで，解離するまでの間で思い出せることをすべて話すように促し，またインタビューの間はずっと，感じたことや認知したことを話すように仕向ける質問を続けた。アセスメントが終わると，クラリッサは「本当はそうなりたいと思っているけど，無理だと

わかっているからやってみようとも思わないこと」は，今のように感情に圧倒され反応的に行動してしまうことでなく，自分を恥じず，「こんなに1人ぼっち」でいる必要がなくなることだと話した。

クラリッサは入院してすぐ，行動連鎖分析のプロトコルについて説明を受け，スタッフの助けを借りてワークシートに記入した。その結果，施設できっかけとなった事象から入院までのステップが以下の通りだったことがわかった。

1. 一連の事象が起こった日の前日，クラリッサは何度も悪夢に襲われてあまり眠ることができず，疲れとストレスを感じていた。
2. 同居仲間たちは共同の部屋でテレビを見ていた。犯罪事件の実録番組だった。
3. クラリッサはその部屋に入って，「頭に来た」。
4. 「私が虐待されたことも，ああいう番組が見られないことも知っているくせに！」と思った。
5. 何も言わずにテレビのスイッチを消した。
6. 仲間たちがクラリッサに怒りの言葉をぶつけた。
7. スタッフが介入し，最終的にはまたテレビをつけた。
8. クラリッサは自分の部屋に行き，ドアを閉めた。
9. 非常に頭に来ていたが，同時に不安も感じ始めた。
10. 横になって眠ろうとした。
11. 家族から怒鳴られたことを思い出した。母親が「このブス女！ パパが刑務所に行ったのはお前のせいだ」と言うのが「頭の中で聞こえる」。
12. 不安と痛いほどの寂しさがつのった。
13. 他にどうしていいのかわからず，化粧ポーチの中からカッターナイフを取り出し，腹部に「死ねクソ女」と彫った。
14. 「感覚がなくなって」，少し気分が落ち着いた。

15. スタッフに救急車を呼んでもらった。
16. 救急車がサイレンを鳴らしながら近づいてくるのを聞いて，少しだけ興奮を覚えた。

　行動連鎖分析を実施すると，入院につながるような行動を減らすために対処すべき機能不全な連鎖や，退院するために取るべき行動が明らかになる。標準的 DBT で問題に対処する解決策として考えられるものには，スキル訓練，認知の修正，エクスポージャーのプロトコル，随伴性マネジメント，という4つのグループがある。「スキル訓練」については既に述べた。認知の修正とは，効果的に問題を解決する妨げとなるような信念や仮説があれば，それについて日常的に一言コメントすることを指す。例えばクラリッサが施設の同居仲間から見るべきでないテレビ番組をわざと見せられたと考えたことは，疑問を投げかけられてもおかしくはない機能不全な考え方である。あるクライエントがスタッフ全員の言動が矛盾なく一貫していなければ我慢できないと考えていたとすれば，このクライエントは無力感と絶望感を持つだけであろう。次のエクスポージャーのプロトコルでは圧倒されるような感情反応を引き出すような引き金にクライエントを曝し，そのような引き金に対して脱感作しようとする。DBT 入院治療では日常的に辛い感情に対してエクスポージャーされることは避けられないが，スキルの練習のための枠組みである場合は別として，それが短期入院病棟で意図的なプロトコルとして行われることはあまりない。包括的 DBT の長期プログラムや，短期プログラムで心的外傷の治療を専門としたものでは，エクスポージャーをベースとした標準的な行動治療法（Foa & Rothbaum, 1998）を使ったエクスポージャープロトコルが中心的な役割を果たす。
　問題解決戦略の4つのグループの最後，「随伴性マネジメント」については特に詳しく述べる必要があるだろう。興味を持たれる行動とは，少なくとも部分的にはその結果に興味が持たれるものという行動であ

る。つまりクライエントが使用する可能性が高いスキルとは，苦しみを減らしたり，望む変化をもたらす効果のあるスキルである。自傷するかどうかというクライエントの決断は，望む結果（例えば，緊張感や苦痛を減らすこと）が望まない結果（例えば，グループミーティングでその行為について話し合わなければならないこと）よりも大事だという，往々にして無意識による計算に影響される。同様に，クライエントがスキルを使った行動を取った際にスタッフがポジティブな強化を行う可能性も，それがクライエントを支援する，あるいはよくやっていると他のスタッフに気づいてもらう，という自分の目標に近づくことにつながれば高くなる。別のクライエントが怒りのコントロール不全を起こしたことでスタッフと 1 対 1 で対応してもらえていることに気づいたクライエントが自分もそのように接してもらいたいと思えば，そのクライエントもコントロール不全を起こす可能性が高くなるだろう。病棟で取る行動の結果は常に他の人々の行動に，大抵は無意識のうちに影響する。したがってスタッフが結果を意識すること，つまり「随伴性マネジメント」は，今知られている問題解決のための最も強力な介入方法の 1 つである。ここで，随伴性マネジメントの 3 つのレベルについて述べたい。それは，病棟内のあらゆる状況において 1 日中随伴性を日常的に利用する，スキルを使った行動を強化して機能不全行動を弱めるようにプログラムを構築する，そして病棟内において特に問題行動が取られる可能性を抑えるために正式なプロトコルを使用する，の 3 つである。

　既に述べたように，スタッフはプログラム全体を通じて，スキルを使った行動を褒めて強化するよう絶えず努めなければならない。それには訓練と練習が必要であり，またそれを病棟のリーダーらが強化することも必要となる。しかし，病棟内で起こる手のかかる行動や問題行動に注意を取られて，それと同時に起こっている適応的な行動を見過ごしてしまいがちになるため，こうした訓練ならびにそれを維持することは難しい。心をこめて褒める，ハイファイブする，静かな口調で褒める，目

で「よくできましたね」と伝える，あるいは全く反応をしない，といった自然な強化因子を重視すべきである。最善の自然な強化因子が何であるかは相手によって違うため，スタッフ自身がそれぞれのクライエントに何が最も効果的なのかを見極める必要がある。ある人が嫌がり，逆効果になってしまうようなものが，別の人には効果的な強化因子になる場合もある。例えば，公然と批判すること，制限を課すこと，身体を拘束することなどである。スタッフ1人1人，そしてスタッフ全体が一歩離れて，その病棟で実際に強化されているのが何なのかを考えることが重要となる。意図しているものとは全く違ったものが強化されてしまうこともありうる。

　スタッフは適応的な行動を強化すると同時に，「消去」によって，また時には罰を与えて，機能不全行動を弱めなければならない。行動を「消去する」とは，それを維持させている強化因子を取り除いたり抑えたりして，その行動を弱めることである。例えば，グループミーティングではスタッフが，やや機能不全なコミュニケーション行動があればそれを消去すべき行動として繰り返し何の反応もせずにいながら，適応的な行動だけには特に，しかも明らかにわかるように反応を示す。クライエントが誰かの気を引こうとナースステーションのドアをドンドンと叩いた場合には何の反応もしなくても，誰かと話をしたいと礼儀正しく頼めば対応する，といった具合である。どのような行動にポジティブな強化を行って，どのような行動を消去するのかについては，そのクライエントの入院治療のターゲット次第で変わってくる。それぞれのクライエントのターゲットリストをスタッフ1人1人が理解しておくか，あるいはすぐに調べられるようにしておくことが重要である。

　問題行動の中には，消去の対象としても，また別の適応的な行動を強化しても治まらないものもある。それがそのクライエントの優先順位の高いターゲット行動（生命を脅かす行動，明らかに入院を長引かせる行動など）である場合，あるいはプログラムの限度やスタッフ個人の限度

を著しく超える行動である場合には，嫌悪療法で対応する場合もある。日常的な形で嫌悪療法が用いられるのは1人のスタッフと1人のクライエントとの間である。最もよく見られる自然な嫌悪療法は，その行動を良しとせず，不賛同の意を表すことである。クライエントが壁に頭を打ちつけ始めたが，このクライエントはこれまでもこのような行動を取るパターンがあり，承認，心を落ち着かせるような会話，消去を行っても効果がないという場合，スタッフは明らかで断固とした不賛同をもって反応し，その後でクライエントに行動分析のワークシートに記入させて，その行動につながった一連の事象が何だったのかを明らかにさせるとよい。ここで嫌悪療法を使うのは，(1) その行動が優先順位の高いターゲット行動で，しかも (2) 強化と消去では対処が不十分である，という場合である。また嫌悪療法を使うのであれば，断固とした態度で，一貫性をもって行い，そしてきちんとフォローしなくてはならない。問題解決のプロトコルとして罰を与える際は，思いやりをもって行うと最も効果的である。「罰している」という雰囲気で行うとあまり効果がなく，最終的には逆効果になるところか，スタッフとクライエントとの間にモチベーションを高め合うような関係を築く可能性をも破壊してしまいかねない。スキルを使って，機能不全ではない新しい行動を強化するために随伴性をうまく組み合わせるのではなく，1つの行動を減らすために随伴性に依存しすぎた場合に起きる最も有害なリスクが，このように「罰ありき」になってしまうのは決して望ましいことではない。しかしながら，入院治療プログラムでは秩序と安全を維持するために限界設定とルールが必要であり，嫌悪療法の使用は標準的なDBT外来治療よりも日常的に行われている。

　多くのDBTプログラムが，生命を脅かすなど病棟内での非常に重篤な行動に対処するための，枠組みを十分に定義したプロトコルを利用し役立てている（Swenson et al., 2001を参照）（付録4.4を参照）。このプロトコルが適用されるのは，自傷行為，自殺企図，爆発して暴力をふる

う，暴力をふるうと脅す，などの特に重篤な行動を起こした場合である。このプロトコルには通常3つのステップがある。クライエントには入院時にプロトコルについてのオリエンテーションを行う。プロトコルの対象となる行動は生命や様々な人の安全，心身の健康，プログラムそのものを脅かすものであるから，そのような行動があった場合には治療の中でこのプロトコルが最優先されることを説明しておく。プロトコルに従事する間は，そのクライエントはその他すべての活動・特権がなくなり，終了するまでは元通りにはならない。このプロトコルは一連のステップを明確に定めたもので，ステップごとにワークシートがある。このプロトコルをスタッフ全体がサポートして一貫性をもって行えば，事件が起こる回数が減るだけでなく，それまでプログラムを何度も何度も中断させていたような行動に対して一貫性と秩序をもって対応できるようになる，という結果が出ている。次に挙げたステップの例は一般的なものであるが，細かい点は病棟の環境に合わせて調整する必要があるだろう。

・ステップ1：行動連鎖分析

　クライエントに連鎖分析のワークシートを渡して記入させる。このワークシートは問題行動に至るまでの連鎖の各ステップと，その問題行動の結果がクライエントにわかるようになっている。このステップとは問題行動につながった思考，行動，感情，事象であり，これらのステップのつながりで問題があるが，今後は違った対応ができるかもしれないものを探す目的がある。今後違った対応をするためにはどのようなスキルを使った行動が考えられるだろうか，とクライエントに質問する。ワークシートの記入は，重篤な行動の後，なるべくすぐにクライエント本人が1人で行う。最初はクライエントができるだけ1人で，またできるだけ余すことなく十分なものとなるように記入する。行動コントロール不全を持つクライエントの場合には，まず自身のコントロールを取り戻すまではスタッフが援助し，それから連鎖分析を開始する。連鎖分析

の理解や実施に支障があるような認知障害を持つクライエントはスタッフが援助する。この段階でスタッフとの1対1の接触があると問題行動の発生を強化してしまう場合があるので，必要以上の支援や接触は避けるようにする。

・ステップ2：確認とフィードバック
　クライエントは記入を終えたワークシートをスタッフに渡し，2人で一緒に内容に目を通す。スタッフは先のステップに進んでも大丈夫な程度にきちんと記入されているかどうか，記入し直す必要があるかどうかを判断する。そしてよくできていることを褒め，ステップのつながりで気づいたことがあれば指摘し，クライエントがさらに詳しく説明したり，スキルを使った解決策を思いつくよう手助けする。一部の包括的DBTプログラムや，クライエント同士が互いを十分に知っていて病棟内にDBTのコースがあるプログラムでは，連鎖分析をクライエント仲間のグループに見せて，フィードバックをもらってもよい。これは大半のクライエントにとっては最も嫌なステップになるが，同時にそうした連鎖を真に理解できる人々からこの上なく貴重なフィードバックを得るステップでもある。伝播効果を防ぐよう注意する必要があるので，クライエントは機能不全行動の生々しい詳細を仲間たちに話さないようにし，そうした行動のことは「関連ターゲット」と呼ぶようにする。ステップ2の終わりには，クライエントは1度，2度とフィードバックを得て意義深い連鎖分析を終えていることになり，これに基づいて治療またはスタッフとのミーティングが構築されてゆく。

・ステップ3：修復
　このステップでは，クライエントはスタッフと共にこのプロセスから何を学んだかを簡単に振り返り，それがどれほど大変だったかを認められ，よくやったことに対しては強化される。そして何らかの修復を行う

べきかどうかについて考える。問題の行動が他のクライエントやスタッフに迷惑をかけるようなものだった場合には，相手に謝罪するなど，何らかの修復を行うことが必要だろう。またその行動が共同体全体に迷惑をかけたのなら，全体との修復を図るとよい。修復には，グループのミーティングで謝罪を述べたうえで，皆に喜んでもらえるような何かをしてもよい。修復の計画を立てる際にはスタッフが支援し，修復が終われば，そのクライエントはプロトコルから外れる。クライエントには修復とはどういうものかを，つまり謝罪の言葉では状況が治まらず，不十分と取られることもあるということを理解させる。例えば駐車場で友人の車にぶつけてへこませてしまった場合に，「本当に悪かった」と言うだけではへこみは直らないし，損害に対処したことにはならない。謝罪を述べたうえで，へこみを直す手はずを整え，その代金を支払って初めて本当に「修復」したことになる。病棟で重篤な行動を起こした後に必要な修復でも考え方は同じである。例えば，あるクライエントが談話室でゴミ箱をひっくり返したり，ジュースを壁やカーペットに投げつけたりして部屋をめちゃくちゃにした場合の修復方法は，清掃担当者が片づけるのを手伝い，談話室の壁に貼るマインドフルネスの「how」のスキルのポスターを作り，片づけを手伝ってくれた清掃担当者に謝罪とお礼のカードを書き，そして次のグループミーティングで仲間たちに妨害行為をしたことを謝ることであろう。

「自分の限界を超えない」というDBTのプロトコルも，随伴性マネジメントの範疇に入る。これはスタッフのバーンアウトを防ぐためには大事なことであり，スタッフは限界，我慢の限度，敏感の度合いが個人で異なるということを学ばなければならない。自分の限界がどの程度なのかを知り，そして限界を超えないためにできることをするのは各個人の責任である。他人の言葉遣いの悪さが気に障るという人は，自分の気持ちを伝えたいときにはもっと別の言い方をして欲しいとクライエント

に伝えればよい。クライエントのしたことが「悪い」からではなく，そうした限界を理解してもらえればもっときちんと話を聴いてサポートできるから，と頼むことが望ましい。また自分の個人的なことをどこまでクライエントに話してもよいと思うか，何度までなら繰り返し接触してこられるのに耐えられるか，といったことの他にも，他人とは○○cm以上距離を置きたいという人もいるだろう。限界を超えないということは，スタッフ自身が最適に機能するのに必要な限界設定を守ることであり，クライエントのためにクライエントに対して設ける制約ではない。標準DBTの場合もそうであるように，それがクライエントにとって最善であるという場合には，スタッフが自分の限界を一時的に緩和することが必要なことも時にはあるかもしれない。そうすることがそのスタッフにとって特別に難しいという場合には，コンサルテーションチームが援助することも必要となるだろう。

　ターゲットリストに記載された問題を解決するのに体系的で一貫した方法を取ることに対してバランスを取るのは，クライエントが人生で経験している痛み，入院していることで現在感じている痛み，そして治療に全霊を傾けられずにいることへの承認である。心からの同情，思いやり，受容を伝えると同時に，行動の変化を後押しすることがDBTの本質である。スタッフ同士でも承認し合いながら，一連の機能不全行動の中に金塊を見つけようとする。自傷という行為そのものを承認して強化してはならないが，そのような行為の中には，クライエントが辛いと感じていることの妥当性や，クライエントに自分を切りつけたいという衝動があることの妥当性を見出すことができる。スタッフはなかなかベッドから起きてこないクライエントに対して，朝は時間通りに起きて最初のミーティングに出るようにと何度も促しながらも，疲れているときや，前夜が大変だったとき，自分の人生に希望が持てないときにはなかなか起きられないものだということも承認すべきである。あるときは思いやりをもって余すことなく承認しながら，次の瞬間には行動の変化を

強要するのがDBTにおける理想的な姿勢である，ということをスタッフが理解するには助けが必要なときもある。このように機敏に対応し，心から関与することは難しいことであり，しばしばスタッフは変化にも固執せず，クライエントの苦境を徹底的に受け容れもしないという，中途半端な立場に妥協する方向に傾倒してしまう。

　2つの相反する頑なな立場や「黒か白か」といった思考，治療の行き詰まりに対するDBTの解決策は，弁証法的思考と「弁証法的戦略」である。緊迫した対立や行き詰まりがある場合には，相反する立場を言葉で詳しく描写し，両方の立場の賢明な部分を合わせた合意案（ジンテーゼ）へと向かうことが重視される。弁証法では「黒か白か」ではなく，「黒も白も」という考え方を重視する。停滞ではなく，スピードと動きと流れが重要なのである。このような文脈におけるDBTの弁証法的戦略（Linehan, 1993a）についてここでは触れることはできないが，これらの戦略には「レモンからレモネードを作り」（つまり，危機をチャンスに変え），緊迫・対立した状況を表す言葉を探そうとすることも含まれる。スタッフが，クライエントが自分の目標に向けて軌道に乗っているときには温かい口調で素早く反応を示し（キャッチボールのようなコミュニケーション），そして方向転換したほうがクライエントにとって良いと思われるときには対決的でチャレンジするような口調（「非礼な」コミュニケーション）でバランスを取る，これが弁証法的なコミュニケーションである。これらの戦略群についてはLinehan（1993a）に詳しい。

　既に述べたように，セラピスト，クライエント，そして周りのあらゆる人の間の関係についてのDBTの考え方は，周りの人との問題を解決する方法についてはクライエントに相談するというものである。この考え方通りに行動するのは難しい場合もあるかもしれないが，入院病棟においては非常に効果的であり，スタッフがこのコンセプトを十分に理解していることが必要になる。例えば，あるクライエントが看護師Aに看

護師Bの行動について苦情を訴えた場合には，看護師Aは看護師Bとの問題をどう解決すべきかをクライエントと相談し，クライエントと話したことについて看護師Bには話さないかもしれない。DBTでは，ここで看護師Bの肩を持つのは看護師Aの仕事ではない。こうした行動は多くの入院病棟スタッフから「分裂の原因になる」と言われている。クライエントが病的な行為をしている，スタッフ同士を対立させようとしている，と感じるためである。DBTでは，スタッフが1人1人違ったやり方や考え方を持つことや，クライエントが特定のスタッフに対してやりにくさを感じるのは自然なことである，と考える。それが現実であり，最善なのはクライエントがあらゆる人に効果的に対処できるよう支援することである。スタッフはこのような立場を取ることの価値を理解するために支援を受けるべきであり，コンサルテーションチーム（次項で述べる）がDBTの枠組みの中で協力し合い，このタイプの仕事をサポートすべきなのである。

　これと同じ考え方に基づいて，クライエントのために環境を管理するのではなく，クライエントが環境に対処するのを強化するために重視すべきことは，できるかぎりクライエントが自分自身の治療の設計者になるようにすることである。クライエントの治療について話し合いを行ったり計画を立てる際には可能な限りクライエント本人を参加させ，それ以外にもクライエントに関する用件で誰かと連絡を取る際にはクライエントをその中心に置く。退院計画を立てるのに電話をかけるときには，本人では必要なことを効果的に達成できないという場合（例えば行政機関の担当者がスタッフや精神科医と直接話す必要がある場合など）を除いて，すべて本人が行うべきで，本人が電話しない場合でも，電話番号を調べて電話機のボタンを押すところまでは本人が行い，スタッフが電話を終えるまでその場で待つなど，できるだけ関与させる。スタッフがクライエントの代わりに行うのは病院の方針および病棟の方針で決められていることのみ，あるいは重要な成果を達成する（例えば，クライエ

ントの住居を探すなど）のに唯一の手段である場合のみとする。

　機能5：スタッフの能力とモチベーションを高める
　DBTの治療提供者がスキルを伸ばし，モチベーションを維持するために支援を受ける，というこの機能は，多くの人からDBTの成功の鍵と考えられている。DBTの外来治療でこの機能を担う治療形態は週1回のコンサルテーションチームのミーティングで，ここではDBTのセラピストたちがBPDを持つクライエントを治療するモチベーションと能力を高めるために互いにセラピーを提供し合う。こうした週1回のコンサルテーションチームのミーティングは，入院病棟の最前線で働くスタッフにとってはシフト勤務のスケジュールから実現不可能である場合が多い。シフト勤務ではない専門職のスタッフには従来の90分間のコンサルテーションのほうが都合が良いだろうが，最前線で働くスタッフには別の形式を取り入れる必要がある。クライエントにサービスを提供するにあたってのスタッフのニーズに対応するためには，最前線のスタッフも専門職のスタッフも全員が定期的なミーティングに参加する必要があるということが重要となる。こうしたミーティングは「クライエントのため」ではなく「スタッフのため」である。「チームミーティング」や「治療計画ミーティング」「病棟ラウンド」などは大抵クライエントのためのものであるから，こうしたスタッフのためのミーティングを取り入れる必要性は，いくら強調しても強調しすぎるということはない。
　セラピストがこうしたミーティングに欠かさず出席することは可能でも，シフト勤務の看護スタッフの場合，予測できないスケジュール変更が起こったり，スタッフの配置パターンによっては出席が不可能なこともあるだろう。治療チームを最も必要としているのは，通常は臨床訓練が少ないにもかかわらず最前線で長時間働いている看護スタッフなのであるから，このジレンマは解決する必要がある。困難だったクライエントとのやりとりについて振り返り，治療の応用方法について知識を深

め，同僚や上司から承認とサポートを得る機会がスタッフ 1 人 1 人に必要となる。入院治療ではそうした機会がない場合が多いが，それではスタッフが仕事に注ぎ込む精神的な労力が個人の限界を超えてバーンアウトしてしまう。自分の力を使い果たしてゆくスタッフは徐々に心が離れていき，機械的に，硬く，懲罰的になる。これは人間として自然なことでもあり，一概に悪いと決めつけることはできない。最前線のスタッフが受ける仕事上の精神的な重圧や，上司からきちんとした指導やサポートを受けていない場合が多いことを考えれば，彼らは斟酌されるべきであろう。DBT のプログラムにはこの 5 つ目の機能を取り入れなければならない。

　例えばある病棟では，セラピスト用と看護スタッフ・レクリエーションスタッフ用の，2 種類のコンサルテーションチームをつくった。セラピストのミーティングは従来のコンサルテーションチームのように週 1 回とし，看護スタッフの場合は DBT プログラムのリーダーがミニコンサルテーションチームミーティングを実施した（これは後に「チョーク・トーク」［訳註：黒板とチョークを使った形式張らない話し合い］と呼ばれるようになった）。昼または夜のシフトで仕事が落ち着いた時に，リーダーが 10 〜 15 分ほど時間の取れる看護スタッフをナースステーション裏の一室に集め，それまでの数時間で振り返りたいと思うようなクライエントとのやりとりがあったスタッフに発言してもらった。承認とポジティブな強化を多用して信頼関係が生まれてからは，スタッフはこのミーティングを楽しみにし，率直に話すようになった。ミーティングは話題をクライエントとのやりとりに絞った短いもので，どうすべきかという実践的なアイデアが活発に出された。ロールプレイもよく行われるようになり，スタッフには特定のクライエントと次に接触する時についての「ミニ宿題」が出されて，練習することができた。こうしたチョーク・トークは，勤務時間中のミーティングで行われる看護スタッフのための研修カリキュラムを補完する役割を果たし，またミー

ティング中は病棟のセラピストが看護スタッフの仕事を手伝った。

また別の病棟ではチョーク・トークをさらに拡大し，プログラムのリーダーだけでなくDBTの上級セラピスト全員に，それぞれ最前線のスタッフ2～3名のメンター（教育係）を担当させた。スタッフとメンターは，看護長の支援を受けて，週1回30分の集まりを開いた。こうしたミーティングでは10～15分を弁証法にあてて，DBTの理念について学んだ後，クライエントとのやりとりのロールプレイを行い，前述したような宿題が出された。このようなメンターとスタッフの関係は，共にクライエントと接していく中で自然と，肩を並べた実地教育へと拡大していった。そして最終的には，DBT外来治療のセラピストがセッション以外の時間でクライエントからの電話に対応するのと同じように，メンターはポケットベルで連絡を受けられる状態にして，スタッフがクライエントとの困難なやりとりに対処しようとしているときにDBTの戦略について随時相談に応じることができるようになった。

私たちが観察したところでは，入院治療プログラムで最も大変な思いをしているのは（クライエントを除けば）看護スタッフであるが，きちんと評価されてDBTのアプローチを経験すれば，彼らは元気を取り戻し，精神科医療の仕事を選んだ当時の初心を思い出すことができる。そしてそれはもちろん，クライエントがより良い治療を受けることにつながる。

プログラムに加わったばかりのスタッフは，オリエンテーションと研修のカリキュラムを受けるべきである。また職員研修は定期的に実施し，全員が最新の知識とスキルを持っているようにすべきである。どのような研修カリキュラムでも扱うべき重要なテーマは本章でこれまでに論じてきたものだが，以下に改めてまとめる。

1. 病棟におけるDBTの考え方を理解する。
2. DBTとその生物社会的理論の基礎を理解する。

3. 目標と具体的な優先順位別ターゲットを使ってそれぞれのクライエントの入院治療の枠組みを決定する。
4. 日記カードを使って進捗状況をモニタリングする。
5. 行動連鎖分析を理解したうえで実施する。
6. コミットメント戦略を用いる。
7. スキルを修得・練習・コーチする。
8. クライエントとロールプレイをする。
9. 行動療法的な強化，シェイピング，消去，罰を応用する。
10. 重篤な行動に対するプロトコルを効果的に実施する。
11. 個人的な限界やプログラムの限界を超えない。
12. クライエントを承認する，またスタッフ同士で承認し合う。
13. 弁証法的な思考・戦略を用いる。

結　論

　本章で私たちは入院病棟におけるDBTの実施を理解し，進めていく1つの方法を示すため，世界各地の実に様々なDBT入院治療を引き合いに出したが，まだ研究は十分ではなく，1つの特定の方法を推薦することはできなかった。DBT入院治療で用いられている応用法の中には広く利用されているものもある。そこで重視されるのは，入院直後にDBTのオリエンテーションを行う，ターゲット行動を絞って入院治療で実施すべきことをはっきりさせる，行動連鎖分析を使って問題行動（クライエントの入院と関係するものを含む）を左右する変数を明らかにして対処する，グループでスキルを教え，それを病棟全体にコーチングし強化する，重篤な行動に対するプロトコルを使って入院病棟における深刻な問題行動を整理し，教育しながら対応する，ということである。これまでの研究結果から，DBTの適用によって病棟内のコントロール不全の発生件数が減少することがわかっている。Bohusたち

(2000, 2004)が示した研究報告によると，入院患者に 12 週間の DBT 治療を行うとそれが基礎となり，他の治療法を実施した場合よりも，その後の外来治療の成功率が高まる。これまで様々なプログラムに共通して有効と報告されているものについてはある程度のコンセンサスがあるが，様々な形態の DBT 入院治療のプロセスと結果についてはさらなる研究が必要となるであろう。

(Charles R. Swenson, Suzanne Witterholt, and Martin Bohus)

■ 文 献

Barley, W. D., Buie, S. E., Peterson, E. W., Hollingsworth, A. S., Griva, M., Hickerson, S. C., et al. (1993). Development of an inpatient cognitive-behavioral Treatment program for borderline personality disorder. *Journal of Personality Disorders, 7*(3), 232–240.

Bohus, M., Haaf, B., Simms, T., Limberger, M. F., Schmahl, C., Unckel, C., et al. (2004). Effectiveness of inpatient dialectical behavioral therapy for borderline personality disorder: A controlled trial. *Behavior Research and Therapy, 42*(5), 487–499.

Bohus, M., Haaf, B., Stiglmayr, C., Pohl, U., Bohme, R., & Linehan, M. (2000). Evaluation of inpatient dialectical behavior therapy for borderline personality disorder: A prospective study. *Behaviour Research and Therapy, 38*, 875–879.

Dimeff, L. A., Monroe-DeVita, M. B., & Paves, A. P. (2006). *Summary of published and unpublished uncontrolled studies*. Unpublished manuscript.

Foa, E. B., & Rothbaum, B. O. (1998). *Treating the trauma of rape: Cognitive-behavioral therapy for PTSD*. New York: Guilford Press.

Hanh, T. N. (1999). *The miracle of mindfulness*. Boston: Beacon Press.

Katz, L. Y., Cox, B. J., Gunasekara, S., & Miller, A. L. (2004). Feasibility of dialectical behavior therapy for suicidal adolescent inpatients. *Journal of the American Academy of Child and Adolescent Psychiatry, 43*(3), 276–282.

Linehan, M. M. (1993a). *Cognitive-behavioral treatment of borderline personality disorder*. New York: Guilford Press.

Linehan, M. M. (1993b). *Skills training manual for treating borderline personality disorder*. New York: Guilford Press.

Linehan, M. M. (2003a). *Crisis survival skills, part one: Distracting and self-soothing*. Seattle: Behavioral Technology Transfer Group.

Linehan, M. M. (2003b). *Crisis survival skills, part two: Improving the moment and pros & cons*. Seattle, WA: Behavioral Technology Transfer Group.

Linehan, M. M. (2003c). *Practicing reality acceptance*. Seattle, WA: Behavioral Technology Transfer Group.

Linehan, M. M. (2003d). *This one moment: Skills for everyday mindfulness*. Seattle, WA: Behavioral Technology Transfer Group.

Linehan, M. M., Dimeff, L. A., Waltz, J., & Koerner, K. (2000). *DBT skills training video manual: Opposite action*. Seattle: The Behavioral Technology Transfer Group.

Linehan, M. M., Schmidt, H. I., Dimeff, L. A., Craft, J. C., Kanter, J., & Comtois, K. A. (1999). Dialectical behavior therapy for patients with borderline personality disorder and drug-dependence. *American Journal on Addictions, 8*, 279–292.

Linehan, M. M., Tutek, D., Heard, H. L., & Armstrong, H. E. (1994). Interpersonal outcome of cognitive-behavioral treatment for chronically suicidal borderline patients. *American Journal of Psychiatry, 51*, 1771–1776.

Lynch, T. R., Morse, J. Q., Mendelson, T., & Robins, C. J. (2003). Dialectical behavior therapy for depressed older adults: A randomized pilot study. *American Journal of Geriatric Psychiatry, 11*, 33–45.

McCann, R. A., Ball, E. M., & Ivanoff, A. (2000). DBT with a forensic inpatient population: The CMHIP forensic model. *Cognitive and Behavioral Practice, 7*, 447–456.

Robins, C. J., & Chapman, A. L. (2004). Dialectical behavior therapy: Current status, recent developments, and future directions. *Journal of Personality Disorders, 18*(1), 73–89.

Scheel, K. R. (2000). The empirical basis of dialectical behavior therapy: Summary, critique, and implications. *Clinical Psychology: Science and Practice, 7*, 68–86.

Simpson, E. B., Pistorello, J., Begin, A., Costello, E., Levinson, J., Mulberry, S., et al. (1998). Use of dialectical behavior therapy in a partial hospital program for women with borderline personality disorder. *Psychiatric Services, 49*, 669–573.

Springer, T., Lohr, N. E., Buchtel, H. A., & Silk, K. R. (1996). A preliminary report of short-term cognitive-behavioral group therapy for inpatients with personality disorders. *Journal of Psychotherapy Practice and Research, 5*, 57–71.

Swenson, C. R., Sanderson, C., Dulit, R. A., & Linehan, M. M. (2001). The application of dialectical behavior therapy for patients with borderline personality disorder on inpatient units. *Psychiatric Quarterly, 72*(4), 307–324.

◆付録 4.1　入院治療日記カード

DBT 日記カード　　氏名：＿＿＿＿＿＿＿＿＿＿　　開始日：＿＿＿＿＿＿

曜日	アルコール		市販薬				違法薬物		自殺念慮 (0～5)	惨めな気分 (0～5)
	#	具体的に	#	具体的に	#	具体的に	#	具体的に		
月										
火										
水										
木										
金										
土										
日										

曜日	自傷行為				使ったスキル* (0～7)
	衝動 (0～5)	実行 はい / いいえ			
月					
火					
水					
木					
金					
土					
日					

*0＝考えなかった，使わなかった；1＝考えた，使わなかった，使いたいと思わなかった；2＝考えた，使わなかった，使いたかった；3＝試してみたができなかった；4＝試してみた，できた，でも役に立たなかった；5＝試してみた，できた，役に立った；6＝試してみたのではなく使った，役に立たなかった；7＝試してみたのではなく使った，役に立った

スキルの日記カード

指示：それぞれのスキルに取り組んだ曜日に○をつける。

1. 賢明な心	月	火	水	木	金	土	日
2. 観察：気づくだけ	月	火	水	木	金	土	日
3. 描写：言葉にする	月	火	水	木	金	土	日
4. 決めつけない態度	月	火	水	木	金	土	日
5. One-mindfully：今の瞬間	月	火	水	木	金	土	日
6. 有効性：効果のあるものだけに集中する	月	火	水	木	金	土	日
7. Objective effectiveness：DEARMAN	月	火	水	木	金	土	日
8. 対人関係における有効性：GIVE	月	火	水	木	金	土	日
9. 自尊心の有効性：FAST	月	火	水	木	金	土	日
10. 脆弱性を減らす：PLEASE	月	火	水	木	金	土	日
11. 統御力を養う（Build MASTERy）	月	火	水	木	金	土	日
12. ポジティブな経験を積み重ねる	月	火	水	木	金	土	日
13. 感情とは逆の行動をする	月	火	水	木	金	土	日
14. 気を逸らす	月	火	水	木	金	土	日
15. 自分を慰める	月	火	水	木	金	土	日
16. 今の瞬間を良くする	月	火	水	木	金	土	日
17. 長所と短所	月	火	水	木	金	土	日
18. 徹底的な受容	月	火	水	木	金	土	日

注：Linehan（1993b）より転載。©1993, The Guilford Press. 転載許可済み。

◆付録4.2　入院治療汎用日記カード

日記カード　　　氏名：＿＿＿＿＿＿＿＿＿

治療ステージ：（○をつける）入院／コントロールの訓練／退院

曜日	みじめ度 0～5	気分 （具体的に）	自殺／自傷：衝動（0～5），実行 はい／いいえ	アルコールまたは薬物の使用：衝動（0～5），実行 はい／いいえ
月	午前／午後	午前／午後	午前／午後	午前／午後
火	午前／午後	午前／午後	午前／午後	午前／午後
水	午前／午後	午前／午後	午前／午後	午前／午後
木	午前／午後	午前／午後	午前／午後	午前／午後
金	午前／午後	午前／午後	午前／午後	午前／午後
土	午前／午後	午前／午後	午前／午後	午前／午後
日	午前／午後	午前／午後	午前／午後	午前／午後

0＝スキルを使おうとしなかった　1＝使おうとしたがうまくいかなかった　2＝使ってみたらうまくいった　3＝意識せずに使った

開始日：＿＿＿＿＿＿＿＿＿＿　　　入院日：＿＿＿＿＿＿＿＿＿＿

今週の目標：（当てはまるものすべてに○をつける）オリエンテーション／コミットメント／行動コントロール／感情調節／退院計画／退院

その他減らす行動		目標に向けた対策		使ったスキル
＿＿＿＿：衝動（0〜5），実行 はい／いいえ	＿＿＿＿：衝動（0〜5），実行 はい／いいえ	具体的に	具体的に	
午前／午後	午前／午後			0 1 2 3
午前／午後	午前／午後			0 1 2 3
午前／午後	午前／午後			0 1 2 3
午前／午後	午前／午後			0 1 2 3
午前／午後	午前／午後			0 1 2 3
午前／午後	午前／午後			0 1 2 3
午前／午後	午前／午後			0 1 2 3

Linda A. Dimeff, Kelly Koerner 編『Dialectical Behavior Therapy in Clinical Settings』© 2007, The Guilford Press. この付録の複写は本書の購入者が私的に使用する場合に限り許可される（著作権のページを参照のこと）。

スキルの日記カード

指示：それぞれのスキルに取り組んだ曜日には「使ったスキル」の評価スケールを記入する。

マインドフルネス・スキル	月	火	水	木	金	土	日
観察：気づくのみ							
描写：言葉で表す							
参加：今経験していることに							
決めつけない							
マインドフルに：今の瞬間に							
衝動をサーフィンする							
反抗の矛先を変える（Alternate rebellion）							
賢明な心							

苦悩耐性スキル	月	火	水	木	金	土	日
気を逸らす：賢明な心が「受け入れる」							
五感を自分で慰める							
今の瞬間を「改善する」							
徹底的な受容							
メリットとデメリット							
退路を断つ							
適応的な否認							

対人関係スキル	月	火	水	木	金	土	日
目的の有効性："DEAR MAN"							
対人関係の有効性："GIVE"							
自尊心の有効性："FAST"							

感情調節スキル	月	火	水	木	金	土	日
脆弱性を下げる："PLEASE"							
統御力を養う（BUILD MASRERy）							
ポジティブな経験を積み重ねる							
感情とは逆の行動をする							

◆付録4.3　日記カード記入例

日記カード

氏名：C．H．

治療ステージ：（○をつける）㊤／コントロールの訓練／退院

曜日	みじめ度 0～5	気分 (具体的に)	自殺／自傷： 衝動 (0～5), 実行 はい／いいえ	アルコールまたは薬物の 使用：衝動 (0～5), 実行 はい／いいえ
月 4/10	午前3／4 午後	午前 無感情／不安 午後	午前4／3 午後	午前0／1 午後
火 4/11	午前2／3 午後	午前 大丈夫／悲しい 午後	午前3／2 午後	午前0／1 午後
水 4/5	午前4／5 午後	午前 恐怖／混乱 午後	午前5／5 午後	午前2／3 午後
木 4/6	午前4／3 午後	午前 悲しい／不安 午後	午前5／5 午後	午前2／3 午後
金 4/7	午前3／5 午後	午前 悲しい／怖い 午後	午前3／5 午後	午前1／2 午後
土 4/8	午前5／4 午後	午前 寂しい／大丈夫 午後	午前5／4 午後	午前1／3 午後
日 4/9	午前5／4 午後	午前 寂しい／怒り 午後	午前4／5 午後	午前2／4 午後

開始日：　4月15日　　　　　　入院日：　3月30日

今週の目標：（当てはまるものすべてに○をつける）　オリエンテーション／コミットメント／行動コントロール／感情調節／退院計画／退院

その他減らす行動		目標に向けた対策		使ったスキル
暴力： 衝動（0～5）， 実行 はい／いいえ	解離： 衝動（0～5）， 実行 はい／いいえ	具体的に	具体的に	
午前1N／1N午後	午前Y／Y 午後	計画に同意	スタッフと話す	0 1 ② 3
午前1N／1N午後	午前N／Y 午後	カフェインを減らす	スタッフと一緒に泣く	0 1 ② 3
午前1N／4N午後	午前Y／YY午後	連鎖分析	セラピー	⓪ 1 2 3
午前0N／2N午後	午前N／Y 午後	連鎖分析	家族と話し合い	0 ① 2 3
午前1N／1N午後	午前N／Y 午後	友達に電話	きちんと食べる	0 1 ② 3
午前1N／0N午後	午前Y／N 午後	部屋を整頓	マインドフルネス	0 1 ② 3
午前1／5 午後	午前Y／Y 午後	兄に電話	自分の気を逸らす	0 1 ② 3

0＝スキルを使おうとしなかった　1＝使おうとしたがうまくいかなかった　2＝使ってみたらうまくいった　3＝意識せずに使った

スキルの日記カード

指示：それぞれのスキルに取り組んだ曜日には「使ったスキル」の評価スケールを記入する。

マインドフルネス・スキル	4/10 月	4/11 火	4/5 水	4/6 木	4/7 金	4/8 土	4/9 日
観察：気づくのみ		✓				✓	
描写：言葉にする							
参加：今経験していることに							
決めつけない		✓					
マインドフルに：今の瞬間に				✓	✓	✓	
衝動をサーフィンする	✓	✓		✓	✓		✓
反抗の矛先を変える（Alternate rebellion）							
賢明な心	✓				✓		

苦悩耐性スキル	4/10 月	4/11 火	4/5 水	4/6 木	4/7 金	4/8 土	4/9 日
気を逸らす：賢明な心が「受け入れる」	✓	✓	✓✓	✓	✓	✓	✓✓✓
五感を自分で慰める		✓				✓	
今の瞬間を「改善する」				✓	✓	✓	
徹底的な受容	✓			✓		✓	✓
メリットとデメリット				✓			
退路を断つ							
適応的な否認							

対人関係スキル	4/10 月	4/11 火	4/5 水	4/6 木	4/7 金	4/8 土	4/9 日
目的の有効性："DEAR MAN"	∨	∨					
対人関係の有効性："GIVE"					∨		
自尊心の有効性："FAST"							

感情調節スキル	4/10 月	4/11 火	4/5 水	4/6 木	4/7 金	4/8 土	4/9 日
脆弱性を下げる："PLEASE"	∨	∨		∨		∨	
統御力を養う（BUILD MASRERy）						∨	
ポジティブな経験を積み重ねる		∨			∨		∨
感情とは逆の行動をする							

日記カード

氏名：C. H.

治療ステージ：（○をつける）入院／コントロールの訓練／⦅退院⦆

曜日	みじめ度 0～5	気分 (具体的に)	自殺／自傷：衝動（0～5），実行 はい／いいえ	アルコールまたは薬物の使用：衝動（0～5），実行 はい／いいえ
月 4/24	午前 1 ／ 1 午後	午前 大丈夫 ／ 嬉しい 午後	午前 0 ／ 0 午後	午前 0 ／ 1N 午後
火 4/25	午前 1 ／ 1 午後	午前 良い ／ 良い 午後	午前 0 ／ 0 午後	午前 0 ／ 1N 午後
水 4/19	午前 1 ／ 2 午後	午前 まあ良い ／ 怖い 午後	午前 0 ／ 0 午後	午前 0 ／ 2N 午後
木 4/20	午前 2 ／ 3 午後	午前 悲しい ／ 怖い 午後	午前 0 ／ 2N 午後	午前 1N ／ 1N 午後
金 4/21	午前 1 ／ 2 午後	午前 大丈夫 ／ 悲しい 午後	午前 0 ／ 1N 午後	午前 0 ／ 1N 午後
土 4/22	午前 1 ／ 1 午後	午前 大丈夫 ／ 大丈夫 午後	午前 0 ／ 0 午後	午前 0 ／ 1N 午後
日 4/23	午前 0 ／ 1 午後	午前 嬉しい ／ 怒り 午後	午前 0 ／ 0 午後	午前 0 ／ 1N 午後

開始日： 4月19日　　　　　**入院日：** 3月30日

今週の目標：（当てはまるものすべてに○をつける）オリエンテーション／コミットメント／行動コントロール／(感情調節)／(退院計画)／退院

その他減らす行動		目標に向けた対策		使ったスキル
先延ばし：衝動（0〜5），実行 はい／いいえ	解離：衝動（0〜5），実行 はい／いいえ	具体的に	具体的に	
午前2Y／2N午後	午前N／Y 午後	退院計画を出す	外部セラピストに会う	0 1 ② 3
午前1N／1Y午後	午前N／Y 午後	親に会いに行く	このまま順調に	0 1 2 ③
午前4Y／4Y午後	午前N／N 午後	セラピーの予約を入れた	部屋を掃除した	0 1 ② 3
午前4Y／3Y午後	午前Y／Y 午後	友達に電話	なし	0 1 ② 3
午前2Y／2N午後	午前N／N 午後	アパートに行く	スタッフと話す	0 1 ② 3
午前0N／0N午後	午前N／N 午後	退院計画を書く	長い散歩	0 1 ② 3
午前0N／0N午後	午前N／N 午後	マインドフルネス	友達に会いに行く	0 1 2 ③

0＝スキルを使おうとしなかった　1＝使おうとしたがうまくいかなかった　2＝使ってみたらうまくいった　3＝意識せずに使った

スキルの日記カード

指示：それぞれのスキルに取り組んだ曜日には「使ったスキル」の評価スケールを記入する。

マインドフルネス・スキル	4/24 月	4/25 火	4/19 水	4/20 木	4/21 金	4/22 土	4/23 日
観察：気づくのみ	✓	✓				✓	✓
説明：言葉にする	✓						
参加：今経験していることに		✓					✓
決めつけない							
マインドフルに：今の瞬間に							✓
衝動をサーフィンする							
反抗の矛先を変える（Alternate rebellion）							
賢明な心	✓	✓				✓	✓

苦悩耐性スキル	4/24 月	4/25 火	4/19 水	4/20 木	4/21 金	4/22 土	4/23 日
気を逸らす：賢明な心が「受け入れる」			✓	✓			
五感を自分で慰める			✓			✓	✓
今の瞬間を「改善する」	✓	✓	✓	✓	✓	✓	✓
徹底的な受容							
メリットとデメリット							
退路を断つ							
適応的な否認							

第4章　入院病棟における弁証法的行動療法　213

対人関係スキル	4/24 月	4/25 火	4/19 水	4/20 木	4/21 金	4/22 土	4/23 日
目的の有効性："DEAR MAN"			✓		✓	✓	
対人関係の有効性："GIVE"			✓		✓	✓	
自尊心の有効性："FAST"							

感情調節スキル	4/24 月	4/25 火	4/19 水	4/20 木	4/21 金	4/22 土	4/23 日
脆弱性を下げる："PLEASE"	✓	✓	✓		✓	✓	✓
統御力を養う（BUILD MASRERy）	✓	✓	✓		✓	✓	✓
ポジティブな経験を積み重ねる						✓	✓
感情とは逆の行動をする		✓		✓			

◆付録4.4　重篤な行動に対する治療環境の修正／過修正

手順の適用条件：疑似自殺行動または重篤な危険行動を1回でも取った場合

手順を適用し，内容を説明する
　A．リーダー（または任命されたスタッフ）がプロトコルを適用し，患者に説明する。
　B．手順への従事は，他のすべての活動に優先させる。
　C．患者が今は手順に従事できないという場合（拘束中など）は，できるだけ早い機会に実施する。

［ステップ1］連鎖分析（以下CAとする）
　A．患者がワークシートに従ってCAを行う。
　B．患者は（最低）2時間1人でCAを行う。
　C．患者はCAを特定のスタッフに見せて意見をもらう。

［ステップ2］CAを患者仲間に見せる
　A．患者がグループミーティングで他の患者にその出来事について説明し，CAを見せる。
　B．患者仲間が意見を出す。
　C．患者が特定のスタッフと共にミーティングを振り返り，ステップ3の準備をする。

［ステップ3］修正／過修正（以下C/Oとする）
　A．患者が特定のスタッフと共に，何が損害を受けたのか，何に対して修正や修復が必要なのかを判断する。
　B．患者が特定のスタッフと共に，引き起こした損害あるいは混乱に

ふさわしいC/Oは何かを判断する。
C. 患者がC/Oを行う（損害の修復，変化の証明，話し合い，コミュニティへの奉仕など）。
D. 患者が特定のスタッフと共にC/Oを振り返る。

[ステップ4] 患者が通常の活動に戻る。

Linda A. Dimeff, Kelly Koerner 編『Dialectical Behavior Therapy in Clinical Settings』©2007, The Guilford Press. この付録の複写は本書の購入者が私的に使用する場合に限り許可される（著作権のページを参照のこと）。

第 5 章

境界性パーソナリティ障害と
物質依存障害を持つ人のための DBT

*Dialectical Behavior Therapy for Indivisuals with
Borderline Personality Disorder and Substance Dependence*

境界性パーソナリティ障害についての概説

　物質使用障害（SUD）を境界性パーソナリティ障害（BPD）と併発することはよくあること（Trull, Sher, Minks-Brown, Durbin, & Burr, 2000）であり，またそれは重篤で複雑な行動問題につながる。SUD と BPD の併発は，併存罹患率では気分障害と反社会性パーソナリティ障害の併発に次いで多い（Trull & Widiger, 1991）。Trull と同僚たち（2000）が 1987 〜 1997 年に発表された複数の研究から集めた BPD と SUD の併存に関する大量のデータをチェックしたところ，物質乱用の治療を受けに来た人に見られる BPD の割合は 5.2％（Brooner, King, Kidorf, & Schmidt, 1997）から 65.1％（Dejong, Van den Brink, Harteveld, & Van der Wielan, 1993）までの開きがあった。BPD 治療中のクライエントにおける推定 SUD 罹患率は，最低で 21％（Miller, Belkins, & Gibbons, 1994）から最高で 67％（Dulit, Fyer, Haas, Sullivan, & Frances, 1990）であった。その後の研究で著しい重複が確認された（Darke, Williamson, Ross, Teesson, & Lynskey, 2003; Swadi & Bobier, 2003; Skinstad & Swain, 2001; Zanarini, Frankenburg,

Hennen, Reich, & Silk, 2004; Becker, Grilo, Anez, Paris, & McGlashan, 2005) が，この重複は予想外の事態というわけではない。自分の害になるような分野（物質乱用など）における衝動性は，BPD の診断基準の1つだからである。しかし BPD と SUD の併存が高いことは，このように診断基準が重複することだけでは説明できない。例えば Dulit たち（1990）は，当時，BPD を持つクライエントの 67％が SUD の診断基準を満たしたと報告している。物質乱用を BPD の診断基準としなければ，この率は 57％に低下するが，それでも患者人口の非常に高い割合を占めていることになる。

　BPD と SUD を持つ人は治療困難なクライエントであり，SUD または BPD だけを持つ人よりも広範囲にわたる問題を抱えている（Links, Helsegrave, Mitton, & Van Reekum, 1995）。例えば，自殺率と自殺企図率は BPD を持つ人の間（Frances, Fyer, & Clarkin, 1986; Stone, Hurt, & Stone, 1987）でも，物質乱用者の間（Beautrais, Joyce, & Mulder, 1999; Links et al., 1995; Rossow & Lauritzen, 1999）でも高いものであるが，両方の障害を持つ人の間ではさらに高くなる（Rossow & Lauritzen, 1999）。また BPD を持つ物質乱用者は，BPD を持たない物質乱用者よりも一様に精神不安定の度合いが高い。物質乱用者でパーソナリティ障害を持つ人と持たない人とを比較した複数の研究では，パーソナリティ障害を持つクライエントのほうが持たないクライエントよりも行動・法律・医療上の問題（アルコール依存症とうつを含む）を著しく多く抱えており，物質乱用との関わりが広範囲にわたると報告している（Cacciola, Alterman, Rutherford, & Snider, 1995; Cacciola, Alerman, McKay, & Rutherford, 2001; Mckay, Alterman, Cacciola, & Mulvaney, & O'Brien, 2000; Nace, Davis, & Gaspari, 1991; Rutherford, Cacciola, & Alterman, 1994）。また，ある研究では，BPD の寛解が SUD の存在によって妨げられることがわかった（Zanarini et al., 2004）。BPD を持つ物質乱用者と他のパーソナリティ障害を持つ物質乱用者とを比較した

少数の研究からは，BPD を持つクライエントが他のパーソナリティ障害を持つクライエントよりも重篤な精神の問題を抱えていることがわかっている（Kosten, Kosten, & Rounsaville, 1989; Skinstad & Swain, 2001）。

このように SUD と BPD が高い割合で併発していることについて，どのように説明したらよいのだろうか。物質乱用と BPD が共に発症・維持されるには，生物学，心理学，社会文化的な要素を含めた多くの相互に作用し合う要因が寄与する。BPD を持つ人の家族に対する研究では依存症の問題が高い割合で見られる（Anokhina, Veretinskaya, Vasil'eva, & Ovchinikov, 2000）ことから，BPD を持つ人が精神活性物質を乱用する遺伝的な素因を持つことが示唆される。また，特性衝動性と物質乱用との関連性についても報告されている（Levenson, Oyama, & Meek, 1987）。BPD を持つ物質乱用者は，BPD を持つが物質乱用はしない人と比較して衝動性のレベルが高いことがわかっており（Kruedelbach, McCormick, Schulz, & Greuneich, 1993; Morgenstern, Langenbucher, Labouvie, & Miller, 1997 他），このことが SUD 併発率を高める大きな要因である可能性がある（Trull et al., 2000）。BPD を持つ人は，この障害の根底にある広汎性感情調節不全により，依存性の問題を持つリスクが高い（Linehan, 1993c; Marziali, Munroe-Blum, & McCleary, 1999）。精神活性物質への依存には，他の問題行動（カッティング，自分を強打する，過剰な買い物，やけ食いなど）と同様に，コントロールできないネガティブな感情を（機能不全ながら）調節する機能がある。実際，BPD を持つ多くの人が，物質使用は悲しみや恥ずかしさ，虚しさ，退屈，怒り，惨めな気分を含めた圧倒されるような感情をコントロールしようとするためだと語っている。生物学的には，通常は中脳辺縁のドーパミンが少ない人が長期間にわたって多量の物質を使用することでドーパミンが急増し，それがネガティブな感情の回避に寄与するため，物質使用が強化される（Leshner, 1997; Lehner

& Koob, 1999)。物質乱用は最初はドーパミン系の増加によって快感を得られるが，長期的に使用するとドーパミン系が変化するために快感を得にくくなる (Leshner & Koob, 1999)。すなわち Leshner と Koob (1999) が「改変脳 (changed brain)」と呼ぶ状態になる。また最後になるが，BPD を持つ人が依存性行動を取るようになり，これを継続するのには環境要因も重要な役割を果たしている。BPD を持つ人は過去に，家族とのコミュニケーションの悪さ，対立，虐待などといった有害な経験が観察されることが多い (Herman, Perry, & van der Kolk, 1989; Zanarini & Frankenburg, 1997)。効果的な治療を行うには，相互に作用し合って依存行動を維持させている，多数の要因に対処しなければならない。

BPD と SUD を持つ人に DBT を行う根拠

BPD と SUD を持つ人に DBT を使用し評価するという決断は，多数の状況に左右される。広範囲のメンタルヘルスおよび依存症治療の世界では，過去 20 年間にわたり，複数の障害を併発した人の治療において従来のアプローチには限界があるという認識が強まってきた。以前は，メンタルヘルスの問題に対する治療を成功させるには，まず依存症の問題を克服しなければならないと多くのセラピストが考えていたが，こうした考えは長い間，メンタルヘルスの問題と SUD を併発している人の治療と，メンタルヘルスの問題だけで SUD は持たない人の治療とで，違ったアプローチが取られる原因となってきた。多くの人が物質乱用の問題が落ち着くまで専門のメンタルヘルスサービスを受けることを禁じられたのである。

近年では，こうした逐次的な治療アプローチの限界に対する認識が高まったことから，複数の併発性の障害に対する統合的なアプローチ，つまり依存症の問題とメンタルヘルスの問題の両方を同じセラピストが対

処する治療に向けた動きが強まっている。統合的治療モデルの開発を支援するため，国立薬物乱用研究所（NIDA）や国立アルコール乱用・依存症研究所（NIAAA）といった組織が資金を提供する機会も増えた。BPDと物質依存症を併発した人のための変法DBTは，NIDAの助成金による，DBTと物質依存症を併発した人のためのDBTを評価するための研究において開発された（Linehan et al., 1999; Linehan & Dimeff, 1997）。

　DBTの対象をBPDと物質乱用の併発の治療にまで拡大させるには，他にも強力な理由が多数あった。まず，DBTはBPDに伴う衝動的な行動，特に自殺行動を減らす効果があるという研究（Linehan, Armstrong, Suare, Allman, & Heard, 1991; Koons et al., 2001）が発表されたことである。標準的な治療プロトコルには効果の見られない，複数の障害を持つクライエントの治療にDBTが効果的かもしれないということで，物質乱用などの他の衝動的行動を減らす効果もあるのではないかという期待が高まった。次の理由は，DBTの理論基盤および中核的な治療戦略に，有望な依存症治療法と多くの共通点があったことによる。「自己投薬理論」として知られる一般的な依存症行動の理論によれば，薬物やアルコールを使用するのは自分の感情状態を調節するためなのである（Khantzian & Schneider, 1986）。この考え方は，BPDの診断基準となっている行動の核心には感情調節不全がある，とするDBTの生物社会的理論と一致する。物質乱用者はなかなか感情を調節することができない，ネガティブな感情が物質使用を引き起こす，という見解は，多数の実証研究によって裏付けられている（Kushner, Sher, & Beitman, 1990; Bradley, Gossop, Brewin, & Phillips, 1992; Cummings, Gordon, & Marlatt, 1980）。最後に臨床レベルでの理由として，認知行動モデルおよび受容をベースとした伝統から生まれたDBTの中核的戦略が，複数の主要治療モデルでも中心的な役割を果たしているということがある。認知行動戦略は再発防止の基盤であり，また広く確立さ

れた，有効な依存症行動の治療法である。引き金となるものへのエクスポージャー，スキル訓練，随伴性マネジメントなどといったDBTの中核的なテクニックも，依存症治療の基盤となっている。DBTにおいて承認が広く用いられることは，MillerとRollnick（1991）の「動機づけ面接」（MI）のアプローチに類似している。また，問題解決と今起きている現実（変えることができないかもしれない，ということも含めて）をありのままに受け容れることとの間に弁証法的なバランスを取るDBTは，「12ステップ」の中核的な哲学に似ている。

　DBTは，物質乱用とBPDを併発する人のために開発された初めての統合的治療モデルである。DBTは最初の治療マニュアルが開発されてから研究と臨床によって進化してきており，これまでに数多くの国々の研究グループによりBPDとSUDを持つ様々なクライエント群に対して実施・評価されている。

実証研究の結果

　近年，SUDとBPDを併発した人の治療におけるDBTの有効性を裏付ける実証研究が増え続けている。現在までに4種類のランダム化比較試験が実施されているが，これらについて以下に述べる。
　BPDとSUDに対するDBTの初めての研究では，Linehanたち（1999）がBPDを持つ物質依存症の女性28名を，1年間のDBT（n=12）と地域で行われていたこれまでの治療（TAU）の対照群（n=16）とにランダム化した。サンプルの大多数（74%）は，アヘン，メタンフェタミン，マリファナを含む様々な精神活性物質に対する依存症の診断基準を満たす複数物質使用者で，主な使用物質はアルコール（52%）とコカイン（58%）だった。DBTはTAUよりも，1年の治療期間とその16カ月後のフォローアップ時において物質乱用を減らす効果が高く，またクライエントが1年間の治療を続ける割合も高かった

(DBT 64%，TAU 27%)。またDBTの参加者は16カ月後のフォローアップ時に，社会的機能と総合的な順応性がTAUを受けた人よりも高かった。

2つ目の研究は1つ目の試験よりも物質乱用者群を具体的に，また対照条件を厳しくしたものである。Linehanたち（2002）は23名のBPDを持つアヘン依存症の女性の治療におけるDBTの有効性を評価した。被験者たちは大半が複数物質乱用者で，その多くがさらにコカイン（52%），鎮静剤（13%），大麻（8.7%），アルコール（26%）の依存症診断基準も満たしていた。被験者は1年間のDBTと12ステップでの介入を含めた包括的承認セラピー（CVT）とにランダムに分けられた。Linehanと同僚たち（Linehan, Tutek, Dimeff, & Koerner, 1999）が開発したCVTの条件には，個人セラピー，そして12ステップのミーティングへの参加を奨励することが含まれた。CVTでは，「プロジェクトMATCH」（Nowinski & Baker, 1992）で使われる12ステップのファシリテーション治療によく似た疾患モデル/12ステップという枠組みの中でDBTの受容戦略を応用することに重点を置いた。研究結果からは，どちらの治療法も治療の最初の8カ月はアヘン使用を減らすのに非常に効果的だったことがわかった。しかし8カ月アセスメントの時点までには両群間に，ある相違が見られた。8カ月の時点と12カ月の治療終了時との間に，CVTと12ステップの介入を受けた被験者はアヘンの使用が著しく増えたのに対し，DBTの被験者のほうは使用減少の状態が維持されたのである。また治療継続率でも両群間に大きな差が見られ，CVTと12ステップの介入を受けた12人の被験者は全員が治療を続けたが，DBTの被験者は11人中4人が治療をドロップアウトした。

BPDを持つ薬物依存症者に対するDBTの独立した反復研究は，オランダの研究者によって初めて発表された。Verheulと同僚たち（2003）が標準的なDBTとTAU対照の有効性を評価するためのランダム化試験を行った。参加者はBPDと診断された58名の女性で，SUDのある

人とない人であった。この研究結果からは，治療脱落者，自傷行為の頻度，そしてアルコール乱用を含めた自己破壊的な衝動的行動を減らす効果がTAUよりもDBTのほうが高いことがわかった。興味深いことに，他の乱用薬物に対する条件では違いは見られなかった。Linehanによる BPD と物質依存症を持つ人の研究とは対照的に，この研究では物質依存症クライエントのための変法 DBT ではなく，標準的 DBT を使用した。また，依存症の問題はターゲットとしなかった。

　もう1つの独立した DBT ランダム化比較試験（SUD 用に変法した DBT。McMain et al., 2004）では，SUD と BPD を併発した女性 27 名を，DBT と，対照群として依存症とメンタルヘルスの問題を併発したクライエント用のマニュアル化されていない治療法を行う TAU とにランダム化した。アルコール使用についての結果では DBT に軍配が上がった。TAU 被験者の間ではアルコール使用量に著しい変化は見られなかったが，DBT 被験者ではアルコール重篤度の得点が治療前よりもほぼ3分の1と大幅に低下した。物質使用の結果では両群とも改善が見られた。初期の物質使用量は DBT 被験者のほうが大きく低下したが，最終結果までの総改善率は TAU 被験者のほうが高かった。この研究結果では，自己破壊的行動とアルコール使用を減らす効果は DBT のほうが高かったと報告された。Verheul たち（2003）の研究結果と同様に，物質使用を減らす効果においては標準的な依存症問題の治療法と比べて DBT が高いということはなかった。さらなる研究が必要ではあるが，これらの結果からは，DBT は物質使用を減らす効果においては標準治療法と同等であるものの，衝動性や自傷行為など，他の BPD に関わる行動問題を改善するというメリットが加わる可能性があることが示唆される。

DBT の治療対象

　DBT は元々，重篤な行動問題を複数持つ，慢性的に自殺傾向のある人のために開発されたものである。そしてこれを物質依存に特化させた変法は同様に，BPD に加えて重篤な SUD を持つクライエントの治療法として開発・評価された。この変法のベースとなっている，BPD と SUD を持つ患者集団は，乱用物質とデモグラフィック変数（人種，性別，学歴，結婚歴など）の点においてかなり多様である。これらの変法のベースとなっている前述のランダム化比較試験（RCT）に参加した被験者の大多数は複数物質乱用者で，DBT を始める前までにかなりの物質乱用をしており，何度も断薬に失敗していた。

　DBT は BPD を持たない物質依存症者にも有益なのだろうか。BPD と診断されていない物質依存症者に対する DBT の有効性を評価する研究はこれまで行われていない。比較臨床試験の結果が発表される前には臨床意志決定が必要とされることが多いため，DBT が適切な介入であるかどうかを判断する際に役立つであろう原則がいくつかある。まずは臨床意志決定を行い，治療の計画を立てる際には，実証研究の報告に書かれていることを指針とすべきである。クライエントが抱える特定の問題に対して，既に効果が実証された治療法が存在するかどうかを調べる。そして2つ目は，倹約に徹する。結果が同じであれば，DBT のように複雑で包括的な治療法よりも，シンプルで効率の良い治療法から始めることを考えてみるべきである。DBT には大半のクライエントの治療に役立つ要素があるのは疑いないが，同時に SUD を持つクライエントの大半が必要とする以上にかなり広範囲にわたっている可能性も高い。3つ目は，そのクライエントが物質を使用し続けていることに，感情調節不全がどの程度の役割を果たしているのかを考える。DBT は広汎性感情調節不全を持つ人に特化して開発されたものであるため，物質

使用が感情調節不全に起因する人には効果的かもしれないが，継続的な物質使用に感情があまり，あるいは全く寄与していないという人には有効ではないかもしれない。最後の原則は，DBTは複数のⅠ軸障害およびⅡ軸障害を持つ，通常は治療困難な患者集団のために開発されたものであることから，BPDは持っていないが複数の診断を受けたSUDを持つクライエントで，それまでに科学的エビデンスに基づいた他の複数のSUD治療法が効かなかったという人には有効かもしれない，ということである。

SUDとBPDの併発にとってDBTとは何か？

　DBTの標準的プロトコルは，Linehan（1993a, 1993b）がBPDの治療のために開発した。BPDとSUDの治療のためのDBTでは，依存症の問題と他のBPDを持つクライエントに特有の行動問題に同時に対処するために，統合的な治療アプローチを取っている。BPD・SUD併発のためのDBTは，どちらか片方を対象とした標準的なDBTとは異なり，依存行動とそれに伴う問題により重点を置くが，それ以外は全く同じで，BPDとSUDを併発した，複数の障害を持つクライエントを治療するために作られた。最も重要な治療目的は標準的DBTと同じく，

　（1）重篤な行動コントロール不全（例えば，物質乱用，自殺行動，自殺の意図はない自傷行為，治療の妨げとなるような過度で極端な行動，その他クライエント本人のQOLの大きな妨げとなるような行為）を減らし，（2）人生において機能するための適応的でスキルを使った行動を促すことである。BPDに伴う他の衝動的な行動と同様，依存行動も感情を調節する手段として機能する学習行動であり，調節不全という混沌の最中に起こる場合があると考えられている。標準的DBTと同じく，治療プロトコルの全モード（個人セラピー，スキルグループ，電話コーチング，セラピストのコンサルテーションチーム）が実施される。

BPD と SUD を併発したクライエントのための DBT では，物質乱用の治療を行いやすくするために，いくつか追加されているものがある。こうした変法は，物質乱用治療に関する文献で報告されている介入方法や，様々な状況において SUD と BPD を併発した人に DBT を適用したことで得られた臨床経験がベースとなっている。BPD・SUD 併発クライエント用の DBT と標準的 DBT との違いは，(1) BPD と SUD に重複する点を理解するための概念的枠組み，(2) 依存行動に関する治療目標を定め，再発に対処するための弁証法的哲学，(3) 物質乱用にも重点を置きつつ修正を加えた治療ターゲットの階層組織化，が追加されている点である。さらに，BPD と SUD を併発したクライエント特有のニーズに対処するために，特別な治療戦略が多数加えられている。例えば，治療になかなか専念しようとしないことで知られている患者集団を専念させ，治療を続けさせるために開発された一連のアタッチメント戦略や，SUD 患者集団向けに調整した DBT スキルの具体例などがそれにあたる。

弁証法的断薬

DBT では，人生から最大の満足感を得るためには第 1 段階の治療の最終目標を物質使用を断つことにするのが最も適切である，と考えている。それは BPD と SUD を併発した人を含め，重篤な障害を持つ人が生きる価値のある人生を築くには物質使用が大きな妨げになるからである。しかし断薬のみに焦点を絞ると，クライエントがそれを達成できなかった場合，心に大きな穴を開けてしまうことも多い。これは Malatt と Gordon（1985）が名付けた「断薬違反効果」（abstinence violation effect：AVE）という現象である。スリップまたは物質使用が再発したことに対してクライエントがネガティブな感情を強く持つと，そのこと自体が物質使用を続ける状況を作り出してしまう場合がある。広汎性の

感情調節不全という問題を持つ，重篤な障害を抱えるクライエントの場合は特に，AVEに対処するためにはセラピストによるサポートとコーチングによって安全に断薬へと戻るのを手助けすることが必要となる場合が多い。物質使用に対する弁証法的なスタンスの開発において念頭に置かれたのは，一定期間断薬していた後の物質使用再発の頻度とその程度を抑えるのに効果的なのは悪影響を減らすという理念を中心とした認知行動的な再発防止（RP）のアプローチ（Marlatt & Donovan, 2005）だが，その一方で断薬期間を長くする効果があるのは「絶対的な断薬」のアプローチである（Hall, Havassy, & Wasserman, 1990; Supnick & Colletti, 1984）という研究結果だった。この2つの立場のバランスを取ろうとする「弁証法的断薬」は，不法な薬物使用の前は完全な断薬に執拗なまでに固執することと，使用後には徹底的受容と価値判断なしの問題解決と効果的再発防止をすることの統合である。

　DBTの最終目的はクライエントが乱用していた物質を全く使用しなくなることだが，多くのクライエントにとって断薬などというゴールは不可能に思える。弁証法における2つの立場のうちの「完全な断薬」のほうで核心となるのは，クライエントが気持ちを完全に断薬に向けられるようにするための具体的な認知的自己コントロール戦略を教えることである。具体的には，断薬というコミットメントに対する意気込み，絶望，迷い（これは機能不全な習慣を断つというコミットメントを表明した後にありがちな心理状態であり，これによって治療が複雑になる）に対する心構えと対処法を教える。クライエントは，完全な断薬の鍵は物質使用の可能性を完全になくすことに強くコミットすることだ，ということを学ぶ。これを達成する最善の方法は，クライエント本人が断薬を維持できると100％の確信をもってコミットできる範囲の期間だけ断薬にコミットすることである。12ステップでよく知られた「今日だけ」というスローガンのように，本人が100％の確信をもってどれだけコミットできると思えるかによって1日だけでも，1カ月でも，あるいは

5分だけでもよい。コミットメントとは，その期間中は心の中で「ドアをバタンと閉める」ことである。そしてコミットした最初の期間が過ぎたら，また改めてコミットし直す。したがって，断薬するのはそのときだけ，決めたその期間だけでよい。真珠のネックレスを構成する1粒1粒の真珠のように，一生断薬するには，今この一瞬だけ，そして次の一瞬，そしてまた次，というように，一瞬ずつ，1日ずつ達成していく。この戦略で最終的に目指しているのは，中途半端にコミットする（あるいはコミットしたという現実を否定する）能力を断ち切ると同時に，コミットする期間を本人の「脳」が達成可能と考える期間に限ることである。

　この他，この段階で完全な断薬のためにクライエントの「脳」を欺くのに使われる認知的自己コントロール戦略は，コミットした具体的な期間中は物質使用の欲求と物質を使用するという選択肢を適応的な方法で直ちに否定する，物質を使用しないこととそれに伴う困難を徹底的に受け容れる練習をする，将来的には物質を使用するという選択肢も残っていると自分に言い聞かせる，死が近づいたときや末期の病気だとわかったときには物質を使ってもいいと自分に約束する，などがある。またSUDを持つクライエントには，物質使用を再開しないために，前もって準備をしておくことと，危険なことがあった場合の対策を立てておくことも教える。例えば，その物質を手に入れる手段をなくすよう「退路を断つ」スキルのコーチングを受け，どのような事柄が引き金となり危険なのか，それをどのように回避するかを学び，衝動や強い欲求に耐えるスキルと断薬状態を続けられるように自分の社会環境を変えるスキルを習得する。戦略を選ぶ際には，断薬を促し，それを維持する意欲を高める効果が最も高い戦略がどれかを見極めることが大切である。

　DBTでは再発防止訓練のアプローチと同じく，断薬に完全にコミットすると同時に，新しい行動というのは断薬に伴う行動も含めてすべて，完全に自分のものになるまでには時間と練習が必要であり，した

がって途中で間違いが起きやすい，ということも認識している。セラピストは断薬にコミットすることが欠かせないという考えは変えないが，それと同時に実際にスリップが起きた場合には悪影響が最小限で済むようクライエントに準備をさせ，できる限り早く断薬に戻るよう支援をする。RPの場合と同様に，スリップは治療の失敗ではなく，解決すべき問題と見なされる。重点が置かれるのは「うまく失敗する」スキルの習得と強化であり，このためにはまず物質使用があったことを認めたうえで徹底した行動連鎖分析を実施し，今回物質使用を促した事象が今後再び起こった場合の解決策を明確にしておくことで失敗から学ぶようにする。「うまく失敗する」ことを教える際は，危機が発生した場合の「もしもの場合」のスキルと「念のため」のスキルに重点を置く。RPと同様に (Marlatt & Donovan, 2005)，セラピストとクライエントは，クライエントが今後同じような状況に直面した場合に使うことのできる現実的なスキルとゲームプランについて話し合う。DBTでもRP同様，大変な努力で勝ち取った断薬を脅かすような，避けられないハイリスクな状況に対して，それが発生してから慌てるのではなく，あらかじめ用心，計画，準備しておくことによって行動をコントロールすることを促すため，最終的には治療結果がより良くなる。航空機の客室乗務員が客室内の気圧が下がるという，実際に発生する可能性は低いが危機的な状況の対処法を乗客に教えるのと同じで，DBTもRPも，スリップを含めた避けられないハイリスク状況に効果的に対処する準備をし，素早く効果的に対応できるようにしておく（スリップはまさしくスリップでしかなく，完全な再発に発展するわけではない）。このような非常時の戦略としては，DBTセラピストに電話する，なぜ断薬すべきなのかを思い出させてくれるものを持っておく，二度と使えないようにその物質を持たない，などがある。うまく失敗するとは，物質を使用したことで起こった害を分析し，修復することである。他人に，そして自分自身に与えた害を正すことに重点が置かれるのは，12ステップで人間関係を修

復するのに似ている。

　DBT に取り入れられている，その他の悪影響を減らす戦略（Marlatt, 1998）としては，クライエントに HIV，AIDS，C 型肝炎の感染や注射器の使い回しによる感染について教えたり，物質を使用してしまった場合にその悪影響を最小限に抑える方法を教える，というものがある。この点では DBT は，クライエントが物質を使用するのであれば，より安全な方法で使うようにと教えていることになるが，このアプローチは必要に応じて取るだけで，通常は断薬に戻るための努力を続ける。

　弁証法的な断薬のコンセプトは，アメリカンフットボールのランニングバックに似ている。ランニングバックはタッチダウンを決めることこそが目的であり，ファーストダウンで数ヤード獲得しただけでは完全には満足しない。プレイが開始されれば，タックルされない限り，ボールをゴール（断薬）まで前進させることに全力を注ぐ。DBT のセラピストも同じようなアプローチで断薬に向けてクライエントと一緒に全力で走り，立ち止まるのはクライエントが転んだときだけ，それもクライエントが立ち上がるまでで，次のプレイが始まれば再びタッチダウンを決めるべく全力で走る。

BPD・SUD 併発治療におけるターゲットの階層組織化

　SUD クライエントに対する DBT でも，ターゲットの階層組織化は従来の DBT の場合と変わらない。物質使用とこれに関わる行動を優先させるのに特別に考慮する点はあるが，階層組織化が複数のハイリスクで困難な行動を治療する指針であることには変わりがない。

治療前
　DBT では，セラピストは 1 回目のセッションでクライエントに物質使用をやめることにコミットすることを求め，断薬することが期待され

ていることを伝える。コミットメントの強化はDBTコミットメント戦略を用いて行われ，治療中は頻繁にコミットメントについて話し合う。最初の数回のセッションで初期コミットメントを得るには，標準的なDBTコミットメント戦略を使うとよい。簡単に言うと，クライエントとセラピストはクライエントの目標と価値観について話し合い，セラピストが物質を乱用していたのではそのような目標を達成することも，そのような価値観に沿って生きることもできないということを指摘する。セラピストはこの時点で完全な断薬にコミットすることを求める。譲歩的説得法（「二度と使わないことに同意しますか」などといった非常に大きなコミットメントを最初に求めた後に，それよりも小さい目標を求めると同意を得られる可能性が高まる）や段階的説得法（まず比較的小さいことに同意させて，それを土台としてさらに次を求める）といったテクニックを戦略的に利用すると，最終的にそのクライエントが断薬にコミットできる最長の期間を引き出すことができる。この初期コミットメントは治療期間（1年）である場合もあれば，24時間だけのこともある。重要なのは断薬へのコミットメント（第1段階のDBTの目標）を得ることであり，またこのコミットメントは非常に真剣に取り組むものだというメッセージをセラピストが伝えることである。

治療に対する初期のコミットメントにおいては，セラピストは断薬へのコミットメントを得ようとする。クライエントに断薬する気があり，断薬がDBTの目標なのか。それともクライエントが期待し望んでいるのは純粋に物質使用による悪影響を減らすことだけで必ずしも断薬ではなく，物質使用はやめないがネガティブな結果を減らしたいだけなのか――。旅行の計画を立てるときには，飛行機のチケットを買う前に目的地がわかっていなければ困る。またDBTが提供するもの，しないものをクライエントと共に明確に理解しておいて，治療途中で望んでいたアプローチとの根本的な違いに気付くというようなことは避けるべきである。セラピストが「絶対的な断薬」のコミットメント戦略（クライエン

ト本人が絶対的な確信を持って達成できると思う期間だけ断薬することにコミットする，など）を利用するのは，クライエントが断薬にコミットした後になる。この戦略はクライエントがタスクを細かく達成しやすいステップに分けることで，断薬目標を達成できるようにするためのものである。

　DBTでは，生命を脅かすようなあらゆる行動をなくすために努力し，治療に協力することにコミットすると誓うまで，そのクライエントを「治療前」と見なす。これと同じことがSUDクライエント用のDBTにも言えるが，クライエントはDBTを開始する前に問題のある違法物質すべてを断薬することにコミットすると誓うべきなのだろうか。BPD併存クライエントの場合には，コントロールして使用するように教えてもポジティブな結果が出るとは考えにくいため，目標としては断薬が最も適切な選択肢である。しかし治療開始前の断薬を条件とすることは，そのような目標に最初から同意する人ばかりではないという点で問題がある。例えばアヘン依存でDBTを受けようとしているクライエントが，マリファナの使用はやめる気はないもののアヘン依存の治療は始めたいと強く思っているとする。このような場合，すべての物質の断薬を条件とするのは必ずしも効果的ではないため，セラピストはクライエントのQOLを最も脅かしている物質（およびやめることをクライエントに納得させることが可能な他の物質）の断薬にコミットさせることに重点を置き，その他の優先順位の低い物質については追って治療中に交渉するという同意を得ておくことができる。1つの問題物質をやめることに成功すると，次の物質もやってみようと意欲を持つケースが多い。それ以外のことは治療ターゲットの階層の中では下層に位置するので，後でやればよい。この他，完全な断薬が必ずしも必要ではないケースもある。例えば，アルコール依存症の診断基準は満たさないが自分で飲酒に問題があると心配しているクライエントは，飲酒を抑えることを学べばよい。同様に，メタドンの使用を続けるクライエントはメタ

ドンを断薬しなくとも生活の質（QOL）を大幅に改善することは可能であろう。

クライエントが断薬にコミットすることに同意したら，セラピストは意図的に物質使用を続けるべき理由を羅列し，「それなのにあなたは一体どうして断薬にコミットしたいと思うのか」と質問する。これによりクライエントは自分が物質を使用する理由，そのような利点（短期的な感情調節など）をあきらめる価値がある理由を正確に知ることができる。クライエントにこうした根拠に気付かせることは，クライエントが1人でいるときに物質使用の誘惑に駆られた場合，それを思い出せるために重要である。コミットメント戦略についてはLinehan（1993a）に詳しく述べられている。

最初の数回のセッションでは，セラピストとクライエントは何度でもこの話し合いに戻ることができる。クライエントは実際に物質使用をやめるまで「治療前」の段階にあると見なされるため，セッションの重点はコミットメント戦略に置かれる。この期間にはクライエントの価値観と優先事項，つまり物質使用をやめる「賢明な心」な理由が重視される。自分の将来や自分がどのような価値観を持っているかについて考えたことがないというクライエントも多いが，大抵は十分な話し合いを行えば，自分にとって大切なものが少なくともいくつかは思い付く。セラピストはクライエントに，物質に依存した生活を送りながら自分の価値観に沿った人生を送ったり，人生の目標を達成することはできない，というメッセージを送り続けるべきである。これは，クライエントが治療が進んでからつまづいた場合に改めて断薬への意欲を高めるための下地にもなる。初期段階および治療期間中に使えるようなクライエントの価値観を明らかにして，その価値観に向けて努力するための優先事項を決めるためのスキルのプリントや宿題シートをLinehan（近刊）が作成している。

例えば，ある思春期のクライエントは小児期後半から思春期まで物質

使用をしない時期がなかった。彼は自分にとって何が大切か，どんな目標を持ちたいかなど考えたこともなかったが，セラピストのコーチングを受けながら（それまで何年も顧みることのなかった）家族関係を非常に大事に思っていることに気付いた。そして家族との絆を育むために物質使用をやめたいと強く思うようになった。セラピストとの話し合いによって治療に対する意欲が高まり，意識は物質使用から家族へと移っていった。セラピストはこの話し合いの後，クライエントが賢明な心の状態でないときにも自分の価値観とそれに基づいた目標を思い出し，効果的な行動に戻るのを何度もサポートした。

　セラピストは，クライエントが物質使用をやめたらすぐに（それが1週間といった非常に短い期間でも），戦略をコミットメントからスリップ後の問題解決へと切り替える。もしスリップが発生した場合，主なツールは連鎖分析と問題解決分析である。「うまく失敗する」の精神をもって，スリップにつながった要因を突き止め，再びスリップが起こるのを防ぐための効果的な解決策を考え出す。DBTにも他の物質乱用治療にもよく見られる治療ミスは，乱用行為がやむ前に維持戦略（連鎖分析など）を実施することである。コミットメントが確実になる前に時期尚早に連鎖分析に移行してしまうと，クライエントが解決策を実施する可能性が低いため，効果が非常に低くなることが明らかにされている。これを踏まえて，セラピストはまずクライエントが断薬し，治療に専念してから，戦略を問題解決，変化へと移行すべきである。しかしこれは，コミットメントの段階ではパターンの分析や行動機能のアセスメントを行わないということではなく，それらをクライエントが物質使用のメリット・デメリットや，使用した場合に起こる結果を理解するのを助けるために行うことを指す。クライエントとセラピストがチームとして同じ目標に向かい，それがコミットメントに，そして短期間であっても物質使用の停止につながれば，彼らは従来のDBT治療戦略へと前進する。

第 1 段階

　BPD と SUD を併発した第 1 段階のクライエントの治療では通常，複数の極めて重篤な問題をターゲットとすることになる。これはセラピストにとって非常に大変なことであり，治療の焦点を絞ることができないまま「今週の危機」に振り回され，目標にまったく近づけないということにもなりかねない。DBT ではこうした問題に対処するため，標準のプロトコルに詳述されているターゲットの階層に従って治療を進める〔詳しくは Lihehan（1993a）を参照〕。セラピストは 1 回のセッションにつき 1 つの行動に重点を置くのではなく，階層を使ってセッションで話し合う題材を決め，重点を置く行動に優先順位をつける。こうしたシステムにより，セラピストはセッションとセッションの間に絶え間なく発生する危機によって軌道を反らされることなく，最重要問題に対処することができる。

　DBT では物質乱用を QOL の問題ととらえ，生命を脅かす行動や治療妨害行為よりも下のランクに位置付ける。これはつまり，その時々の治療で物質乱用行為が最優先事項になるとは限らない，ということを意味する。例えばメタンフェタミン使用者が自殺念慮を持つようになった場合には，セラピストは自殺リスクのアセスメントを行ってそのリスクを下げるために，物質使用についての話し合いは手短に終わらせたり延期したりする。そしてクライエントが生命を脅かす行動や治療妨害行為を取らなければ，物質乱用行為が最優先事項となる。クライエントが次のセッションまで生きているかどうかわからないというような危険性があったり，治療の進展と矛盾するような行動を取っている場合には，物質乱用は後回しにして，こうした問題に対処しなければならない。しかしこれは，物質使用を軽視するという意味ではない。セッションの重点を物質乱用に置くのではなく，クライエントが生きて治療に参加し続けるよう気を付けていなければならないということである。これは他の依存行動に対する EBM では，わざわざ明記されることもない経験則であ

る場合が多いが，DBT は治療するクライエントの重篤度が高いことから改めて明文化されている。

　慎重な分析によって優先順位の低いターゲットが順位の高いターゲットと密接に関係していることが判明した場合，治療の早い段階でこの低いターゲットに重点が置かれることもある。例えば飲酒が自殺企図の引き金の1つとなっていることがわかった場合には，直ちに飲酒をターゲットとして，自殺につながる事象の連鎖を変える。同様に，喫煙は治療ターゲットの階層では下層に位置付けられることが多いが，それが違法物質の乱用と密接な関係にあるのであれば，優先順位を上げる。私たち著者の1人は以前ヘロイン依存症のクライエントを受け持っていたが，彼はほどんど毎回セッションに遅刻して来た（大抵1時間以上）。遅刻をターゲットとして連鎖分析と問題解決分析を行っても全く変化がなかったことから，コンサルテーションチームがこの問題について話し合いを行った。このクライエントのヘロイン使用がほぼ必ず遅刻と関係していたため，ヘロイン使用を治療妨害行為と見なす必要があるという結論に至った。ヘロイン使用の結果の1つ（遅刻）よりもヘロイン使用をターゲットとすることのほうが，このクライエントでは有効であった。

　また別の著者が受け持っていたクライエントは1日にビールを1～2本飲むという，通常であれば治療ターゲットの階層でかなり下層に入るであろう問題行動を抱えていたが，彼女は膵炎を患っており，医者からビール1本でも生命に危険があると言われていた。この場合は，ビールを飲むという行為を「生命を脅かす行動」と見なし，自傷行為を除くすべての行動に優先させた（危険な行為が差し迫って生命を脅かすことになれば，必ず階層組織の上層へ移動させる。このクライエントの場合，ビールを飲むことで感じる痛みが感情調節の機能を果たしていたことから，それは意図的な自傷行為でもあった）。私たちは膵炎とアルコール摂取に関するデータを参考にし，階層組織を彼女のニーズに合わせてう

まく調整した。

　複数の乱用物質間の優先順位の判断も難しい。どの物質を優先させるのか，または後回しにするのか，という決断はケースバイケースで行うべきである。セラピストとクライエントが優先順位を決める際には，有効性と治療ターゲットの階層に重点を置くとよい。ほとんどの場合，クライエントのQOLを大きく脅かす違法物質が最初のターゲットとなる（乱用の二次的な結果だけでなく，法律上の問題も脅威になるため）。物質使用が重篤で使用が避けられないという場合，特にアヘンの場合には，代わりとなる薬剤を処方することを勧める。それによってQOLが多少犠牲になる可能性もあるが，治療結果に関する研究では代替薬を使わない場合よりもリスクが低いという結果が出ている（Dole, 1988）。複数物質使用者においてターゲット物質の優先順位を決める際は，乱用の重篤度と，その物質によって（物質を乱用する生活および生活の他の領域における）QOL低下の可能性がどの程度高まるかを含めて，クライエントの状況を考慮に入れるようにする。

クリアな心（Clear Mind）訳注1)への道

　物質使用そのものは，物質乱用を減らすというカテゴリー全体の中でターゲットとする1つの行動にすぎず，物質乱用に関わる他の行動も重視しなければならない。DBTでは，物質乱用という行動ターゲットの中に，断薬に必要な行動ターゲットが別に存在する。これらの物質使用の削減に関わるターゲットはまとめて「DBTのクリアな心への道」と呼ばれている。この「道」はまず物質乱用を減らすという最重要のターゲットで始まり，その後は断薬し，断薬を続けるのに必要な他の重要なステップに等しく重点が置かれる。標準的なDBTにおける治療ター

訳注1) 物質使用から抜け出し，かつスキルと慎重さがなければ誘惑と強い欲求がいつでも戻ってくるということをしっかりと意識している明晰な心の状態を指す。p.243, p.251 も参照のこと。

ゲットの階層とは対照的に,「クリアな心への道」を形成するターゲットには,最初の論理的なターゲットである物質乱用を減らすことを除いて,階層上の優先順位は付けない。「クリアな心への道」のターゲットは以下の通りである。

・物質乱用を減らす
　「クリアな心への道」の最初のステップであるこのターゲットでは,違法ドラッグの使用,処方薬の乱用をすべてやめる。

・身体の不快感を減らす
　このターゲットは離脱症状による不快感を減らすことに特に重点を置くが,その他の身体の不快感の原因も対象とする。大半の人は自分が乱用している薬物による肉体的・精神的離脱症状を完全には認識しないため,使用薬物ごとにその影響を教えることが重要となる。例えばあるクラック依存の女性は,必ず3日の断薬期間をおいて使用していたことから自分は常軌を逸した使い方はしていないと考えており,クラック使用が不眠,イライラ,虚無感などの強い離脱感と関わっていることに気付いていなかった。彼女は断薬という目標にコミットしてはいたが,離脱症状が現れ始めると,その不快感を緩和するため即座にクラックを使用した。DBTでは適切であればメタドン,ブプレノルフィン,ロラゼパムなどの代わりの薬を使って離脱による身体の不快を軽減すると同時に,断薬の可能性を最大限に高める。非アヘン系の鎮痛薬に効果がある場合もある。

・物質使用の衝動・強い欲求・誘惑を減らす
　衝動,特に前日からの衝動の強さ,衝動の続く期間,目覚めた時点での衝動の強さは,スリップを予想するのに役立つことが研究で示されている (Shiffman, Engberg, Paty, & Perz, 1997)。クライエントには

衝動・強い欲求・誘惑に耐え，スリップの防止策を講じるための様々なスキル（Linehan，近刊）を教える。戦略としては，衝動を観察してこれに「単なる衝動」というレッテルを貼る，物質使用の長期的なメリット・デメリットについて考える，苦悩耐性スキルを使う，がある。SUDの場合の苦悩耐性スキルとしては例えば，有効なことをする自分・使用していない自分を想像する，衝動や強い欲求から気持ちを反らす，自分を慰める，その時々の瞬間に集中する，氷水の中に顔を入れて「潜水反応」（Hiebert & Burch, 2003）を起こさせる——これは感情調節に役立つ場合もある（Porges, Doussard-Roosevelt, & Maita, 1994）——，そして衝動や強い欲求は一時的なものであり行動に移す必要はないと自分に言い聞かせる（Porges et al., 1994），などがある。

・物質使用という選択肢を減らす

このターゲットは，大きな誘惑があっても精神活性物質を使用しない可能性を高くするというものである。そのためにはクライエントに，物質使用の機会を系統立ててなくしていく，つまり物質を使用していたそれまでの生活への「退路を断つ」ことを教える。例えば，バイヤーに近づかない，物質使用に関係した人の電話番号を記録から消す，自分の電話番号を変えて物質使用に関係した人からの連絡を絶つ，嘘をついたり盗んだりするのはすべてやめる，断薬すると周囲に宣言する，仮に物質使用をした場合はそれを見破る鍵となる現象や状態を人に（特にセラピストに）話しておく，自分のことを断薬者と呼ぶ，などがある。この段階では，対人関係スキルを使って自分について効果的にアサーティブになる方法を教えることが重要となる。また苦悩耐性スキルを教えることも，クライエントが目的を持って，破壊的な物質使用に関係した人間関係を断ち切るのを助けるのに重要となる。例えば，あるクライエントは別れたボーイフレンドが突然訪れて来ては「差し入れ」をしていくのをやめさせるために，わざと彼を怒らせた。この元ボーイフレンドとの関

係を完全に断ち切るのは非常に難しかったが，断薬するためには必要なことだった。こうしたアプローチは，一時的にコミットメントを破って物質使用をしようと思ったときにも，それを防ぐ手助けになる。これは自殺傾向のあるクライエントからその手段を奪うのと似ていて，目的はクライエントが「情動の心」の状態にあるときに行動に移すのを防ぐことにある。情動の心とはクライエントの思考，欲求，行動を感情のみが支配（Linehan, 1993a）しており，コミットメントを最後までやり通す意志が弱まっている状態のことである。選択肢をなくすことで，クライエントは道を踏み外すことなく，衝動や苦痛に耐える方法を探さざるを得なくなる。

・物質使用の引き金となるものとの接触を減らす

以前に物質使用したときのことを思い出させてしまうものは，物質使用の引き金となる（クライエント本人が意識していない場合も多い）。また物質使用の引き金が離脱症状を引き出して，再発の可能性を高めてしまう場合もある（Siegel & Ramos, 2002）。過去に物質使用との関連が繰り返しあった引き金であれば，クライエントに物質使用を「期待」させる機能を持つことさえある。すると脳はその物質が摂取されたかのような反応を示し，ホメオスタシスを維持するためにその物質の効果を中和する。実際にはその物質が存在しないのにこのような中和作用が起こると離脱の感覚が起き，身体の不快感を解消しようとして薬物を使用する可能性が高まる（Siegel & Ramos, 2002）。クライエントの物質使用の引き金が何であるかは個人の物質使用パターンによって異なるため，慎重なアセスメントを行うことが重要となる。引き金の例としては，特定の人物，場所，思考，音楽の他，ナルコティクス・アノニマス（NA）のミーティングで後方の列に座ることが引き金になる場合さえある。クライエントがこうした引き金となるものとの接触を避けるのを支援することで，衝動，強い欲求，使用を減らすことができる。クライ

エントは物質使用に使う道具を捨て，以前に使用していたときと関連のある状況には関わらず，物質使用に関係していそうな人物を避けるよう指導を受ける。例えばあるクライエントは，自宅のバスルームにいるとコカインを使用したいという圧倒されるような衝動に駆られることに気付いた。彼女が以前こっそりとクラックを使用するために利用していたのがこのバスルームだったことから，ここが引き金になっていることを理解させる必要があった。そこで，壁を塗り直したり，香りの違うせっけんを置いたり，タオルの色を変えたりして，バスルームの環境を変えたことが衝動を減らすのに役立った。

・「クリアな心」な行動の強化を強める

断薬に成功したクライエントでも，スキルを使った新しい行動を強化しなければクリーンな状態を維持することはできない。こうした変化を起こすことに対して罰ではなく強化を受けるような環境をクライエント自身が整えることが重要である。断薬はできても物質使用している友人との付き合いを続けたのでは，治療の成功を脅かすような罰子に曝される（「セラピストの治療を受けてるなんて信じられないよ」「どうせ長続きしないさ」などと言われる）可能性が高い。このターゲットでは，クライエントが新しい友人，社会活動，職場の他，クリーンな行動のサポート，離脱のサポート，物質使用に関連する行動を罰するような環境などを見つけるのを手伝うことに重点を置く。このように新しい人間関係を築くには，対人関係スキル（Linehan, 1993a, 近刊）が特に重要となる。

・クリアな心

「クリアな心」はDBTにおける物質乱用のターゲットで最終的な目標とするものである。これはクライエントが「合理的な心（Reasonable Mind）」（感情ではなくロジックのみに左右される）と「情動の心

（Emotion Mind）」（ロジックではなく感情のみに左右される）という二極を1つに統合し，あらゆる知覚方法を取り入れることができるという「賢明な心（Wise Mind）」（Linehan, 1993a, 1993b）の状態に入る条件の1つである。賢明な心とは，必要なことをすべて知っているために，どのようなときでもこの上なく賢明な決断を行える状態であり，一方のクリアな心はアディクトな心（Addict Mind）とクリーンな心（Clean Mind）とを1つに統合させた，そもそもが弁証法的なものである。物質を乱用するクライエントは治療を開始する時点では，思考，信念，行動，感情がその物質を強く欲すること，物質を見つけること，物質を使用することに支配されるアディクトな心の状態にある。アディクトな心とは，四六時中その物質のことを考え，衝動的で，それを手に入れて使うためなら大切なものを犠牲にすることもいとわない。そして，ある程度の時間をクリーンな状態で過ごした後はクリーンな心になる場合が多い。クリーンな心とは，物質使用こそしていないが，再び使用し始める危険な状況にあるということを忘れてしまう状態で，言い換えると，光がまぶしすぎて周りが見えない状態，とうとう断薬できたという思いから判断力が鈍っている状態を指す。こうした状態にあるクライエントは，断薬に成功した自分にはこの先問題など起こらないと考え，向こう見ずになる場合がある。その結果，痛みに適切に対処できない，使用の可能性を高めるような誘惑や引き金を軽視する，物質を使用するという選択肢を残したままにしてしまう，などの可能性がある。

　一方，クリアな心のクライエントは，クリーンな心の状態に達したうえで，アディクトな心が戻ってくる可能性は常にあるということを強く認識している。引き金があれば強烈な物質使用の欲求を感じることも，また介入がなければ実際に物質を使用してしまう場合もある。クライエントは成功を楽しむのをやめるだけでなく，今後起こるかもしれない問題に対して準備し，断薬を続けることが難しくなった場合はどうするか，前もって計画を立てておく。クライエントがこの点を理解するのに

役立つかもしれない比喩を紹介しよう。クリアな心の状態であることは登山に行くようなものである。頂上が近づいてくると，気分が高揚したり，苦しみはもう終わったと感じるかもしれない。そして頂上に着けば歩みを止めて休息を取り，眺めを楽しむ。山頂にたどり着いたことの喜びや安心感は結構だが，まだ行程の半分が残っているということも忘れてはならない。日が高いうちに山頂を出発して車まで戻らなければならないし，帰り道の分の食料と水を十分残しておかなければならないし，下山するための体力も残しておかなければならない。つまり成功を楽しむ間も，下山という大変な作業がまだ残っていることを忘れず，その準備をしなければならないのである。したがってクリアな心では，断薬しクリーンになるために努力して，それに成功していることを本当に評価しながら，その状態になることが最終目的ではないということも忘れてはいけない。クリーンになった後はクリーンな状態を維持するという大仕事が残っている。また，帰り道の計画を立てるのを山頂に到達するまで先延ばしにしてはいけない。頂上に着いてから帰りの分の食料が足りないと気付いたのでは遅い。山登りには行きも帰りも計画を出発前に立てておく必要があるように，クリーンな状態を続ける計画も前もって立てておく必要がある。

　「クリアな心への道」における数多くのターゲットのバランスを取ることが難しい場合もあるだろう。この階層組織を構成するターゲットの多くが絡み合っているということに気付くこともある。標準的なDBT治療の階層組織がそうであるように，「クリアな心への道」と詳細なアセスメントとを合わせれば，この上なく重要な構造化がもたらされることになる。例えばあるクライエントは，使用をやめることにコミットし，そして実際にヘロインからサボキソン［訳注：麻薬中毒者用の治療薬。ブプレノルフィン配合剤］に切り替えて，尿検査に何週間もパスした（ヘロイン使用と離脱による身体の不快感を減らすことに成功した）が，恋人との関係が非常に荒れていたうえに，貧しい中でシングルマ

ザーとして幼い子ども2人を育てていた。恋人との関係や子育て・貧困のストレスによって感情の激しい揺れがあり，そのような状況に常時誘発される強い衝動が続いていた。衝動のないときでも，友人が様子を見に来てはヘロインやコカインを差し入れて行くことがあった。セラピストにとっては大変な問題の山積みであった（恋人との衝突に伴う強い衝動，貧困，子育てのストレス，物質使用者の友人による訪問）。しかし「クリアな心への道」を利用することで，一時に重点を置くターゲットを1つか2つ選ぶことができ，セッションが多少なりとも整然とした。時にはアセスメントの結果によって，重要性の低いターゲットを優先させることもあった。例えば，彼女が最も強い衝動を感じるのは恋人が持っているクラック用のパイプを見てしまったときだということがわかった。この問題は解決策が比較的簡単である（恋人にパイプをもっとちゃんと隠しておいてもらう）ため，このターゲットを他よりも優先させた。「クリアな心への道」は体系化させるためのものであり，複雑な問題をさらに複雑にしたり，不必要に厳格になることではない。

特別な治療戦略

BPDとSUDを併発したクライエント用のDBTに追加された介入戦略を3つのカテゴリーに分けると，(1) 治療を受けてくるに従って増えてくる困難（「バタフライ」問題[訳注2]）に対処するための一連のアタッチメント戦略，(2) 衝動，強い欲求によるスリップ，再発（依存症の問題）に対処するためのDBTスキルの具体例，(3) 物質乱用という基礎の上に築かれたライフスタイルを持つことの結果（「普通の生活を始める」問題）に対処するための自己管理戦略，となる。

訳注2) 花から花へ飛び移る蝶のように，治療に際して移り気な行動を示すことの比喩的表現。具体的には p.246 の「バタフライ」に関する記述を参照。

アタッチメント戦略

　クライエントを治療のプロセスに積極的に参加させることは治療を成功させる上で欠かせない。BPDのクライエントを治療に留まらせることは困難であることが知られている（Linehan, 1993a）が，物質乱用という問題を併せ持つクライエントの場合にはさらに難しくなる。すぐに治療に帰属する人もいるが，Linehanたち（1999）はそれ以外の，セッションにたまにしか来ない，電話を返さない，突然治療をやめたり戻って来たりする人たちのことを「バタフライ」と呼んでいる。治療への関与の問題にはいくつもの要因がある。物質を乱用するBPDを持つクライエントの多くが，物質使用のせいで仕事に就いていない，経済的に自立できない，あるいは犯罪に走るなど混沌とした生活を送っている。また適切な住居がなく，路上生活をしたり，薬物の密売所に住み着いている人もいれば，新しい環境に引っ越すだけの資金がなく，不適切な人間関係，あるいは虐待的な関係から抜け出せない人もいる。物質乱用は規則正しい生活を送る妨げにもなるため，決められた時間にセッションに来ることがなかなかできなくなる。自分の行動を否認したり，嘘をついたりすることも多々ある。また変化を起こすことを躊躇して，問題を小さく見せようとしたり，問題行動があることを自分にも他人にも認めようとしないことも多い。例えば，治療を始めて何カ月も経ってから売春婦として働いていることを明かしたクライエントがいた。問題行動について話したがらない理由としては，違法行為を明らかにすることの恐怖心から物質使用を恥じる気持ちまで様々である。

　私たちが聞いたところでは，多くのDBTセラピストが物質乱用者が治療に適応するのは難しいことだと感じているという。またSUDを持つクライエントの場合には自分の影響力が非常に小さく感じる，と話す人が多い。標準的なDBTでは温かさ，激励，賞賛，承認を与えてくれるセラピストが唯一の強化子であることが多いが，SUDを持つクライエントの場合には，セラピストはその乱用物質が自分のライバルである

かのように感じてしまう。標準的DBTを受けるクライエントは治療関係に強い愛着を感じるようになることもしばしばだが，SUDを持つクライエントは，少なくとも治療開始の時点では，そうでない。セラピストよりも物質使用をするほうが感情をパワフルに，そして素早く変えてくれるからである。しかしこのような問題は，アタッチメント戦略を治療の早い段階で徹底的に実施することで解消することができる。

DBTの第1の治療タスクは，クライエントのモチベーションを高め，治療に専念させることである。モチベーションが低かったり，治療に専念しないことは，治療開始前に解決しておくべき障壁というよりはむしろ治療で解決すべき問題と見なされる。クライエントを治療に専念させるのは容易なことではなく，セラピストには積極的な役割を果たす準備が必要になる。腕の良い釣り人が色々な種類のエサ，釣り竿，釣り糸を使い，そして魚がかかれば網を使って捕まえるように，セラピストも断固とした態度で忍耐強く構えなければならない。魚をつかまえる過程がつかまえたという達成感と同じくらい喜ばしいものであればよいのだが，1匹もかからずに長いこと待つのは根気のいる，苛立つことである。DBTのセラピストも釣り人と同様に，目標を追い続けるには周囲のサポートが必要な場合がある。

DBTでは，SUDとBPDを持つクライエントが治療を開始して専念し，無事に終える確率を高めるための具体的なアタッチメント戦略を多数取り入れている（表5.1を参照）。セラピストはまず最初に，クライエントに問題を理解させるべきである。このオリエンテーションの段階では，治療に専念することを妨げる可能性のあるものについてオープンに話し合う。そうした障害をあらかじめ想定し，どのような危険信号が出そうかについて話し合い，兆候が出た場合の対処方法について計画を立てておくことが欠かせない。またオリエンテーションの段階には，2人で他の治療提供者（薬物療法士など）と会い，全員がクライエントをサポートするために協力し合うことを確認する。協力的な家族や友人

表 5.1　治療へのアタッチメントを促す戦略

- クライエントに問題を理解させる
- 接触する機会を増やす
- 治療を実生活の場で提供する
- クライエントの関係者と連絡を取る
- 必要に応じてセッションの時間を調節する
- クライエントが治療からドロップアウトしそうになったときには積極的に働きかける
- セラピストの士気が下がった場合にはチームが動く
- クライエントと治療関係者との間に絆を持たせる

にも治療の早い段階から関与し，効果的な行動を強化してもらうべきである。例えば，あるクライエントは父親から 60 日間の物質乱用のリハビリ居住施設に入るよう強く薦められていたが，それでは DBT のセッションを 4 回連続で欠席することになり，プログラムから外されてしまう。そこで，DBT の外来治療を続けるべき理由について話し合うため，家族会議を行う必要があった。またオリエンテーションの段階で，クライエントが治療からドロップアウトしそうになっている（セッションを 4 回連続で欠席しそうになっている，など）ときに行きそうな場所はどこか，クライエントを治療に戻らせるためには誰に連絡を取ればいいか，など詳細な危機プランをクライエントと一緒に立てることも必要である。クライエントが物質使用の際にどこで寝泊まりし，食事をし，シャワーを浴びるか，またクライエントがどこにいるかを誰に聞けばわかるか，などは最初の数回のセッションで確認できる。またクライエントがセッションに来なくなった場合にはクライエントの関係者に直接話を聞いてもよいという同意書を書いてもらうこともできよう。

　治療の最初の数カ月間は，できる限り頻繁にクライエントと接触を持ち，クライエントが治療および治療関係に対して良い印象を持つように心がける。また治療の早い段階で多く接触することが，クライエントが

自分の生活における混沌とした状態を早く落ち着かせるのに役立つ場合もある。追加のセッションを行ったり，セッションを延長したり，電話やメールで連絡を取るなどして接触の機会を増やせば，クライエントが次のセッションまで1週間待てないというような場合でも，複数の危機に対処するのを支援したり，自分には助けてくれる人たちがいると感じてもらうことができる。クライエントによっては，セッションの時間を短くして，回数を多くしたほうが効果的になる場合もある。

　クライエントが治療からドロップアウトしそうになったとき，プライマリセラピストと治療チームはクライエントを治療に戻すために積極的に努力しなければならない。例えば，ひと言書いたカードやちょっとした贈り物（忘れな草の種など）をクライエントに送ったり，クライエントの家の近所や行きつけの喫茶店に探しに行くなど。あるクライエントがセッションに来なくなったとき，セラピストがクライエントの職場であるストリップ場に「戻っておいで」と書いたメモを貼りに行ったという例もある。またクライエントと連絡が取れない間に有害な状況が起こらないようにすることも重要である。あるクライエントはクラックを使用しすぎてセッションを3週間休んでいる間に警察と揉め，アパートから追い出されたうえに逮捕されてしまった。私たちの経験では，クライエントがドロップアウトしそうになったときにクライエントの生活圏まで追っていくと，クライエントは自分をそこまで心配してくれるのかと驚くことが多く，非常に大きなインパクトがある。

　なかなか治療に専念しようとしないクライエントの場合，セラピストがバーンアウトしたり，積極的にクライエントを探しに行こうというエネルギーを持てなくなることも少なくない。治療チームは，なかなか専念しようとしないクライエントによって熟練したセラピストでも意欲を失うことがあるということに常に注意し，積極的にセラピストをサポートする必要がある。クライエントが3回連続でセッションに欠席したら，チーム全体が警戒態勢に入り，行動を開始する。私たちの経験でも

「4回欠席ルール」でプログラムから外されそうになったクライエントがいたが，このときにはチームのメンバーが何人もクライエントの自宅を訪ねたり，物質使用に戻らないよう1回分のサボキソンを持って行ったりした。こうした行動の取りまとめ役を果たしたのはセラピストだったが，複数のメンバーがクライエントとの接触を試みたことでセラピストにも力が湧き，チームの関係も強化された。

スキルを使った衝動・強い欲求の対処と再発リスクの軽減

BPDに対する標準DBTの治療プロトコルには4つの中核スキルモジュール（Linehan, 1993b）があるが，これはBPDに伴う様々な問題と同じくらい，依存症問題の治療にも適している。SUDを持つクライエントには，これらの中核スキルを標準的な形式で教えている。当初は新しいスキルを考え出す必要があると考えていたが，標準的なDBTスキル（Linehan, 1993b, 近刊）で十分であることがわかった。ただし1つだけ例外があり，「クリアな心のマインドフルネス・スキル」という依存症向けの新しいスキルが加わっている。

a. クリーンな心

クリアな心のコンセプトについては既に「クリアな心への道」の項で説明した。治療のタスクは基本的には，クライエントが(1) クリーンな状態（クリーンな心）でいること，と (2) 依存症的な思考，感情，行動（アディクトな心）の危険性に警戒し続けること，という二極を1つに統合するのを支援することである。そのため，スキル・トレーナーと個人セラピストは，クライエントがアディクトな心になっている（断薬に向けて努力していない）とき，またはクリーンな心になっている（物質を使用していないクリーンな状態で，辛いときはもう終わったと思っている）ときにこれを指摘する。私たちのクライエントがこうした2つの対極的な状況の例を挙げてくれた。アディクトな心における行動

には，物質を探す，買う，あるいはそれ以外の方法で手に入れようとする，嘘をつく，盗みを働く，人と目を合わせない，「死体のような状態になる」，目に生気がない，医師を避けようとする，物質を賛美する，「自分には物質使用の問題なんかない」と考える，などがある。そしてクリーンな心における行動としては，薬物依存症者のような服装をしても危険ではないと考える，物質使用していたときと同じ環境や人間関係に戻る，自分1人で問題に対処できると考える，処方薬を飲むのをやめる，「少しだけならやっても大丈夫」と思う，余分な現金を持ち歩く，「もうこんなの我慢できない」と思う，などがある。個人セラピストやスキルリーダーがこうした信号に注意すれば，クライエントをクリアな心（断薬し，しかもスキルと慎重さがなければ誘惑と強い欲求がいつでも戻ってくるということをしっかりと意識している状態）に引き戻すことができる。

b. スキルをクライエントごとに調整する

　DBTのスキルをSUDを持つクライエントに教える際には，スキルを物質使用行動に合わせて，1つ1つのポイントを例や逸話を交えて明確かつ具体的に説明する必要がある。そのクライエントが抱えている問題や困難に対して，そのスキルがどのように有効なのかを，明確に示すことが非常に大切である。SUDを持つクライエントの治療は初めてという場合には，他のセラピストなどから例を挙げてもらうことで，効果的にこの治療を行うことができる。

c. マインドフルネス・スキル

　マインドフルネス・スキルはSUDの治療に欠かせない。マインドフルネス・スキルをSUD向けにするには，観察して描写するスキルを，物質を使用したいという強い欲求と衝動があることを認め，そして対処するのに使うことができる。衝動と強い欲求は物質使用の最も重要な

きっかけの1つである。また衝動や強い欲求は失敗のサイン，または再発が避けられないことの徴候と見なされるため，大きな不安が付きまとうことも多い。するとクライエントは圧倒されるような不安と不快感に対処し，再発のリスクを下げるために，物質使用について考えたり感じたことを無視しようとしたり，避けたりしようとする場合がある。残念なことに，このような戦略は短期的には不安を和らげるものの，長期的には物質使用の衝動を強め，再発のリスクを高めてしまう。

マインドフルネスのモジュールでは，衝動は慢性的な物質乱用においては自然に起こることであり，それに気付き，物質を使用せずにいれば通常は1時間以内に消えて，その強さも弱まってくる，ということをクライエントに教える。Marlatt (1985) が説明しているテクニック「衝動サーフィン」は，衝動に伴う不安を和らげることで再発の可能性を下げるための「観察して描写するスキル」を比喩的に表現したものである。このテクニックは，批判的でなく中立的でそして効果的な方法で観察・描写するスキルを使って衝動と距離を置くというもので，これによって衝動に耐えられるようになり，そして衝動は時間と共に去っていくものだということを思い出すことができる。この「サーフィン」の例えは，衝動の対処に必要な戦略をうまくとらえている。サーフィンをするときは，次々とやってくる波の様子に注意深く警戒しなければならず，波にのまれずに波に乗り続けるためには微妙な調整を怠らないことが必要とされる。ずっと波の上にいることができれば，波はいつか浜に近づいて消えていく。否認はマインドフルネスの逆であり，サーフィンで言えば目と耳を閉じて波に乗り，身体，心，認知の変化を見て見ないふりをすることに等しい。無視したところで波はなくならない。衝動や欲求は避けられないという事実を受け入れることで，衝動を一歩離れたところから観察する能力を身に付け，波が頂点に達し，そして去っていくのを待つことを学ぶことができる。

「反抗の矛先を変える（Alternate rebellion）」はマインドフルネス・

スキル，特に「効果的に物事をする」スキルを SUD に合わせて使うもう1つの例である。物質乱用者の全員ではないが多くの人が，物質を使用する重要な理由の1つが，権力や因習，法律に従う退屈さに対する反抗を示すことだと話している。残念ながら，BPD を持つ人の多くが，他人から非承認された経験から，自己破壊的で反抗的な行動を取ることでこうした考えを承認しようとする。「反抗の矛先を変える」とは，誰かを負かそうとしてかえって自分を傷付けるようなことをするのではなく，反抗したいという衝動を効果的に満足させることである。また，効果のあることだけに集中し，長期的な目標に集中することでもある。クライエントには，因習に反抗すること自体は必ずしも悪いことではないが，物質乱用でそれを示すのでは，生きる価値のある人生を送る能力を台無しにしてしまうことになるから有効な方法ではない，ということを教える。物質使用の代わりにもっと安全な反抗方法，例えば服装を変える，入れ墨やボディピアスをする，髪を派手な色に染める，格好良くかつ安全な溜まり場を見つける，などがある。反抗心を示す代替方法は，それが秘かに行えるのであれば特に効果的である。例えば，ある若い女性が友人とディズニーワールドに行ったところ，ミッキーマウスをバカにしたTシャツを着ていたことから入場を断られた。彼女は車に戻ってTシャツの上にブラウスを着て，心の中では軽蔑の気持ちを示しながら，友人との休日を楽しむことができたのである。

d. 苦悩耐性スキル

物質使用の治療期間中は，苦悩耐性スキルがいくつも必要になる。重点が置かれるのはやはり，これらのスキルを使って断薬を促し，物質を使用しないライフスタイルを維持することであり，スキルの応用例を具体的に示すことがクライエントにとって非常に助けになる。例えば徹底的な受容と，自ら進んで物質使用に戻る「退路を断つ」ことである。このスキルは依存症治療の初期，つまりクライエントが物質乱用をやめて

安定するのを支援しようとする段階に特に有効になる。クライエントが断薬を達成し，安定を維持することへと焦点がシフトしたら，物質使用とつながりがあるかもしれない通常の引き金（アルコールの出るパーティーに行くなど）にある程度エクスポージャーさせるのは適切ではあるが，その前に断薬を達成して，一定期間それを維持する必要がある。

「退路を断つ」とは，クライエントがクリーンな心からクリアな心へと移行していく中で，薬物を使用するという選択肢をすべて切り捨ててしまうことであり，クライエントの生活環境で物質の入手が可能かどうかを確認することが重要となる。例えば，クライエント自身がバイヤーであるか，クライエントの同僚や同居人に物質使用をしている人がいるかどうか，などが挙げられる。クライエントの多くはこういった情報を自分から話そうとはしないため，セラピストは断つべき退路について直接的に質問する必要がある。物質を手に入れにくくするための方法としては，バイヤーに二度と連絡してこないように伝える，バイヤーとの関係をわざと壊して二度と自分に売ろうとしないようにする，などがある。これよりも極端な例としては，Linehan があるクライエントに，「もう一度自分にドラッグを売ったことがわかったら私のセラピストが警察に連絡すると言っている」とバイヤーに伝えさせた。これはかなり確実に供給を絶つ方法である。

「適応的否認」は自分の考えを追い払い，自分をだますという，物質使用に特徴的な弱点を財産に変える方法の1つである。物質乱用者が直面する特に大きな困難の1つは強く欲求するものに手を出せないことだが，断薬するには不適応的な行動の代わりに，それほどすぐには満足感の得られない行動を取る必要がある。適応的否認とは，正しいかもしれないが気に入らない情報を自己欺瞞によって遮断，または押し退けることである。例えば，「もう二度とドラッグを使えない」と考えると，とてもできそうもないことのように思えて治療をあきらめてしまいたくなるため，そのように考えるのを避ければ（その存在を否定すれば），治

療を成功させる可能性が高まるかもしれない。ここでは，回避や思考の抑制はなるべくしないというDBTの他のスキルと矛盾するために，クライエントが混乱する場合があるという点に注意する。ここでも弁証法の出番で，セラピストとクライエントとでどのような場合に適応的否認が有効かを判断することができる。適応的否認とは例えば，アルコール依存症を持つクライエントが「早くクランベリージュースとソーダ水が飲みたい」と自分に思い込ませて，アルコールに慰みを求められない苦痛から意識を離そうとすることである。同様に，マリファナ常用者が熱い泡風呂に入ってリラックスしたいと思い込もうとする，コカイン乱用者が刺激を味わうためにホラー映画を観に行く，というのも自分だましをうまく利用した例である。

　メリットとデメリットを見直すスキルも，クライエントが強い欲求に対処するのに役立つ。物質乱用者は強烈な衝動に負けそうになっているとき，ドラッグを使用した場合のデメリットにはなかなか思い至らず，依存症の生理的・心理的な強い幸福感を経験する。クライエントには物質を使用した場合のデメリットと断薬した場合のメリットのリストを作っておくことを勧めるとよい。このようなリストがあれば，クライエントが衝動を行動に移すのを思い留まるのに役に立つ。スキルグループでは，リーダーがリストを何度も復習させ，メリットとデメリットを暗記させてもよい。

e. 感情調節スキル

　標準的DBTにおいて多くのターゲット行動がそうであるように，BPDを持つクライエントの物質乱用行動も感情を調節する機能を果たす。したがって，物質乱用者のDBT治療でも感情調節スキルは中心的な存在である。私たちのクライエントでも多くの人が，難しい感情が少しでも出ると物質を使用するので，今この瞬間の感情に対してマインドフルでいることを重要視することが欠かせない。感情と「反対の行動」

を取ることで，こうした難しい感情を感じ始めたときに深い淵に落ちて行かないようにすることができる。また身体の痛み，栄養不足，睡眠の困難，その他こうしたクライエントが身に付けることの多い脆弱性に対処するには，PLEASE[訳注3]のスキルが重要となる。

　例えば，ひどい歯痛に悩まされたクライエントが複数の物質（ヘロインと鎮痛薬）を使用した。この場合は痛みが物質使用の引き金になっていたので，PLEASEのスキルに重点を置くことを優先事項の1つにした。歯科医に行かせ，内科医に行かせ，定期的に歯科医の診察を受けさせ，栄養を取ることで痛みが治まり，それによって物質使用も減った。

f. 対人関係スキル

　SUDを持つクライエントの場合，対人関係スキルでは，自分の環境を効果的な変化をサポートするような環境に変えることに重点が置かれる。長い時間をかけて行われるのが，様々な状況で物質に（路上の見知らぬ人，知り合いのバイヤー，配偶者や恋人，その他物質を持っている人に）「ノー」と言う練習をするロールプレイである。既に説明した「退路を断つ」ことを，クライエントがそのプロセスにおいて自尊心をなくすようなことのないように気を付けながら支援することも有効となる。

　対人関係スキルも，有効な行動を強化する機会を作り，強化する頻度を増やすのに役立つ。物質と関わりのない人間関係を築く方法や，仕事の面接の際に良い印象を与える方法を練習するのも，これらのスキルがクライエントが断薬に向けて前進する役に立つ。DEAR MANも効果的な行動を強化するよう家族や友人に教えるのに有効である。物質使用

訳注3) 次のスキルの頭文字を取ったもの。
　・treat PhysicaL illness　身体疾患を治療する
　・balance Eating　バランスのとれた食事を摂る
　・avoid mood-Altering drugs　気分を変動させる薬物を避ける
　・balance Sleep　適度な睡眠
　・get Exercise　適度な運動

のない行動を環境がサポートすることはそれ自体が非常に強力な介入であり（Myers & Smith, 1995 など），対人関係スキルは環境がクリーンな行動をより助長するようになるために欠かせない。

例えば，前述の強い歯痛に悩まされていたクライエントは，歯科医にオピオイド鎮痛薬は使いたくないと伝えられるよう，大変な時間をかけて DEAR MAN を練習した。彼女は個人セラピストと共に，不要なことはあまり言わずに歯科医に自分の意志を伝えながら，歯科医の治療する気を削がないようにする方法を練習した。またこのクライエントはヘロインのバイヤーに向かって「ノー」と言う方法を，態度を強くしたり柔らかくしたりして何種類も練習した。セラピストは，相手の反応によってどの程度強い態度に出ればよいかがわかるよう指導した。

自己管理の戦略

人間関係から時間の管理，遊び，健康，お金，家族まで，物質乱用は生活のあらゆる面に様々な問題を起こす。しかし，ライフスタイルが物質使用の問題にどの程度の影響を受けるかは人によって大きく異なり，売春をして路上で物質を入手することが生活の中心になる人もいれば，安定した仕事をこなしながら密かに物質使用を続ける人もいる。大半の物質乱用プログラムでは，SUD を持つクライエントのリハビリは物質使用をやめさせるだけにとどまらず，健康的なライフスタイルに向けて前進するのを助けることも欠かせないと認識している。そのため，クライエントの現在のライフスタイルが回復のプロセスにとってどの程度プラスなのか，またはマイナスなのかを判断することが必要になってくる。クライエントが「普通」の生活を手に入れるには，自己管理のスキルを身に付け，回復のプロセスを支える構造を作るような支援を受ける必要がある場合が多い。物質使用が原因で起こる危機を中心としたライフスタイルから平凡なライフスタイルに変えるのは非常に難しい。

自己管理できるようにするためには，行動を変えるという理念を自分

に当てはめる方法を教えるが，これは DBT の標準治療でも重要なことである。基本的には，自分で自分の行動療法セラピストになること，そして DBT のセラピストがセッション中に行うように，セッション以外の場では自分で自分に変化の戦略を実践することを教える。このためクライエントには，自分が有効な行動を取れたときには必ず記録し，その行動を強化することを勧める。例えばあるクライエントは衝動を感じたときにスキルを使うと，日記カードに大きなチェックマークを付け（これだけでも強化になる），小説を 1 冊読んでよいことにした（このクライエントは介入前は小説を読むなどという贅沢はなかなかできなかった）。

　変化の理念を実践する際に介入する分野は行動の結果だけではない。物質使用の衝動や欲求の前に起こる引き金となる事柄を管理することも，物質使用のないライフスタイルへ向かうにあたっての重要な自己管理戦略である。例えば，毎晩マリファナを吸いたいという強い欲求があるという女性は，それまで数年間，毎日仕事から帰るたびにマリファナを吸っていた。マリファナとその吸引道具はすべて捨ててしまったが，仕事の後の一服に対する強い衝動は続いており，衝動から気を逸らすために毎晩何らかの予定を入れることが必要だった。彼女はキックボクシングのレッスンを受け始め，仕事帰りにジムに通うことにした。衝動の後に物質使用が行われない限り，引き金と物質とのつながりは時間と共に弱まっていくため，セラピストが「消去」というコンセプトについて話すことが重要であった。こうした戦略はどれも，クライエントが自己管理のツールを応用する方法を理解するのを助ける方法である。

　ライフスタイルの介入では，住む場所を確保する，健康的な人間関係を築く，教育を受けたり仕事に就く，身体の健康の問題に対処する，といった秩序ある生活習慣を身に付けるのを助けることが必要な場合もある。プライマリセラピストがクライエントのあらゆる問題を助けるのは不可能であろうから，ケースマネージャーがセラピストの補助を務めるか，直接クライエントの相談を受けるかするのが良いだろう。例えば，介護福祉士と

して働いているアヘン依存症者が自分のクライエントから鎮痛薬を盗んでいたため，今の仕事は辞めて，もっとリスクの低い仕事を探すよう勧めたが，自分ではなかなか思い付かなかったため，職業カウンセラーを紹介して適切な仕事を見つけてもらった。DBTでは，クライエントが危機に対処し，必要なサポートを得ることを教えることを第一目標とする。自己管理のスキルを身に付け，生活環境を秩序あるものにするには，物質使用につながる要因に対してマインドフルでいることと，こうした要因を減らすことが必要であり，この目標とは切り離せない。

DBTと他の標準的な物質依存症治療との比較

　認知行動的再発防止（RP）（Marlatt & Gordon, 1985），動機づけ面接（MI）（Miller & Rollick, 1991），12ステップに基づいたアプローチ〔アルコホーリクス・アノニマス（AA），1981〕を含めて，これまでの長い年月に厳しい科学的試験に耐えてきた物質依存症の治療法とDBTには多くの共通点がある。DBTとこれら3種類のアプローチとの主な類似点と相違点を表5.2にまとめた。

　DBTは認知行動と問題解決という理念がベースとなっているため，MarlattのRPのアプローチ（Marlatt & Gordon, 1985）とは共通点が多い。どちらも，アルコール・物質使用の問題を誘発したり維持させる，近位（proximal, つまりすぐにでもハイリスクな状況になる）および遠位（distal）の脆弱性要因を含めた制御変数をターゲットとし治療することに重点を置いた，理念主導型のアプローチである。いずれも依存症のことを，複数の相互作用のある決定子（遺伝的，生物学的，学歴，社会文化的規範などで，その影響は時間と共に変化する）が関わる複雑なプロセスと見なしている。またいずれも行動変化を継続的なプロセスと考えている。不適応な行動の代わりに新しい行動スキルを身に付けると同時に，物質使用の引き金となる認知的な期待や環境要因といっ

表5.2 DBTと標準的な物質依存症治療との比較

モデル	DBTとの類似点	DBTとの相違点
再発防止 (RP)	・物質依存の発症と継続は生物心理社会的モデルに基づく。 ・認知行動の問題解決アプローチに基づく。 ・問題行動の徹底した行動（機能）分析による個別的で理念に基づいた治療法である。 ・近位因子に対処する（「高リスクの状況」に対処する点が，DBTで物質使用その他の問題行動の後に連鎖分析を使用するのに似ている）；近位因子（RPにおける全体的なライフスタイルのバランスの悪さは，DBTの脆弱性の要因に似ている）。	・RPは元々，物質乱用者が断薬を達成した後の「アフターケア」として開発されたが，DBTは不適応行動の停止と適応行動の維持のための包括的な統合心理社会的治療である。 ・RPの理念は断薬という目標と悪影響を減らす（緩和など）という目標にも応用できるが，DBTは第1段階の複数の障害を持つクライエントが断薬することを重視する。
動機づけ面接 (MI)	・MIでは治療の重点が変化するモチベーションを高めることに置かれ，DBTでは治療全体を通じてクライエントのモチベーションとモチベーションの妨げ要因を重視する。どちらの治療法にも行動を変えることに対する躊躇や抵抗感に対処するのに似たような戦略がある。例えばMIの「心理柔道」はDBTのextendingに似ているし，MIの「悪魔の代弁者」はDBTでわざと逆のことを言って説得するのに似ている。どちらもメリット・デメリットを吟味する。 ・MIはRogerianの来談者アプローチに基づいた治療法であり，DBTの承認戦略にもクライエントに共感して受け容れるというRogersの中核的なコンセプトが取り入れられている。	・MIは障害が1種類の物質使用者用の短期間の介入として開発されたが，DBTは複数の障害を持つBPDクライエントのために開発された。 ・MIは通常数回のセッションで行われるが，DBTは最低1年間続く。 ・MIではモチベーションを内的な状態と理解するが，DBTではモチベーションとは行動が特定の文脈において出るかどうかを決める因子群を指す。 ・MIは非直面的なアプローチを取り，直面化には反対する。DBTはジンテーゼであり，セラピストは善意による直面化を行う。

(次ページに続く)

表5.2 DBTと標準的な物質依存症治療との比較（つづき）

モデル	DBTとの類似点	DBTとの相違点
12ステップ	・どちらも治療目標として断薬を重視する。 ・どちらも回復プロセスを助けるため治療共同体からサポートを得ることを重視する。 ・どちらも宗教的な背景を持つ。AAはキリスト教の「オックスフォードグループ」運動から派生し，DBTでは禅の影響を受けている。12ステップの「変えられるものは変え，それ以外は受け入れる」という精神性は，DBTの東洋哲学の影響や「人，場所，物，状況」が変えられないときの徹底的な受容というコンセプトと交差する。 ・どちらもまず行動を変える，飲酒・物質使用とは相容れない行動を身に付ける，何が機能不全行動・認知なのかを明らかにして変えることを重視する（McCardy, 1994）。またどちらも，断薬期間を延ばす強化子（しらふである期間の色々な長さを認識するkeychainsなど）の使用を含めて，随伴性マネジメントとオペラント学習の戦略を活用する。	・DBTでは物質乱用を複数のときには関連のない要因によって突然起こる学習行動と考える。12ステップでは物質乱用を否認し，コントロールを失う病気と考える。 ・DBTでは12ステップとは対照的に，治療開始の条件としてクライエントがすべての物質使用をやめることを誓うことも，自分を依存症と呼ぶことも求めない。 ・12ステップは，再び使用すれば潜伏している病気が再発することになることから断薬を唯一の妥当な治療目標として強く支持している。DBTは節制を含めて悪影響を減らすアプローチには反対せず，断薬と悪影響の軽減という二分割を重視する。 ・12ステップはクライエントを物質使用と関わりのある環境から引き離し，居住型リハビリ施設に入居して断薬させることを重視する。DBTは生活環境の中で変化を促そうとする。 ・12ステップでは仲間と協力することが変化の（第1ではなくとも）重要な作用因子と見なすが，DBTはクライエント本人を変化の作用因子と見なす。

た他の重要な変数にも対処することを重視する。治療の重点は，物質乱用やその他の問題行動につながった連鎖において，問題のあるつながりは何であったかを明らかにすることに置かれる。治療戦略には対処スキルを教えてモデル化する，自己モニタリングを身に付ける，行動アセス

メント，弁証法，認知的再構成，再発時の対処法をリハーサルする，再発リスクの早期警戒信号，予防プランの作成がある。具体的な対処戦略としては，バランスの取れた日常生活，不健康な習慣を健康的な習慣に代える（ジョギングをする，ピアノを弾く，瞑想をするなど），回復の支援となるような人間関係を広げる，機能不全行動の代わりに適応的な欲求を持つ（余暇活動など），一見無関係と思われる決断を危険信号と見なす，回避戦略を使う（Dimeff & Marlatt, 1995），などが挙げられる。いずれのモデルでも，スリップや物質使用の再発といった困難な状況は失敗から学ぶ機会と捉える。2つのモデルの主な違いは，依存行動の断薬を持続させるためのアフターケアのプログラムとして開発された再発防止法には，断薬を始めるための具体的なプログラムがないという点である。それとは対照的にDBTは包括的な治療法として開発されたものであり，複数の問題行動を抱える人を治療するための様々な介入方法が取り入れられている。

　DBTは，動機づけ面接（Miller & Rollnick, 1991）と同様に，クライエントが変化を起こすモチベーションにも対処する。動機づけ面接とDBTの根本的な違いには「モチベーション」の定義が関わる。動機づけ面接ではモチベーションを内的な状態と考えるが，DBTではその人の行動レパートリーを，行動が起こる確率に関係する特定の文脈において支配する変数群と定義している。このように概念上の相違はあるが，どちらの治療法でも臨床実践レベルでは治療の全域においてモチベーション要因が重視される。また，どちらの治療法も，行動を変えることに対するクライエントの躊躇や抵抗感に効果的に対処するために独創的な戦略を用いている。まずDBTでは，治療に参加することと問題のある物質使用を断つことに対するコミットメントをクライエントから得ることにかなりの重点を置く。メリット・デメリットの評価を行ったり，「抵抗を受け止めながら前に進む」など動機づけ面接の戦略の多くが，DBTのコミットメント戦略と似ている。Rogersのクライエント中心の

アプローチ (Rogers & Wood, 1974) に深く根ざしている点も共通しており，このアプローチは動機づけ面接では全体の基盤，DBTでは承認戦略の基盤となっている。また無条件の肯定的配慮（例えばDBTではクライエントの徹底的な受容），誠実さ，正確な共感的理解は，どちらの治療法にも必要不可欠なものである。しかし，これらの治療戦略をどのように応用するか，という点ではかなりの違いがある。大きな相違点の1つは，動機づけ面接では非直面化のアプローチを取ってセラピストはクライエントとの直面化を断固として避けるが，DBTは合意案（ジンテーゼ）を選ぶという点である。DBTのセラピストはクライエントに温かい思いやりと受容を伝えると同時に，善意と公平さをもってクライエントと直面化し，物質使用をやめて治療に参加するというコミットメントを引き出す。

12ステップのアプローチには，AA (1981) が最初に考案し，後にNA，コカイン・アノニマス，ギャンブラーズ・アノニマス，その他多数の団体が取り入れたプログラムが含まれる。その他に，12ステップのファシリテーション・セラピーと12ステップのカウンセリングも含まれる。DBTではこれらのプログラムと同様に，問題のある物質使用を断薬することを重視する。12ステップのアプローチでは，「依存症とは慢性的で漸次的な病気であり，物質使用を否認することと使用に対するコントロールを失うことがこの病気の特徴である」という考え方が基本を成している。DBTはこれとは対照的に，そしてRPと同様に，問題が始まり継続する原因は数多くの複雑な相互に作用する要因（生物学的要因は多数の要因の中の1つに過ぎない）と考える。

12ステップをベースとした多くの治療アプローチでは，クライエントを薬物と関わりのある環境から離し，クリーンになるための専門的な居住環境に移ることを勧めている。DBTでは逆に，日常の生活環境の中で変化を起こすのを手助けしようとする。このアプローチでは，物質依存した人が元の環境に戻るとすぐに物質使用を再開する場合が多いこ

とを示すデータ（Marlett & Gordon, 1985）と，最も強力な学習方法は新しい行動を，それを応用する場面において習得することだという知識が根拠となっている。

　DBT も 12 ステップも断薬をベースとした治療法である。DBT の支持者は，物質の適正使用を含めた「悪影響を減らす」というアプローチの価値を認めている一方で，適正使用に失敗する可能性が最も高いのは BPD によく見られる脆弱性（精神病理性と衝動性の高さ；Klein, Orleans, & Soule, 1991）を持つ人だという強力な実証研究の結果も認識している。DBT では物質使用をやめることは促すが，同時に物質を使用している状況を慎重に調べ，その行動の継続に関わっている文脈的要因は何なのかを突き止める。ある特定の状況で学習した行動は，似たような状況でより頻繁に想起されて使われ，成功する可能性が高いため，DBT では物質使用の状態であっても行動スキルを練習するように促す。したがって，クライエントがスキルグループに物質を使用した状態で現れても，そのままグループに残り，セッションが終わるまで精神を集中させるスキルを使うよう指導する。DBT では 12 ステップとは異なり，クライエントが治療開始の条件として物質使用をすべてやめることに同意する義務はなく，また自分のことを物質依存症者，アルコール依存症者などと呼ぶことも求められない。DBT のセラピストは最初のセッションで完全な断薬に対するコミットメントを口頭で約束してもらうよう努めるが，このコミットメントは DBT で取り付ける他のコミットメントと同様に，今後の行動の確率を高めるために公言するという意味合いのものであり，違反したら治療の継続に関わるというような契約ではない。

　DBT と 12 ステップはどちらも宗教的な背景を持っている。12 ステップを考案した AA はキリスト教の「オックスフォードグループ」運動から派生したもので，DBT は東洋の禅や西洋の瞑想に大きな影響を受けている。また両者の類似点としては，ある「人，場所，物，状況」が

変えられないというときにこれを徹底的に受け容れ，そして今この瞬間こそが完璧な瞬間なのだという見方（AA, 1976）を重視するという共通した哲学的基盤が挙げられる。ここでは，12 ステップのプログラムの宗教的な面が DBT における東洋哲学の影響と交差する。「変えられるものは変え，それ以外は受け入れる」という「平安の祈り」は，この共通の基盤に通じるものである。

　この 2 つの治療法でもう 1 つ重なる部分は，治療共同体（セラピストとクライエントの両者にとって）を重視し，回復のプロセスにおいて他者からのサポートを引き出すという点である。さらに，まず行動を変える，飲酒や物質使用とは相容れない行動を身に付ける，何が機能不全な行動・認知なのかを明らかにしてこれを変える（McCrady, 1994）ことを，どちらも重視している。またいずれの治療法も，断薬の期間を長くするための強化子（期間の長さによって与えるコインやメダルなど）の使用も含めた，随伴性マネジメントとオペラント学習の戦略を活用する。

まとめ

　近年，物質を使用する BPD クライエントの独特なニーズと能力に合わせて DBT を修正する 1 つの試みが行われた。BPD と SUD を併発したクライエント用の DBT には，標準的な DBT のプロトコルの基本要素に加えて，問題のある物質使用によって起こる問題に対処するために開発されたテクニックが取り入れられている。SUD を持つ人のための DBT では，BPD に付随する他の機能不全行動と同様に，物質を使用することがネガティブな気分を調節する手段として機能していると考える。したがって治療の重点は，より効果的な感情調節方法を身に付けて問題となる物質使用をなくすのを支援することに置かれる。物質乱用に対する DBT の目標は，問題となる物質使用をなくす，その他の不適応行動（自傷行為など）を減らす，規律を身に付ける，環境のストレス

因子をなくす，生活全体の機能性を高めることである。SUD を対象とした DBT では，ターゲットの階層組織化の修正，一連のアタッチメント戦略，物質使用の衝動・欲求への対処に合わせて修正した DBT スキル，弁証法的断薬というコンセプト，などの新しい戦略が数多く利用される。DBT はこれまでも，BPD と様々な種類の物質使用問題を併発した人の治療に使われてきた。DBT は BPD と診断され，かつ物質を使用し，問題を抱える多くの人が，物質使用を減らし，機能不全行動の改善を促進することに対して全般的な効果があることが研究により実証されている。

(Shelley McMain, Jennifer H. R. Sayrs, Linda A. Dimeff, and Marsha M. Linehan)

■文　献

Alcoholics Anonymous. (1976). *Alcoholics Anonymous.* New York: Alcoholics Anonymous World Services.
Alcoholics Anonymous. (1981). *Twelve steps and twelve traditions.* New York: Alcoholics Anonymous World Services.
Anokhina, I. P., Veretinskaya, A. G., Vasil'eva, G. N., & Ovchinnikov, I. V. (2000). Homogeneity of the biological mechanisms of individual predispositions to the abuse of various psychoactive substances. *Human Physiology, 26,* 715–721.
Beautrais, A. L., Joyce, P. R., & Mulder, R. T. (1999). Cannabis abuse and serious suicide attempts. *Addiction, 94*(8), 1155–1164.
Becker, D. F., Grilo, C. M., Anez, L. M., Paris, M., & McGlashan, T. H. (2005). Discriminant efficiency of antisocial and borderline personality disorder criteria in Hispanic men with substance use disorders. *Comprehensive Psychiatry, 46,* 140–146.
Bradley, B. P., Gossop, M., Brewin, C. P., & Phillips, G. (1992). Attributions and relapse in opiate addicts. *Journal of Consulting and Clinical Psychology, 60,* 470–472.
Brooner, R. K., King, V. L., Kidorf, M., & Schmidt, C. W. J. (1997). Psychiatric and substance use comorbidity among treatment-seeking opioid abusers. *Archives of General Psychiatry, 54*(1), 71–80.
Cacciola, J. S., Alterman, A. I., McKay, J. R., & Rutherford, M. J. (2001). Psychiatric comorbidity in patients with substance use disorders: Do not forget axis II disorders. *Psychiatric Annals, 31*(5), 321–331.
Cacciola, J. S., Alterman, A. I., Rutherford, M. J., & Snider, E. C. (1995). Treatment response of antisocial substance abusers. *Journal of Nervous and Mental Disease, 183*(3), 166–171.
Cummings, C., Gordon, J. R., & Marlatt, G. A. (1980). Relapse: Strategies of prevention and pre-

diction. In W. R. Miller (Ed.), *The addictive behaviors: Treatment of alcoholism, drug abuse, smoking, and obesity* (pp. 291–321). London: Pergamon Press.

Darke, S., Williamson, A., Ross, J., Teesson, M., & Lynskey, M. (2004). Borderline personality disorder, antisocial personality disorder, and risk-taking among heroin users: Findings from the Australian treatment outcome study (ATOS). *Drug and Alcohol Dependence, 74*(1), 77–83.

DeJong, C. A., Van den Brink, W., Harteveld, F. M., & Van der Wielen, E. G. (1993). Personality disorders in alcoholics and drug addicts. *Comprehensive Psychiatry, 34*(2), 87–94.

Dimeff, L. A., & Marlatt, G. A. (1995). Relapse prevention. In R. K. Hester & W. R. Miller (Eds.), *Handbook of alcoholism treatment approaches: Effective alternatives* (2nd ed., pp. 176–194). Boston: Allyn & Bacon.

Dole, V. P. (1988). Implications of methadone maintenance for theories of narcotic addiction. *Journal of the American Medical Association, 260*, 3025–3029.

Dulit, R. A., Fyer, M. R., Haas, G. L., Sullivan, T., & Frances, A. J. (1990). Substance use in borderline personality disorder. *American Journal of Psychiatry, 147*, 1002–1007.

Frances, A., Fyer, M., & Clarkin, J. (1986). Personality and suicide. *Annals of the New York Academy of Sciences, 487*, 281–293.

Hall, S. M., Havassy, B. E., & Wasserman, D. A. (1990). Commitment to abstinence and acute stress in relapse to alcohol, opiates, and nicotine. *Journal of Consulting and Clinical Psychology, 58*(2), 175–181.

Herman, J. L., Perry, J. C., & van der Kolk, B. A. (1989). Childhood trauma in borderline personality disorder. *American Journal of Psychiatry, 146*, 490–495.

Hiebert, S. M., & Burch, E. (2003). Simulated human diving and heart rate: Making the most of the diving response as a laboratory exercise. *Advances in Physiology Education, 27*, 130–145.

Khantzian, E. J., & Schneider, R. J. (1986). Treatment implications of a psychodynamic understanding of opioid addicts. In R. Meyer (Ed.), *Psychopathology and addictive disorders* (pp. 323–333). New York: Guilford Press.

Klein, R. H., Orleans, J. F., & Soule, C. R. (1991). The Axis II group: Treating severely characterologically disturbed patients. *International Journal of Group Psychotherapy, 41*, 97–115.

Koons, C. R., Robins, C. J., Tweed, J. L., Lynch, T. R., Gonzalez, A. M., Morse, J. Q., et al. (2001). Efficacy of dialectical behavior therapy in women veterans with borderline personality disorder. *Behavior Therapy, 32*, 371–390.

Kosten, T. A., Kosten, T. R., & Rounsaville, B. J. (1989). Personality disorders in opiate addicts show prognostic specificity. *Journal of Substance Abuse Treatment, 6*(3), 163–168.

Kruedelbach, N., McCormick, R. A., Schulz, S. C., & Grueneich, R. (1993). Impulsivity, coping styles, and triggers for craving in substance abusers with borderline personality disorder. *Journal of Personality Disorders, 7*(3), 214–222.

Kushner, M. G., Sher, K. J., & Beitman, B. D. (1990). The relation between alcohol problems and the anxiety disorders. *American Journal of Psychiatry, 6*, 685–695.

Leshner, A. I. (1997). Addiction is a brain disease, and it matters. *Science, 278*, 45–47.

Leshner, A. I., & Koob, G. F. (1999). Drugs of abuse and the brain. *Proceedings of the Association of American Physicians, 111*, 99–108.

Levenson, R. W., Oyama, O. N., & Meek, P. S. (1987). Greater reinforcement from alcohol for those at risk: Parental risk, personality risk, and sex. *Journal of Abnormal Psychology, 96*(3), 242–253.

Linehan, M. M. (1993a). *Cognitive-behavioral treatment of borderline personality disorder*. New York: Guilford Press.

Linehan, M. M. (1993b). *Skills training manual for treating borderline personality disorder*. New York: Guilford Press.

Linehan, M. M. (1993c). DBT for treatment of BPD: Implications for the treatment of substance abuse (pp. 201–215). In L. Onken, J. Blaine, & J. Boren (Eds.), *Research monograph series: Behaviour treatments for drug abuse and dependence*. NIDA Research Monograph No. 137 (pp. 201–216). Rockville, MD: U.S. Department of Health and Human Services.

Linehan, M. M. (in press). *Skills Training Manual for Treating Borderline Personality Disorder* (2nd ed.). New York: Guilford Press.

Linehan, M. M., Armstrong, H. E., Suarez, A., Allman, D., & Heard, H. L. (1991). Cognitive behavioral treatment of chronically parasuicidal borderline patients. *Archives of General Psychiatry, 48,* 1060–1064.

Linehan, M. M., & Dimeff, L. A.(1997). *Dialectical behavior therapy manual of treatment interventions for drug abusers with borderline personality disorder.* Seattle: University of Washington.

Linehan, M. M., Dimeff, L. A., Reynolds, S. K., Comtois, K. A., Welch, S. S., Heagerty, P., et al. (2002). Dialectal behavior therapy versus comprehensive validation therapy plus 12-step for the treatment of opioid dependent women meeting criteria for borderline personality disorder. *Drug and Alcohol Dependence, 67*(1), 13–26.

Linehan, M. M., Schmidt, H., Dimeff, L. A., Craft, J. C., Kanter, J., & Comtois, K. A. (1999). Dialectical behavior therapy for patients with borderline personality disorder and drug-dependence. *American Journal on Addictions, 8,* 279–292.

Linehan, M. M., Tutek, D. A., Dimeff, L. A., & Koerner, K. (1999). *Comprehensive validation therapy for substance abuse (CVT-S) for clients meeting criteria for borderline personality disorder: Treatment manual.* Unpublished manuscript.

Links, P. S., Heslegrave, R. J., Mitton, J. E., & Van Reekum, R. (1995). Borderline personality disorder and substance abuse: Consequences of comorbidity. *Canadian Journal of Psychiatry, 40*(1), 9–14.

Marlatt, G. A. (1985). Cognitive assessment and intervention procedures for relapse prevention. In G. A. Marlatt & J. R. Gordon (Eds.), *Relapse prevention: Maintenance strategies in treatment of addictive behaviors* (pp. 201–279). New York: Guilford Press.

Marlatt, G. A. (Ed.). (1998). *Harm reduction: Pragmatic strategies for managing high-risk behaviors.* New York: Guilford Press.

Marlatt, G. A., & Donovan, D. M. (Eds.). (2005). *Relapse prevention: Maintenance strategies in the treatment of addictive behaviors* (2nd ed.). New York: Guilford Press.

Marlatt, G. A., & Gordon, J. R. (Eds.). (1985). *Relapse prevention: Maintenance strategies in the treatment of addictive behaviors.* New York: Guilford Press.

Marziali, E., Munroe-Blum, H., & McCleary, L. (1999). The effects of the therapeutic alliance on the outcomes of individual and group psychotherapy with borderline personality disorder. *Psychotherapy Research, 9,* 424–436.

McCrady, B. S. (1994). Alcoholics Anonymous and behavior therapy: Can habits be treated as diseases? Can diseases be treated as habits? *Journal of Consulting and Clinical Psychology, 62,* 1159–1166.

McKay, J. R., Alterman, A. I., Cacciola, J. S., Mulvaney, F. D., & O'Brien, C. P. (2000). Prognostic significance of antisocial personality disorders in cocaine-dependent patients entering continuing care. *Journal of Nervous and Mental Disease, 188*(5), 287–296.

McMain, S., Korman, L., Blak, T., Dimeff, L., Collis, R., & Beadnell, B. (2004, November). *Dialectical behavior therapy for substance users with borderline personality disorder: A randomized controlled trial in Canada.* Paper presented at the annual meeting of the Association for the Advancement of Behavior Therapy, New Orleans.

Miller, N. S., Belkin, B. M., & Gibbons, R. (1994). Clinical diagnosis of substance use disorders in private psychiatric populations. *Journal of Substance Abuse Treatment, 11,* 387–392.

Miller, W. R., & Rollnick, S. (1991). *Motivational interviewing: Preparing people to change addictive behavior.* New York: Guilford Press.

Morgenstern, J., Langenbucher, J., Labouvie, E., & Miller, K. J. (1997). The comorbidity of alcoholism and personality disorders in a clinical population: Prevalence and relation to alcohol typology variables. *Journal of Abnormal Psychology, 106*(1), 74–84.

Myers, J. E., & Smith, A. W. (1995). A national survey of on-campus clinical training in counselor education. *Counselor Education and Supervision, 35*(1), 70–81.

Nace, E. P., Davis, C. W., & Gaspari, J. P. (1991). Axis II comorbidity in substance abusers. *American Journal of Psychiatry, 148*(1), 118–120.

Nowinski, J., & Baker, S. (1992). *The twelve-step facilitation handbook: A systematic approach to early recovery from alcoholism and addiction.* San Francisco: Jossey-Bass.

Porges, S. W., Doussard-Roosevelt, J. A., & Maita, A. K. (1994). Vagal tone and the physiological regulation of emotion. *Monographs of the Society for Research in Child Development, 59*, 167–186.

Rogers, C. R., & Wood, J. K. (1974). Client-centered theory: Carl R. Rogers. In A. Burton (Ed.), *Operational theories of personality* (pp. 211–258). Oxford, UK: Brunner/Mazel.

Rossow, I., & Lauritzen, G. (1999). Balancing on the edge of death: Suicide attempts and life-threatening overdoses among drug addicts. *Addiction, 94*(2), 209–219.

Rutherford, M. J., Cacciola, J. S., & Alterman, A. I. (1994). Relationships of personality disorders with problem severity in methadone patients. *Drug and Alcohol Dependence, 35*(1), 69–76.

Shiffman, S., Engberg, J. B., Paty, J. A., & Perz, W. G. (1997). A day at a time: Predicting smoking lapse from daily urge. *Journal of Abnormal Psychology, 106*(1), 104–116.

Siegel, S., & Ramos, B. M. C. (2002). Applying laboratory research: Drug anticipation and the treatment of drug addiction. *Experimental and Clinical Psychopharmacology, 10*, 162–183.

Skinstad, A., & Swain, A. (2001). Comorbidity in a clinical sample of substance abusers. *American Journal of Drug and Alcohol Abuse, 27*, 45–64.

Stone, M. H., Hurt, S. W., & Stone, D. K. (1987). The PI 500: Long-term follow-up of borderline inpatients meeting DSM-III criteria: I. global outcome. *Journal of Personality Disorders, 1*(4), 291–298.

Supnick, J. A., & Colletti, G. (1984). Relapse coping and problem solving training following treatment for smoking. *Addictive Behaviors, 9*(4), 401–404.

Swadi, H., & Bobier, C. (2003). Substance use disorder comorbidity among inpatient youths with psychiatric disorder. *Australian and New Zealand Journal of Psychiatry, 37*(3), 294–298.

Trull, T. J., Sher, K. J., Minks-Brown, C., Durbin, J., & Burr, R. (2000). Borderline personality disorder and substance use disorders: A review and integration. *Clinical Psychology Review, 20*(2), 235–253.

Trull, T. J., & Widiger, T. A. (1991). The relationship between borderline personality disorder criteria and dysthymia symptoms. *Journal of Psychopathology and Behavioral Assessment, 13*(2), 91–105.

Verheul, R., van den Bosch, L. M. C., Koeter, M. W. J., de Ridder, M. A. J., Stijnen, T., & van den Brink, W. (2003). Dialectical behaviour therapy for women with borderline personality disorder: 12-month, randomised clinical trial in the Netherlands. *British Journal of Psychiatry, 182*(2), 135–140.

Zanarini, M. C., & Frankenburg, F. R. (1997). Pathways to the development of borderline personality disorder. *Journal of Personality Disorders. Special Issue: Trauma and Personality Disorders, 11*(1), 93–104.

Zanarini, M. C., Frankenburg, F. R., Hennen, J., Reich, D. B., & Silk, K. R. (2004). Axis I comorbidity in patients with borderline personality disorder: 6-year follow-up and prediction of time to remission. *American Journal of Psychiatry, 161*, 2108–2114.

訳者あとがき

　本書は，"Dialectical Behavior Therapy in Clinical Practice: Applications Across Disorders And Settings" の抄訳です。編者の Linda A. Dimeff 博士と Kelly Koerner 博士は，弁証法的行動療法（DBT）の創始者の Marsha M. Linehan 博士の愛弟子であり同僚でもあります。このタイトルを直訳すると『臨床実践における弁証法的行動療法：様々な障害と状況への応用』となりますが，内容や特徴を考慮に入れて訳本では『弁証法的行動療法の上手な使い方――状況に合わせた効果的な臨床適用』というタイトルをつけました。

　弁証法的行動療法（DBT）は，非常に優れた臨床的アプローチであり，しかもその治療効果が科学的エビデンスで支持されています。臨床に関わる我々にとって学ぶことの多いアプローチだと思います。しかし日本では，このアプローチがなかなか定着，発展してこない感じがします。そこで私は，本書を日本語に翻訳し出版しようと思い立ちました。DBT が日本での臨床実践により広く活用されるきっかけになるのではないかと思ったことがその大きな理由です。以下に，私が本書の翻訳をしようと思った理由と本書の特徴についてもう少し詳しく述べます。

簡潔でわかりやすい DBT の紹介
　まず第 1 章で DBT が簡潔にわかりやすく説明されています。
　一般に「治療困難」と言われ感情調節が困難な状態にある境界性パーソナリティ障害（BPD）を始め，摂食障害，物質依存障害などの診断を受けている患者さん／クライエントのための治療法として，DBT は

多くの科学的エビデンスでその効果が実証されています。欧米ではそのような患者さん／クライエントのための第一選択肢となっています。5日間の基礎訓練を含む集中的訓練プログラムを始め，様々な2日間の訓練プログラムが，Linehan 博士が創設した Behavioral Tech から頻繁に提供されており，非常に多くのセラピストが訓練を受けています。その際の必読本としては，Linehan 博士が 1993 年に著した教科書的存在である『境界性パーソナリティ障害の弁証法的行動療法：DBT による BPD の治療』(原書名：Cognitive-Behavioral Treatment of Borderline Personality Disorder) と，DBT スキル訓練の実践のためのマニュアルである『弁証法的行動療法実践マニュアル：境界性パーソナリティ障害への新しいアプローチ』(原書名：Skills Training Manual for Treating Borderline Personality Disorder) の2冊が挙げられています。

　『境界性パーソナリティ障害の弁証法的行動療法：DBT による BPD の治療』は，今でも米国の Linehan 博士のグループによる訓練プログラムではその教科書として重視されています。その日本語による訳本は，約 700 頁にものぼります。内容は，非常にレベルが高く，そして包括的で，DBT の理論的根拠から，治療システム，数多くの治療戦略などまでが含まれています。私は DBT を含め感情調節が困難な方を支援するための臨床アプローチを日本で紹介し推奨するために，多くの講演や研修会や学会でのワークショップを行ってきました。それらの参加者から，「Linehan 博士の教科書はとても素晴らしい内容で自分も熟読したいと思ったが，そのレベルの高さと情報量の多さに圧倒されてしまい，挫折してしまった」というような話も時々聞かされます。米国のように DBT の実践的な研修の機会がほとんどない日本では，DBT は内容の質，そして量ともに非常にレベルが高いので，敷居が高いというイメージがあるのかもしれません。そのような経験をしている方のためにも，本書の第1章は，DBT の概要を知るためにも，そして教科書にチャレンジするためのオリエンテーションとしても使い道があると思い

ます。

<u>DBT が開発された米国とは治療環境が異なる日本では，DBT を効果的に応用するにはどうしたらいいか？　その答えが十分に考慮された内容</u>

　本書の序文で Linehan 博士は，1993 年に著した教科書と実践マニュアルは「この治療法を直ぐに実施できるよう，十分な情報を加筆したと考えていた」と述べています。確かに，その内容はとても優れているものだと思います。しかしその直後に，「DBT が開発された環境とは状況の異なる治療環境で，DBT を原法に忠実な形で取り入れることができない」という問題に米国内でも直面したことが記されています。

　DBT は，臨床的効果に関する科学的エビデンスがあるため米国では保険が適用されると聞いています。そのためには毎週 2 時間半のグループスキル訓練，1 時間の DBT 個人セラピー，24 時間いつでも活用できる緊急時の電話コンサルテーション，そして毎週 1 時間の治療チームスーパーヴィジョンの 4 つが必須の治療形態だと考えられていて，それが遵守されているフィデリティの高い実践が標準モデル（原法）だと考えられています。この標準モデルを使っての臨床実践とその効果研究で，DBT の治療効果のエビデンスが得られているために，標準モデルから離れることは，DBT の治療効果に関するエビデンスが適用されない危険性があります。しかし，標準モデルに縛られてしまうと，それを実践することができない治療環境では DBT を実践することができず，結局のところ，その優れた効果の恩恵を受けることができなくなってしまいます。そこで，DBT を治療現場の状況に合うように工夫し，臨床に適用することで，臨床実践を前よりも少しでも，そしてできればなお一層効果的なものにしていくことが，プラグマティックなアプローチだと言えるでしょう。

　日本の臨床的環境や風土は，米国とは非常に異なっています。それだ

けに DBT の原法を忠実な形で取り入れることは，米国よりもなお一層困難だと思います。米国では，心理士が専門家として，保険診療の枠組みで DBT を実践することができます。日本では，医師中心の保険診療と国民皆保険制度の中で，薬物療法が中心となる低価格の治療が選択されます。BPD の患者さんのために DBT を原法に近い形で試行した日本の精神科病院の院長先生とお話しした時に，「真面目にこの治療法を日本で行ったら病院ツブれるよ」と言われました。日本の医療経済，臨床的環境では，集中的・包括的な心理社会的な治療アプローチである DBT の原法は，なかなかなじまないと思われます。

また，医療現場ではなく，心理療法，カウンセリングという形でDBT を原法で行うことは，患者さん／クライエントにかかる経済的，時間的負荷が非常に大きいため，その恩恵を受けることができる人は限られてしまう危険性があります。日本の患者さん／クライエントのニーズに応えるためには，原法のエッセンスを大切に保ちながら，様々な工夫を凝らす必要があるでしょう。そのこと自体も DBT が日本で定着，発展するのに時間がかかっている理由ではないでしょうか。

上記に述べたように，本書の第2章で扱っている「標準モデル（原法）か改変モデルか」は「白か黒か」の二分法に縛られずに，そこから弁証法的にどのような工夫，改善策を見出すことができるかのヒントを提供してくれていると思います。また，DBT の治療形態と DBT 機能の比較検討も，日本で DBT を応用するためのヒントになるでしょう。

<u>DBT を様々な問題の改善のために，異なる現場で実践をしている人々の経験と知恵を反映した内容</u>

DBT は元来，自殺行動が顕著な BPD 患者さん／クライエントのための外来での治療プログラムです。しかし，その後，感情調節の問題を基調とした BPD 以外の問題のためにも応用されてきています。序文で Linehan 博士が「本書が，個々の読者の治療環境に DBT をどのように

して応用するかについて書かれている（p.v）」と述べているように，本書の第3章で標準的な外来での治療，第4章で入院でのDBTの活用，そして第5章では物質依存障害への応用を扱っています。これらの章では，それぞれの臨床現場で苦労し工夫を重ねた臨床家が，DBTの理念，原則，治療戦略をできるだけ遵守しながら，それぞれの現場に効果的に適応させるための工夫について報告しています。

日本でのDBTの応用，定着，発展の可能性

　私も，日本でDBTのスキル訓練グループを中心に，精神科外来（またはデイケア，外来作業療法等）やカウンセリング・オフィスで，そして精神科入院病棟でも，感情調節ができずに重篤な行動コントロール不全を引き起こしている方を中心に，DBTを参考にしたプログラムを試行してきています。このプログラムに参加されている方は，BPDの診断を受けている方，それ以外にも摂食障害，双極性障害，発達障害，うつ病，果てには適応障害の診断を受けている方もいます。医療機関にかかっておらず，従って診断名を持たないが，引きこもりや家庭内暴力，さらには職場での不適応や休職等などで感情調節不全となり，重篤な行動コントロール不全の状態にある方もおられます。さらに，対人不安が強くてスキルグループに参加することができない方も少なくありません。その場合には個人の支援，また可能であれば家族との協力を含め，個別のスキル訓練を試みることもあります。人によってはスキーマ療法と組み合わせることでより効果があると思われる場合もあります。多くのバリエーションはありますが，それらに共通することとして，DBTの「承認」（validation）はすべての症例に共通して役に立つ，支援の基礎のひとつだとやはり思います。このように，日本という臨床的風土でDBTを活用して，より効果的な支援プログラムを発展させるためにも，これらのプログラムを試行するためにも，Linehan博士の2冊の必読書に加えて本書（当時は英語版しかありませんでしたが）がとても役

に立っています。読者の方々にも同じように本書が役に立つことを願っています。

日本で感情調節困難な方を支援するアプローチを発展させるために

　DSM-IV-TR によると，BPD の有病率は 0.7 〜 2％と言われています。そして米国では精神科外来患者の約 10％，そして入院患者の約 20％を占めると報告されています。統合失調症の有病率が 1％と言われていますから，BPD の有病率は統合失調症と同程度，またはそれ以上だと考えられます。また，BPD に加えて，DBT が対象とする感情調節が困難な状態で困っている方々を含めると，統合失調症の患者さんよりその数は大幅に多いと考えられます。しかし，日本では，BPD を含む感情調節が困難な状態で治療を受けている患者さんの数は非常に少ないと思われます。必要な治療や支援を受けていない，あるいは受けられない方がとても多いのではないでしょうか？　支援を必要としている感情調節が困難な方の支援をする専門家が増えていくことが必要です。そのために DBT やスキーマ療法等の科学的エビデンスのある治療法が日本でも広がること，そして日本の風土にあった支援のアプローチが発展することが重要です。本書のように現場の方々に役に立つ情報が増えること，これが大切な一歩となるでしょう。

　さらに，支援者が情報を共有し合い，支援の仕方を学びあえるようなサポートネットワークを発展させることも重要です。なかなかそのようなネットワークが発展してこないので，ささやかですが，私が「感情調節困難支援ネットワーク」を立ち上げてみました。現在約 200 人の方が登録されています。興味のある方は，ネットワーク（http://www.positive-mh.org/professional/studygrp.html）を見てください。「感情調節困難支援ネットワーク」で検索しても，「長谷川メンタルヘルス研究所」で検索しても直ぐに見つかると思います。

日本でも，感情調節が困難な方々のための支援が発展することを願いつつ，本書を出版いたしました。

2014 年 7 月
遊佐 安一郎

索引

【数　字】

12ステップ　222, 223, 261, 263, 264
　　──に基づいたアプローチ　259
24時間ルール　59, 74

【欧　語】

AA　263, 264
abstinence violation effect（AVE）　227
Addict Mind　243
Alternate rebellion　252
arbitrary rules　55, 60
Behavioral Health Organizations　96
BPD　1, 4, 6, 46, 72, 133, 136, 217, 223, 265
　　──・SUD併発のためのDBT　226
　　──とSUDを持つ人　218, 220
　　──を持たない物質乱用者　218
　　──を持つ物質乱用者　218
CBT　1, 3, 8, 13
changed brain　220
Clean Mind　243
Clear Mind　238
CVT　223
DBT-ACES　73, 124, 125, 126, 127
DBT-informed　42
DBTクライエント相談ミーティング　174
DBTスキル　112, 135
　　──応用グループ　174
DBTセンター　78
DBT的治療　42, 44, 45
DBT的でない誤り　74
DBT入院治療　133, 139
　　──チーム　160
DBT入院プログラム　143
DBTの改変法　36
DBTの研修　112
DBTの効果を裏づけるランダム化比較試験　30
DBTの資格承認　83
DBTの自殺危機プラン　120
DBTの上級プログラム　73
DBTの承認戦略　18
DBTのタスク　116
DBTの治療形態　48, 50
DBTの治療段階モデル　8
DBTの入院治療プログラム　136
DBTの認知変容戦略　21
DBTの標準的な外来クライエントのグループ　17
DBTの標準的なサービス提供治療形態　49
DBTの標準モデル　37, 41, 47, 49
DBTの部分的実施　37
DBTのプログラム開発　85
DBTの有効成分　44
DBTの理念　45, 55

索　引　279

DBT の臨床効果　77
DBT プログラム　45
　——の構造　80
　——の認定制度　38
DBT ホットライン　93
DEAR MAN　107, 165, 166, 256
EBM　77
Emotion Mind　243
enabling　82
Factors to Consider　107
FAST　107, 165, 166
GIVE　107, 165, 166
HIPAA　116, 123
invalidation　5
irreverent　27
MI　260
　→動機づけ面接
NA　263
overt behavior　51
PLEASE　256
PTSD　10
QOL　8, 48, 59, 126, 234, 236
　——を大きく損なわせる行動　9
Reasonable Mind　242
Rogers　262
RP　228, 230, 259, 260
　→認知行動的再発防止
SUD　217, 224
　——と BPD の併発　217
　——と BPD を併発した人　227
　——を対象とした DBT　266
　——を持つ人　265
TAU　30, 222, 223
validation　5, 18
Wise Mind　164, 243

【日本語】

あ

悪影響を減らす　264
アサーティブ　240
アサーティブネス　135
アセスメント　102, 103, 106, 143, 147, 157, 180
アタッチメント戦略　245, 246, 247, 266
アディクトな心　243
アヘン　223
アルコール　222, 223, 224
安全性プロトコル　170, 171
怒りをやわらげるスキル　154
医原性効果　75
維持戦略　235
依存行動　226
依存症　219, 224
　——治療の基盤　222
Ⅰ軸障害　2, 13, 131
一過性精神病症状　5
遺伝的な素因　219
生命を脅かすような行動　9, 148
今，このときに　17
因果関係　24
インテーク　102, 103
　——基準　76
インフォーマルな人間関係　156
インフォームドコンセント　37, 39, 45
「うまく失敗する」スキル　230
エクササイズ　114
エクスポージャー　222

エクスポージャー手順　13, 14
エクスポージャーのプロトコル　184
エンパワー　167
オピニオンリーダー　64
オペラント学習　265
思いやりと共感を般化するスキル　154
オリエンテーション　134, 143, 147, 157, 188, 197, 247
　――指向的な戦略　13
　――ビデオ　145

か

外傷後ストレス障害　10
階層組織化された治療の目標　4
回転ドア　3
改変脳　220
外来用 DBT　71
解離症状　5
科学的エビデンス　31
　――に基づいた治療法　77
家族や友人の関与　50
価値判断なしの問題解決　228
環境要因　5, 220
環境を構造化　54
観察して描写するスキル　165, 252
感情調節スキル　10, 17, 146, 150, 165, 166, 205, 255
感情調節不全　77, 156
感情と「反対の行動」を取る　255
感情反応　7
感情を観察・描写するワークシート　170
感情を認識して描写する　17
感情を守る盾　7
完全な断薬　228, 232, 264

危機介入チーム　93
危機回避戦略　153
危機管理　53
危機行動・自殺行動のプロトコル　59
危機的状況　2
危機プラン　121
規則・方針　152
機能的な行動　74
機能不全行動　74, 90, 133
気分障害　217
ギャンブラーズ・アノニマス　263
急性期病棟　163
教育の継続　50
強化　61
境界性パーソナリティ障害　1, 46, 72, 133, 217
強化子　74, 84, 85, 90, 106, 265
教示的な戦略　13
苦悩耐性スキル　10, 17, 146, 149, 150, 165, 166, 204, 240, 253
クライエント中心のアプローチ　262
クライエントのタイプ　76
グラウディングのスキル　154
クリアな心　238, 242, 244, 251, 254
クリーンな心　243, 250, 254
クリエイティブ・コーピング　137
繰り返される自殺行動　2
グループセラピー　12, 178, 180
グレーゾーン　43
黒か白か　4, 192
黒も白も　192
継続的教育　54
ケースフォーミュレーション　134, 141

索引

ケースマネージャー　258
ケースマネジメントの戦略　27
ケースロード　88, 109
決定子　259
嫌悪　107
　──療法　187
限界設定　152
研修　112
現存する医療システムから抜け出す
　　試みを受け入れる　124
　　→ DBT-ACES
賢明な心　164, 166, 234, 243
合意の瞬間　147
公開スキルグループ　66
効果的再発防止　228
効果的に物事をするスキル　253
構造化　152
公的機関　78, 81, 98, 100
行動科学　3, 56
行動原則　13
行動コントロール不全　11, 77, 226
行動主義　56
行動障害　7, 8
行動能力の不足　9
行動評価　13
行動分析　13
行動変化　259
行動療法　57
行動理論　56
行動連鎖分析　135, 136, 145, 153,
　　180, 181, 188, 197, 230
行動を変える　257
広汎性感情調節不全　5, 6, 7, 219,
　　225
広汎性の感情制御システムの障害　4

合理的な心　242
考慮すべき要素　107
コカイン　222, 223
　──・アノニマス　263
呼吸と身体について意識する　171
個人セラピー　50, 51, 176, 180, 226
個人セラピスト　18, 61, 82, 89, 177
コスト削減　77
コストパフォーマンス　178
コミット　228, 229, 231, 233
コミットメント　8, 75, 89, 143, 147,
　　148, 150, 168, 228, 229, 235, 262,
　　264
　──戦略　197, 234
コミュニケーションネットワーク　179
コンサルタント　27, 29
コンサルテーションチーム　54, 109,
　　110, 194
コンサルテーション治療チーム　62,
　　79, 91
コンサルテーションミーティング　66
コントロールができるようになるため
　　のスキル　173
コントロールの訓練　148

さ

最終的な責任　79, 82
再発防止　221
再発リスク　250
サポート　101
参加についての恣意的ルール　60
シェイピング　87, 197
自己管理戦略　245, 257
事後対応　122
自己投薬理論　221

自己破壊的な衝動行動　73
自己モニタリング　173
自殺　133
　　——危機管理　13, 122
　　——行動　5, 46, 221
　　——行動と入院のプロトコル　59
　　——予防のウェブサイト　122
　　——リスク　13, 120
　　——リスク評価　12
自傷行為の減少　133
自尊心　17
実習生　110, 113
実生活での介入　50, 52
実生活におけるスキルの実践　17
自発性　171
自発的な同意　9
自分の感情とは逆の行動を取る
　　スキル　165
習得　61
修復　189, 190
終了の儀式　148
主体モデル　82
守秘義務　121
受容　221
　　——と変化のバランス　26, 27
遵守度と能力のモニタリング　50, 54
障害のレベル　4, 56, 57
衝動　250, 252, 266
　　——サーフィン　252
情動の心　241, 242
承認　5, 18, 56, 57, 86, 156, 191, 197
　　——戦略　180
　　——的環境　141
障壁　55, 61
譲歩的説得法　232

職業リハビリテーション　127
ジンテーゼ　40, 92, 106, 140, 192, 263
心理教育　13, 50, 162
推定SUD罹患率　217
随伴性マネジメント　13, 14, 54, 184, 185, 222, 265
スーパーヴィジョン　50, 54, 91, 113
スキル学習　168
スキルグループ　61, 226
スキル訓練　13, 14, 16, 50, 51, 60, 162, 184, 222
　　——グループ　17, 91
　　——の集中ワークショップ　174
　　——のモジュール　17
スキル・コーチング　50, 52, 53, 74
スキル・トレーナー　12, 18, 61, 83
スキルの般化　167
スタッフの高いモチベーション　50
スタッフのモチベーションを高める
　　工夫　54
スタッフ編成　84
ストレス対策　112
スポークスパーソン　64
スリップ　230, 235, 240, 245, 262
生活の質　8, 48, 234
制御変数　259
脆弱性　264
精神科医療サービス　73, 77
精神活性物質への依存　219
精神的な苦痛　2
生物学的な脆弱性　5
生物学的要因　5
生物社会的理論　4, 56, 141, 196, 221
積極的な感情表現　135

セッションの音声・映像の確認　50
絶対的な断薬　228, 232
セラピストのコンサルテーション
　　　　チーム　226
セラピストのコンサルテーション
　　　　ミーティング　50, 54
セラピストの能力とモチベーションを
　　　　高める　54
セラピストを対象としたスキル訓練
　　　　グループ　112
セルフモニタリング　13
専属モデル　82
専門的な居住環境　263
操作的　7
ソーシャル・マーケティング　64
その場その場でのコーチング　171
ソリューション分析　13

た

ターゲット行動　4, 16, 157, 179, 186, 197, 255
ターゲットの階層組織化　231
　――の修正　266
ターゲットの優先順位　57
　――リスト　142
退院　150
　――計画　157
　――計画用紙　153
　――して再入院しないためのスキル　173
対人関係スキル　10, 17, 129, 146, 150, 166, 205, 240, 256
代替行動　14
大麻　223
退路を断つ　229, 240, 253, 254, 256

妥当性　19
妥当な行動を強化する　4
段階的説得法　232
断薬　228, 229, 230, 232
　――違反効果　227
チームリーダー　83
　――の承認　84
中核的なスキル　164, 165
中核的な戦略　56
中間的な病棟　163
中枢神経系の違い　5
長期入院　149
　――病棟　163
治療環境　214
　――で人と関わるための
　　　　スキル　173
治療期間　89, 90
治療共同体　50, 52, 265
治療継続率の向上　133
治療結果　105
治療システムから抜け出す　123
治療準備の段階　8
治療ターゲット　48
治療チーム　63, 82
　――の妨げになるような行動　62
治療的な環境　50
治療の失敗　2, 3
治療の段階　56, 57
治療プロトコル　15
治療妨害行為　9, 10, 62, 111, 237
治療前　231, 233, 234
治療マニュアル　50, 54
治療ミスの発生確率　2
治療理念　79
鎮静剤　223

強い欲求　250, 252
抵抗を受け止めながら前に進む　262
適応的否認　254, 255
徹底的な受容　166, 171, 228, 253, 263
デメリット　255, 262
デモグラフィック変数　225
伝播効果　179
電話コーチング　17, 52, 93, 226
電話コンサルテーション　92
同意　143
動機づけ面接　222, 259, 262
　　→ MI
ドーパミン　219
特性衝動性　219
トラブルシューティング　14, 150
ドロップアウト　248, 249

な

日常の生活環境　263
日記カード　112, 142, 146, 173, 197, 200, 201, 202, 204
入院　75, 134
　　――治療アセスメント　145
　　――治療計画　146
　　――治療と外来治療との関係　159
　　――治療に関する合意　158
　　――での治療形態　151
　　――の減少　133
　　――連鎖分析　145
任意のルール　55
認知行動戦略　221
認知行動的再発防止　228, 259
　　→ RP
認知行動療法　1, 3

認知的自己コントロール戦略　228
認知の再構成　13, 14
認知の修正　184
ネガティブな感情　17, 219
　　――に対する脆弱性を軽減する
　　　　スキル　165
「念のため」のスキル　230
ノーマライゼーション　119

は

バーンアウト　79, 86, 101, 111, 116, 117, 118, 190, 249
ハイリスク　74, 104, 122, 231
　　――行動　55
　　――な自殺行動　2
バタフライ　246
パラダイム　79
般化　52, 61, 169
反抗の矛先を変える　252, 253
反社会性パーソナリティ障害　217
ピア・コンサルテーション　121
ピア・スーパーヴィジョン　113, 118
引き金　241
微笑する　171
非承認　5
　　――的環境　5, 6
否認　252
評価能力　65
標準モデル　35
　　――の遵守　41
費用対効果　30
病棟のスケジュール　153
病理化　18
非礼な　27, 116, 192

索　引　285

フィードバック　189
フィデリティ　83, 92, 98, 105
不完全感　11
複数物質使用者　222
物質使用障害　217
物質乱用　217, 218
　——行動　255
不適応的行動　6
部分的実施　43
プライマリセラピスト　12, 13, 59, 82, 83, 90, 91, 156, 249
プライマリナース　157
文書による契約　8
変化と受容のバランス　57
弁証法　20, 56, 57, 140
　——的戦略　180
　——的アプローチ　22
　——的観点　22
　——的検証　29
　——的思考　192
　——的視点　22
　——的世界観　22
　——的戦略　26, 192
　——的断薬　227, 228, 231, 266
　——的な解決策　26
　——的なコミュニケーション　192
　——的問題解決のアプローチ　62
　——哲学　3, 16, 20
包括的DBT　39, 42, 47, 49, 92
　——外来プログラム　130
　——入院プログラム　135, 155
包括的承認セラピー　223
包括的治療の機能　56
法的責任　39
保険適用　38, 39, 98

ポジティブな因子　117
ポジティブな感情　17
ポジティブな強化　153, 156
ポストベンション　122

ま

マーケティング　94
マインドフルな生活プロセス　128
マインドフルに食べるスキル　154
マインドフルになることで苦悩を減らすスキル　165
マインドフルネス　3, 56, 58
　——・スキル　9, 17, 129, 146, 153, 154, 204, 251
　——の中核的スキル　166
マネージドケア　94, 96, 98, 100
慢性的に自殺傾向のある人　1
ミーティング　194
民間機関　78, 80, 98, 99
メリット　255, 262
　——とデメリットを見直すスキル　255
メンタルヘルスの問題　220, 224
メンバーの入れ替わり　109
「もしもの場合」のスキル　230
持ちつ持たれつの精神　107
モチベーション　84, 116, 176, 177, 180, 194, 247, 262
問題解決　56
問題解決戦略　180
問題解決のプロトコル　187
問題行動の制御変数　13

や

薬物療法　50, 162

幼児期の性的虐待　　6
　　欲求　　266

　　　ら

　　ライフスタイルの介入　　258
　　乱用物質　　225

　　リスク管理　　120
　　理念主導型のアプローチ　　259
　　臨床権限　　79
　　臨床上の責任　　102
　　臨床的な有効性　　39
　　連鎖分析　　14

編者略歴

リンダ・A・ディメフ（Linda A. Dimeff, Ph.D.）

エビデンスに基づいた治療の普及を推進している Behavioral Tech Research, Inc. の主任技師および，ワシントン大学心理学部の臨床教官。ワシントン大学で臨床心理学の博士号を取得し，依存行動の予防・治療と弁証法的行動療法（DBT）を専門としている。Marsha Linehan とは共同で境界性パーソナリティ障害（BPD）と物質依存を持つ人のために DBT の応用版を開発したほか，現在はこの治療法についての本を共同執筆中。現在，国立衛生研究所（NIH）から8本の普及リサーチ助成金を受けている。また，これまでに多数の依存行動，DBT およびその普及に関する理論論文・実証論文を発表している。

公的の大型機関と提携した治療提供者だけでなく，民間機関の治療提供者にも，DBT を実施するにあたっての包括的な研修，スーパービジョン，コンサルテーションを行っている。

＊＊＊

ケリー・コーナー（Kelly Koerner, Ph.D.）

臨床心理学者，セラピスト，臨床スーパーバイザー，DBT トレーナー。また科学と思いやりを両立させるべく努力している開業医に，インターネット上でコミュニティと継続的な教育を提供している Evidence-Based Practice Institute のクリエイティブ・ディレクターでもある。Marsha Linehan による，BPD を持ち自殺傾向と薬物乱用のある人に対する DBT の有効性についての調査研究で訓練担当ディレクターを務めたほか，Behavioral Tech Research, Inc. ではクリエイティブ・ディレクターとして，e ラーニングやその他の技術を使ってエビデンスに基づいた治療法を普及させる方法を開発し，また DBT の研修を行う企業である Behavioral Tech, LLC の共同創設者兼初代 CEO も務めた。

ワシントン大学では心理学部の臨床教官を務めるほか，シアトルでコンサルティングと心理治療を行っている。

訳者略歴

遊佐安一郎（ゆさ　やすいちろう）

教育学博士。専門は臨床心理学，家族療法，認知療法。

  1970 年　上智大学英語学科卒業。国際基督教大学大学院教育心理学科に一時在籍後，ニューヨーク州立大学オールバニー校留学
  1972 年　同校　修士課程修了
  1977 年　同校　教育学博士号取得
           Syracuse Developmental Center, Pilgrim Psychiatric Center, King's Park Psychiatric Center 等で Psychologist として勤務
  1990 年　South Beach Psychiatric Center で Chief of Service として精神科病院での臨床管理に従事
  1996 年　長谷川病院クリニカル・コーディネーター兼リハビリテーション部長（2009 年に定年退職）
  2003 年　国際基督教大学臨床心理学非常勤講師。
  2005 年　東京大学大学院教育学研究科臨床心理学コース客員教授（～2007 年）
  2009 年　北海道医療大学大学院臨床心理学コース客員教授
  2010 年　長谷川メンタルヘルス研究所所長

所属学会：日本認知療法学会，日本家族研究・家族療法学会，日本サイコセラピー学会，日本行動療法学会，日本精神神経学会，日本精神障害者リハビリテーション学会，American Psychological Association など。

主な著書に『家族療法入門―システムズ・アプローチの理論と実際』，訳書に『認知療法入門』『境界性人格障害 =BPD 実践ワークブック―はれものにさわるような毎日をすごしている方々のための具体的対処法』などがある。

弁証法的行動療法の上手な使い方
　―状況に合わせた効果的な臨床適用―

2014年8月18日　初版第1刷発行

著　者　　リンダ・A・ディメフ，ケリー・コーナー
訳　者　　遊佐 安一郎
発行者　　石澤雄司
発行所　　株式会社 星和書店
　　　　　東京都杉並区上高井戸 1-2-5　〒168-0074
　　　　　電話　03（3329）0031（営業）／03（3329）0033（編集）
　　　　　Fax　03（5374）7186（営業）／03（5374）7185（編集）
　　　　　http://www.seiwa-pb.co.jp

©2014　星和書店　　　Printed in Japan　　　ISBN978-4-7911-0881-7

・本書に掲載する著作物の複製権・翻訳権・上映権・譲渡権・公衆送信権（送信可能化権を含む）は
　（株）星和書店が保有します。

・JCOPY〈（社）出版者著作権管理機構 委託出版物〉
　本書の無断複写は著作権法上での例外を除き禁じられています。複写される場合は，そのつど事前に
　（社）出版者著作権管理機構（電話 03-3513-6969，FAX 03-3513-6979，e-mail：info@jcopy.or.jp）
　の許諾を得てください。

弁証法的行動療法
実践トレーニングブック

自分の感情とよりうまくつきあってゆくために

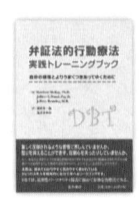

[著] M・マッケイ、J・C・ウッド、
J・ブラントリー
[訳] 遊佐安一郎、荒井まゆみ

A5判　436頁　本体価格 3,300円

DBTは、境界性パーソナリティ障害に極めて有効な治療法である。

弁証法的行動療法（DBT）は、自分でうまく制御できない、激しくつらい感情を抱えて苦悩する人々を援助するために開発された治療法である。本書は、耐え難い感情に苦しんでいるすべての人にとって、感情をうまくコントロールするための実践ワークブックである。

◆主な内容

弁証法的行動療法とはどのような治療法か／苦悩耐性スキル：基礎編／苦悩耐性スキル：上級編 —その瞬間を改善する—／マインドフルネス・スキル：基礎編／マインドフルネス・スキル：上級編／マインドフルネスのさらなる探求／感情調節スキル：基礎編／感情調節スキル：上級編／対人関係スキル：基礎編／対人関係スキル：上級編／スキルの実践にあたって

発行：星和書店　http://www.seiwa-pb.co.jp　価格は本体(税別)です

自傷行為
救出ガイドブック
弁証法的行動療法に基づく援助

[著] マイケル・ホランダー
[訳] 藤澤大介、佐藤美奈子
四六判　448頁　本体価格 2,400円

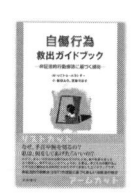

自傷行為をする子どもを理解し、その対応についての指針を弁証法的行動療法（DBT）の理論に基づいて具体的に解説・提供する。親や教師など、子どもに関わる全ての人々におくる必携ガイドブック。

毎日おこなう
弁証法的行動療法 自習帳

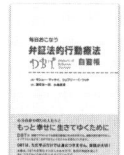

[著] マシュー・マッケイ、
　　 ジェフリー・C・ウッド
[訳] 遊佐安一郎、小島美夏
A5判　184頁　本体価格 1,500円

弁証法的行動療法（DBT）は制御し得ない己の感情に苦しむ人のための治療法である。本書は『弁証法的行動療法 実践トレーニングブック』と併せ、DBTスキルを毎日活用するための記入式ダイアリー。

発行：星和書店　http://www.seiwa-pb.co.jp　価格は本体（税別）です

[季刊] こころのりんしょう à・la・carte

第26巻4号
〈特集〉**DBT＝弁証法的行動療法を学ぶ**
［編集］遊佐安一郎
B5判　160頁　本体価格1,600円

弁証法的行動療法（DBT）は、認知行動療法をベースに受容と変化のバランスを重視したセラピーである。共感的な治療関係の中で患者さんが問題解決技法を身につけ現実に応用できるよう、禅の思想も取り入れながら弁証法的過程に焦点を当てて援助する。

【主な目次】

特集にあたって―DBTの日本での普及の可能性―／DBTを学ぶ Q＆A 集／弁証法的行動療法（DBT）の登場とその衝撃―日本での実践への壁／〈座談会〉日本の臨床に即した弁証法的行動療法（DBT）実践の可能性／弁証法的行動療法の実践とその課題／眠るために眼覚めること―マインドフルネスを再定式化する―／外来個人療法における弁証法的行動療法（DBT）の部分的試行／境界性パーソナリティ障害（BPD）治療における弁証法的行動療法（DBT）の応用／弁証法的行動療法スキル訓練グループを日本の精神科入院治療に応用してみる　ほか

発行：星和書店　http://www.seiwa-pb.co.jp　価格は本体（税別）です